# 健康と環境の科学

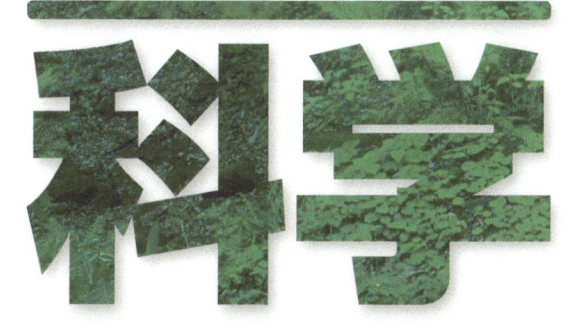

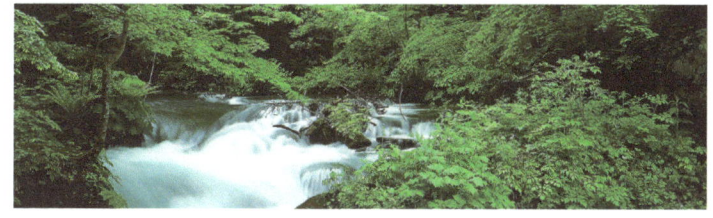

川添禎浩 編

有薗幸司
石橋弘志
石橋康弘
伊藤貴美子
岡本誉士典
甲斐穂高
川添禎浩
古賀信幸
柴田祥江
杉原数美
高尾雄二
瀧口益史
春山洋一
松原斎樹
松本晋也
山元涼子
吉田香
著

講談社

# 執筆者一覧

| | | |
|---|---|---|
| 有薗幸司 | 熊本大学薬学教育部 特任教授 | (13.1, 13.2, 13.6) |
| 石橋弘志 | 愛媛大学大学院農学研究科生物環境学専攻 准教授 | (13.6) |
| 石橋康弘 | 熊本県立大学環境共生学部環境共生学科 教授 | (4, 11) |
| 伊藤貴美子 | 元三重短期大学生活科学科食物栄養学専攻 教授 | (12.2, 12.3) |
| 岡本誉士典 | 名城大学薬学部薬学科 准教授 | (8) |
| 甲斐穂高 | 鈴鹿工業高等専門学校生物応用化学科 准教授 | (9, 10) |
| 川添禎浩＊ | 京都女子大学家政学部食物栄養学科 教授 | (1, 2, 3.1, 3.2ABE～I, 3.3, 5.6, 13.1, 13.2, 13.7, 14) |
| 古賀信幸 | 中村学園大学 名誉教授 | (13.4, 13.5) |
| 柴田祥江 | 京都府立大学大学院生命環境科学研究科環境科学専攻 特任講師 | (5.2FG, 5.3, 5.4, 5.5) |
| 杉原数美 | 広島国際大学薬学部薬学科 教授 | (7) |
| 高尾雄二 | 長崎大学環境科学部環境科学科 教授 | (6) |
| 瀧口益史 | 広島国際大学薬学部薬学科 教授 | (13.3) |
| 春山洋一 | 京都府立大学 名誉教授 | (3.1, 3.2CD, 3.3) |
| 松原斎樹 | 京都府立大学大学院生命環境科学研究科環境科学専攻 特任教授 | (5.1, 5.2A～E) |
| 松本晋也 | 京都女子大学家政学部食物栄養学科 准教授 | (1.2) |
| 山元涼子 | 弘前大学農学生命科学部食物資源学科 助教 | (13.1, 13.2) |
| 吉田香 | 同志社女子大学生活科学部食物栄養科学科 特任教授 | (12.1) |

(五十音順，＊印は編者，かっこ内担当章節項)

# まえがき

　環境と健康は密接な繋がりがある．公害は水俣病やイタイイタイ病などの深刻な健康被害をもたらした．大気汚染や水質汚濁などは現在も身近な環境問題であり，私たちの健康のあり方に直結している．地球規模の環境問題は間接的ではあるが人の健康問題に関連している．

　本書では，環境と健康の関係を理解し，環境の変化が健康に与える影響について科学的な認識を深めることができるように執筆した．構成は，「人と環境」編で，まず，環境や生態系における人とその生活のあり方を述べ，次に，環境史と地球環境問題を記すことによって過去と現在の環境問題を概観し，その上で環境保全のための対策を示した．「環境と健康」編では，生活に身近な環境の衛生に触れ，典型7公害に対する基礎的事項と健康とのかかわり，規制基準，現状と対策などを述べるとともに，廃棄物や放射能に関する事項を含めた．さらには，化学物質による新しい環境問題の現状も取り上げた．最後に，化学物質と人の健康の因果関係の調査について具体例を示して解説した．

　本書の特徴として，客観的内容になりがちな環境科学の類書に比べて，環境と生活あるいは健康との繋がりを具体的に把握できるような記述となるよう配慮した．また，コラムを用いて，最先端の話題，興味あるトピックを平易に解説した．本書は，大学などの健康や環境について学ぶ教養課程および管理栄養士・栄養士や臨床検査技師，看護師，薬剤師といった専門職養成課程におけるテキストとしての使用を想定している．専門職養成課程の学生において，環境と健康に関する事項はおもに公衆衛生学の一分野として学ぶ．しかし，将来，それぞれの専門職で働く際に，人の健康と環境はどのようなかかわりがあるか説明できるようになるためにも，それを取り巻く多くの事柄を学び，広い視野をもって相互のかかわりを考えられるようになることが大切である．

　なお，執筆・編集に関しては，不十分な点が多々あると思われる．さらに良いものにするためにも，読者諸氏による忌憚のないご意見・ご指摘をお願いしたい．

　最後に，本書の執筆には，大学などに所属する多くの教員にご協力いただいた．また，刊行にあたり講談社サイエンティフィクのスタッフの皆様に多大のご尽力をいただいた．特に神尾朋美氏のご協力と激励によって本書が完成したといっても過言ではない．ここに記して厚くお礼申し上げる．

2014年3月

編者　川添禎浩

# 健康と環境の科学 ── 目次

まえがき ........................................................................................... iii

# 人と環境編 ............................................................................... 1

## 1. 人と環境のかかわり .............................................................. 2
### 1.1 環境とは ........................................................................... 2
 A. 環境の定義 ..................................................................... 2
 B. 内的環境, 外的環境 ......................................................... 2
 C. 主体 - 環境系 .................................................................. 3
 D. 人の生活環境, 環境保健 ................................................... 3
### 1.2 生態系 ............................................................................. 5
 A. 生態系の構成 .................................................................. 5
 B. 生態系の物質循環とエネルギー循環 .................................... 7
 C. 生態系における人の生活と環境問題 .................................... 7

## 2. 環境問題の歴史 .................................................................... 9
### 2.1 世界における環境問題の変遷 ............................................. 9
 A. 20世紀前半(第二次世界大戦)まで：工業の発達 .................. 9
 B. 第二次世界大戦後〜1960年代：自動車の普及と化学物質の増大 ...... 9
 C. 1970年代：条約の採択 .................................................. 10
 D. 1980年代：持続可能な開発とオゾンホール ........................ 10
 E. 1990年代：地球サミットと京都議定書 .............................. 11
 F. 2000年以降：地球温暖化対策 ......................................... 11
### 2.2 日本における環境問題の変遷 ........................................... 11
 A. 明治・大正から昭和：公害と呼ばれた時代 ........................ 11
 B. 公害対策基本法の制定 .................................................... 13
 C. 食品公害 ...................................................................... 13
 D. 平成：環境基本法の制定 ................................................ 14

## 3. 地球環境問題 ...................................................................... 16
### 3.1 地球環境問題は相互関連性の強い現象である ..................... 16
### 3.2 地球環境問題 .................................................................. 17
 A. 熱帯雨林の減少 ............................................................. 17

  B. 砂漠化 .................................................................. 19
  C. オゾン層の破壊 ........................................................... 20
  D. 地球温暖化 .............................................................. 26
  E. 酸性雨, 黄砂 ............................................................. 31
  F. 海洋汚染 ................................................................ 33
  G. 野生生物種の減少 ......................................................... 33
  H. 有害廃棄物の越境移動 ..................................................... 35
  I. 開発途上国の公害問題 ...................................................... 35
 3.3 地球環境問題を克服し持続可能な社会を構築するには ................................. 37

## 4. 環境保全 .................................................................. 38
 4.1 環境行政, 環境対策 ......................................................... 38
 4.2 環境モニタリング .......................................................... 39
 4.3 化学物質対策 .............................................................. 39
  A. 化学物質の審査及び製造等の規制に関する法律(化審法) ........................... 40
  B. 特定化学物質の環境への排出量の把握等及び管理の改善の促進に関する法律(PRTR 法) ...... 40
  C. REACH 規則 ............................................................ 40
 4.4 環境マネジメントシステム ................................................... 41
  A. ISO14000 シリーズ ....................................................... 41
  B. エコアクション 21 ........................................................ 43
  C. 環境教育 ................................................................ 43

# 環境と健康編 ................................................................ 45

## 5. 生活環境と衛生 ............................................................ 46
 5.1 気候, 季節 ................................................................ 46
  A. 気候と健康 .............................................................. 46
  B. 季節と健康 .............................................................. 46
 5.2 温熱環境 .................................................................. 47
  A. 人の温熱感覚 ............................................................ 47
  B. 温熱の 4 要素 ............................................................ 47
  C. 気温, 湿度の測定 ......................................................... 47
  D. 気流, 放射熱の測定 ....................................................... 47
  E. 温熱環境の指標 .......................................................... 48
  F. 暑熱の健康影響 .......................................................... 50
  G. 寒冷の健康影響 .......................................................... 51

### 5.3　圧力環境 .................................................. 52
　A. 気圧（大気圧） .............................................. 52
　B. 低圧・低酸素による健康影響（酸素欠乏症, 高山病） ........... 52
　C. 高圧・高酸素による健康影響（酸素中毒, 減圧症（潜函病）・潜水病） ... 53
### 5.4　衣服の衛生と健康 ......................................... 53
　A. 衣服内気候 .................................................. 53
　B. 衣服の保温性：クロ値 ....................................... 53
　C. 温熱的に快適な衣服と健康 ................................... 54
　D. 衣服の安全性（皮膚障害・接触皮膚炎） ...................... 54
### 5.5　住居の衛生と健康 ......................................... 55
　A. 室内空気汚染と換気 ......................................... 55
　B. 湿気と結露 .................................................. 56
　C. シックハウス症候群 ......................................... 57
### 5.6　衛生動物 .................................................. 57
　A. 衛生動物について ............................................ 57
　B. おもな衛生動物と関連疾患 ................................... 58

## 6. 空気と大気汚染 ............................................... 60
### 6.1　空気組成と主要成分 ....................................... 60
　A. 酸素（$O_2$） ................................................ 60
　B. 窒素（$N_2$） ................................................ 63
　C. 二酸化炭素（$CO_2$） ........................................ 63
### 6.2　大気汚染と環境基準 ....................................... 63
　A. 二酸化硫黄（$SO_2$） ........................................ 63
　B. 二酸化窒素（$NO_2$） ........................................ 65
　C. 一酸化炭素（CO） ........................................... 66
　D. 光化学オキシダント（$O_X$） ................................ 67
　E. 浮遊粒子状物質（SPM） ..................................... 67
　F. 微小粒子状物質（PM2.5） .................................... 68
　G. ベンゼン, トリクロロエチレン, テトラクロロエチレン, ジクロロメタン ... 68
　H. ダイオキシン類 .............................................. 68
　I. アスベスト .................................................. 69

## 7. 水と水質汚濁 ................................................. 70
### 7.1　上水 ...................................................... 70
　A. 上水道と普及率 .............................................. 71
　B. 水道原水 .................................................... 71

C. 水の浄化法 ......................................................... 71
　　D. 水道水の水質基準 ................................................. 75
7.2　下水 ................................................................... 77
　　A. 下水道と普及率 ................................................... 77
　　B. 下水処理法 ....................................................... 78
　　C. 下水の排出基準 ................................................... 80
7.3　水質汚濁 .............................................................. 80
　　A. 水質汚濁の発生源 ................................................. 80
　　B. 水質汚濁による富栄養化 ........................................... 81
　　C. 水質汚濁の指標 ................................................... 82
　　D. 水質汚濁にかかわる環境基準 ....................................... 83
　　E. 汚染の現状と対策 ................................................. 84

# 8. 土と土壌汚染，地盤沈下 ................................................ 86

8.1　土と土壌汚染 .......................................................... 86
　　A. 土と土壌汚染とは ................................................. 86
　　B. 土壌汚染における健康影響 ......................................... 87
　　C. 土壌汚染にかかわる環境基準，現状，対策 ........................... 89
8.2　地盤沈下 .............................................................. 93
　　A. 地盤沈下とは ..................................................... 93
　　B. 現状，対策 ....................................................... 94

# 9. 音と騒音，振動 ........................................................ 97

9.1　音と騒音 .............................................................. 97
　　A. 音の性質と騒音 ................................................... 97
　　B. 騒音の健康影響 ................................................... 100
　　C. 騒音にかかわる環境基準，現状と対策 ............................... 101
9.2　振動 .................................................................. 102
　　A. 振動と周波数 ..................................................... 102
　　B. 振動の健康影響 ................................................... 103
　　C. 振動にかかわる規制基準，現状と対策 ............................... 104

# 10. においと悪臭 ......................................................... 106

10.1　においの強さと悪臭 .................................................. 106
　　A. においの強さ ..................................................... 106
　　B. 悪臭にかかわる規制基準 ........................................... 108
　　C. 現状と対策 ....................................................... 109

## 11. 廃棄物 ........................................................................ 110
### 11.1　廃棄物の分類と処理 ................................................ 110
### 11.2　廃棄物の現状 ........................................................ 112
A. 一般廃棄物 ............................................................. 112
B. 産業廃棄物 ............................................................. 114

## 12. 放射線 ........................................................................ 116
### 12.1　非電離放射線 ........................................................ 116
A. 種類 ...................................................................... 117
B. 影響 ...................................................................... 118
### 12.2　電離放射線 ............................................................ 120
A. 放射線の種類 ......................................................... 120
B. 放射線の単位 ......................................................... 121
C. 放射線の人体影響 ................................................... 122
### 12.3　放射線の管理・防護 ................................................ 125
A. 身の回りの放射線被曝 ............................................. 126
B. 放射線のリスク管理 ................................................ 126

## 13. 最近の化学物質による環境問題 ...................................... 129
### 13.1　化学物質過敏症 ...................................................... 129
A. 化学物質過敏症とは ................................................ 129
B. 化学物質過敏症の症状と原因物質 ............................ 130
C. 化学物質過敏症の課題 ............................................. 130
### 13.2　シックハウス症候群 ................................................ 130
A. シックハウス症候群とは ......................................... 130
B. シックハウス症候群の原因 ...................................... 131
C. おもな防止対策 ...................................................... 131
### 13.3　農薬 ...................................................................... 133
A. 有機リン系農薬 ...................................................... 134
B. 有機塩素系農薬 ...................................................... 137
### 13.4　残留性有機汚染物質 ................................................ 140
### 13.5　ダイオキシン類 ...................................................... 141
A. PCBとは ............................................................... 141
B. ダイオキシンとは ................................................... 142
C. ダイオキシン類とは ................................................ 142
D. ダイオキシン類の生体影響 ...................................... 143

E. 日本人の摂取量とわが国のダイオキシン対策 . . . . . . . . . . . . . . . . . . . . . . . . . . . . . . . 143
**13.6　内分泌撹乱化学物質（環境ホルモン）** . . . . . . . . . . . . . . . . . . . . . . . . . . . . . . . . . . . . . 145
　　A. 内分泌撹乱化学物質（環境ホルモン）とは . . . . . . . . . . . . . . . . . . . . . . . . . . . . . . . . . 145
　　B. 種類 . . . . . . . . . . . . . . . . . . . . . . . . . . . . . . . . . . . . . . . . . . . . . . . . . . . . . . . . . . . . . 146
　　C. 作用メカニズム . . . . . . . . . . . . . . . . . . . . . . . . . . . . . . . . . . . . . . . . . . . . . . . . . . . . 147
　　D. 生態系への影響 . . . . . . . . . . . . . . . . . . . . . . . . . . . . . . . . . . . . . . . . . . . . . . . . . . . 149
　　E. 疑われる人への影響 . . . . . . . . . . . . . . . . . . . . . . . . . . . . . . . . . . . . . . . . . . . . . . . . 149
　　F. 国内・国外の取り組み . . . . . . . . . . . . . . . . . . . . . . . . . . . . . . . . . . . . . . . . . . . . . . 150
**13.7　ナノマテリアル** . . . . . . . . . . . . . . . . . . . . . . . . . . . . . . . . . . . . . . . . . . . . . . . . . . . . . 151
　　A. ナノマテリアルとは . . . . . . . . . . . . . . . . . . . . . . . . . . . . . . . . . . . . . . . . . . . . . . . . 151
　　B. ナノマテリアルの安全性 . . . . . . . . . . . . . . . . . . . . . . . . . . . . . . . . . . . . . . . . . . . . 152

# 14. 化学物質と人の健康影響の因果関係を調査するための手法 . . . . . 153

**14.1　化学物質の有害作用に関する情報** . . . . . . . . . . . . . . . . . . . . . . . . . . . . . . . . . . . . . . 153
**14.2　疫学** . . . . . . . . . . . . . . . . . . . . . . . . . . . . . . . . . . . . . . . . . . . . . . . . . . . . . . . . . . . . . 154
**14.3　疫学の方法** . . . . . . . . . . . . . . . . . . . . . . . . . . . . . . . . . . . . . . . . . . . . . . . . . . . . . . . 154
　　A. 疫学の方法論 . . . . . . . . . . . . . . . . . . . . . . . . . . . . . . . . . . . . . . . . . . . . . . . . . . . . . 154
　　B. 症例対照研究 . . . . . . . . . . . . . . . . . . . . . . . . . . . . . . . . . . . . . . . . . . . . . . . . . . . . . 155
　　C. コホート研究 . . . . . . . . . . . . . . . . . . . . . . . . . . . . . . . . . . . . . . . . . . . . . . . . . . . . . 155

### コラム

沈黙の春（川添） . . . . . . . . . . . . . . . . . . . . . . . . . . . . . . . . . . . . . . . . . . . . . . . . . . . . . . . . . 4
環境，経済，社会の3側面を統合的に扱う「持続可能な開発目標」（SDGs）（川添） . . . . . . . . . . . . 8
原発事故（川添） . . . . . . . . . . . . . . . . . . . . . . . . . . . . . . . . . . . . . . . . . . . . . . . . . . . . . . . . 10
福島原発事故（川添） . . . . . . . . . . . . . . . . . . . . . . . . . . . . . . . . . . . . . . . . . . . . . . . . . . . . 15
環境教育（川添） . . . . . . . . . . . . . . . . . . . . . . . . . . . . . . . . . . . . . . . . . . . . . . . . . . . . . . . . 44
ノロウィルス感染症とノロウィルスの生態（川添） . . . . . . . . . . . . . . . . . . . . . . . . . . . . . . . 59
ロンドン型スモッグとロサンゼルス型スモッグ（高尾） . . . . . . . . . . . . . . . . . . . . . . . . . . . 69
富栄養化と赤潮（杉原） . . . . . . . . . . . . . . . . . . . . . . . . . . . . . . . . . . . . . . . . . . . . . . . . . . 81
医薬品による水環境汚染（杉原） . . . . . . . . . . . . . . . . . . . . . . . . . . . . . . . . . . . . . . . . . . . 85
米のカドミウム汚染（川添） . . . . . . . . . . . . . . . . . . . . . . . . . . . . . . . . . . . . . . . . . . . . . . 91
カドミウムが蓄積しない米の開発（岡本） . . . . . . . . . . . . . . . . . . . . . . . . . . . . . . . . . . . . 92
感覚公害（甲斐） . . . . . . . . . . . . . . . . . . . . . . . . . . . . . . . . . . . . . . . . . . . . . . . . . . . . . . 105
レジ袋有料化（石橋康弘） . . . . . . . . . . . . . . . . . . . . . . . . . . . . . . . . . . . . . . . . . . . . . . . 115
シックハウス症候群の臨床現場での認識：花粉症との相違（有薗，山元） . . . . . . . . . . . . 133
ネオニコチノイド系農薬（瀧口） . . . . . . . . . . . . . . . . . . . . . . . . . . . . . . . . . . . . . . . . . . 139
エコチル調査（古賀） . . . . . . . . . . . . . . . . . . . . . . . . . . . . . . . . . . . . . . . . . . . . . . . . . . 145
奪われし未来（川添） . . . . . . . . . . . . . . . . . . . . . . . . . . . . . . . . . . . . . . . . . . . . . . . . . . 151

# 人と環境 編

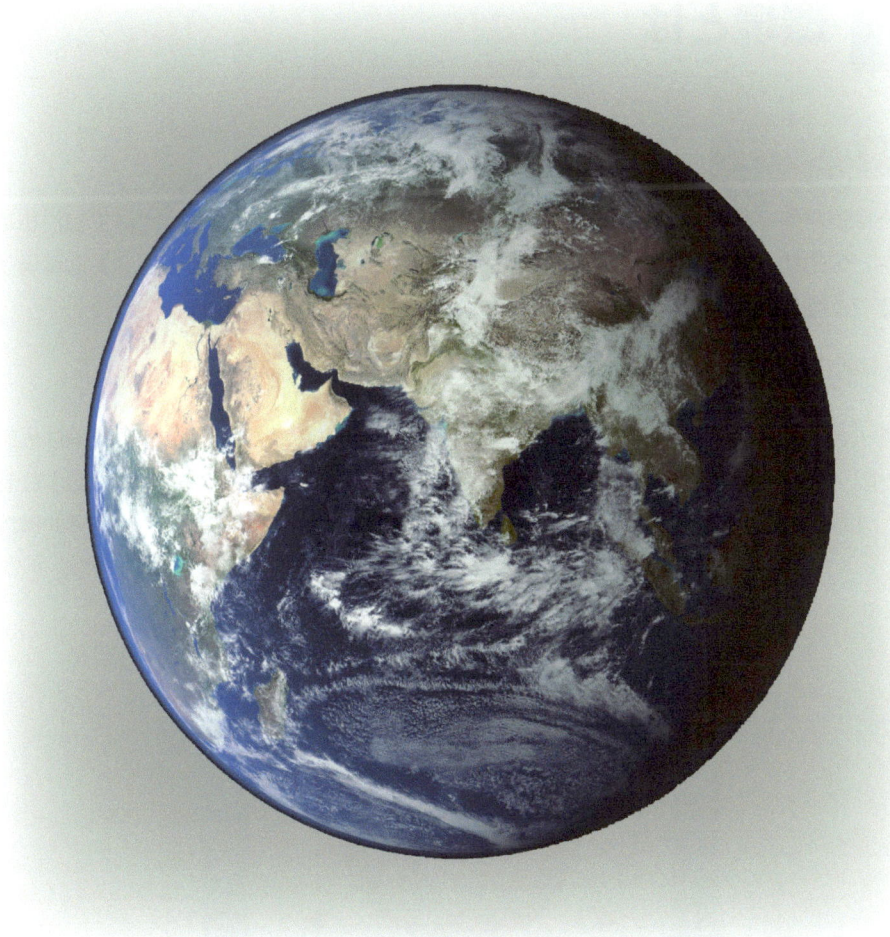

[NASA Goddard Space Flight Center. Image by Reto Stockli (land surface, shallow water, clouds). Enhancements by Robert Simmon (ocean color, compositing, 3D globes, animation). Data and technical support: MODIS Land Group; MODIS Science Data Support Team; MODIS Atmosphere Group; MODIS Ocean Group. Additional data: USGS EROS Data Center (topography); USGS Terrestrial Remote Sensing Flagstaff Field Center (Antarctica); Defense Meteorological Satellite Program (city lights).]

# 1. 人と環境のかかわり

## 1.1 環境とは

### A. 環境の定義

　私たちは日常的に「環境」という言葉を使っている．環境（environment）とは生物や私たち人間個人などの主体を取りまくすべてのものである．またその範囲は，体内環境，生活環境から宇宙環境までと幅広い．

### B. 内的環境，外的環境

　主体を人とした場合，体内環境は内的環境（内部環境）であり，生活環境や宇宙環境は外的環境（外部環境）といえる **(図 1.1)**．内的環境とは生物の生命維持のための生体の機能，および外からの刺激，すなわち外的環境に対応するための生体の変化である．健康な時，生体は外的環境から

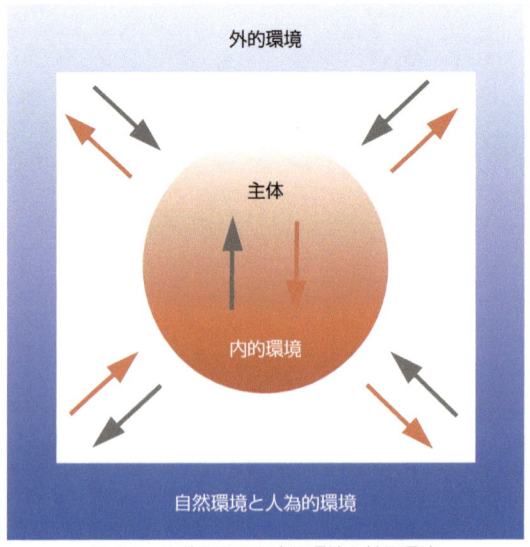

**図 1.1　主体からみた内的環境と外的環境**
主体は内的環境と外的環境から環境作用を受ける．また主体はその環境を変化させている（環境形成作用）．

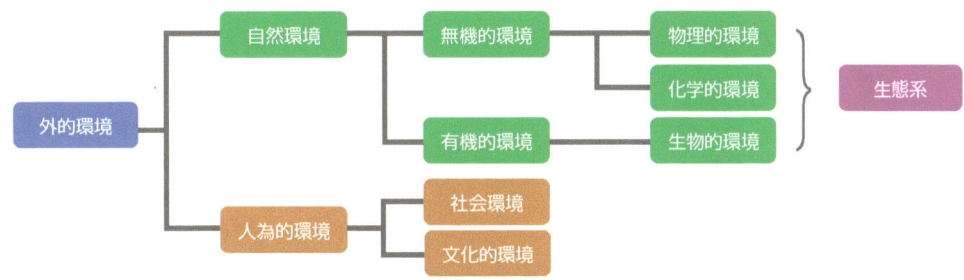

図 1.2　外的環境の分類

の作用に対応し内的環境を調節し，バランスを保っている．生物学的にはこれを生体の恒常性の維持（ホメオスタシス）という．このバランスが崩れると病的な状態になる．

　外的環境はまず自然環境と人為的環境に区別できる（**図 1.2**）．自然環境は有機的環境と無機的環境に分けられる．有機的環境はすべての生物種が含まれる生物的環境である．無機的環境は非生物的環境であり，光，温度，空気，水，土壌など物理的環境，およびそれらにかかわる化学的環境が含まれる．以上の生物的環境，物理的環境，化学的環境は，実際，一つのシステム（系）として存在する．それを生態系という．人為的環境は人間に特有のもと考えられ，社会環境，文化的環境などに分けられる．社会環境には政治や経済など，文化的環境には教育や文化などが含まれる．人為的環境は人の心理的側面に大きな影響を与える．

## C.　主体-環境系

　生物（主体）は生きていくために水，空気が必要であり，生物種によっては動植物を食料とするように，生物は環境を利用している．すなわち，生物は環境から影響を受け，環境に適応して生存，成長している．これを環境作用という．主体は内的環境と外的環境から環境作用を受ける．また同時に，生物が生存を続けるにはその環境を生物のために変化させている．これを環境形成作用という．このように，生物はそれを取りまく環境と密接な関係をもっており，一つのシステム（系）として存在していると考えることができる．それを主体-環境系という（**図 1.1**）．

　主体-環境系では，主体を個体あるいは一つの生物種として考えることができる．生態系においては，主体である生物種が別の主体の生物種に対して環境作用するような関係も存在する．このような視点は主体-環境系をより大きな問題に応用していくのに都合がよく，地球規模の問題などの理解に役立てることができる．

## D.　人の生活環境，環境保健

　人の環境としての生活環境を考えるとき，大きく生活の場，生活の資源，環境要因に分けることができる（**図 1.3**）．生活の場は身近な家庭，学校，職場から大きくは地球などまでである．生活の資源は空気，水，食料，衣料，住居などである．

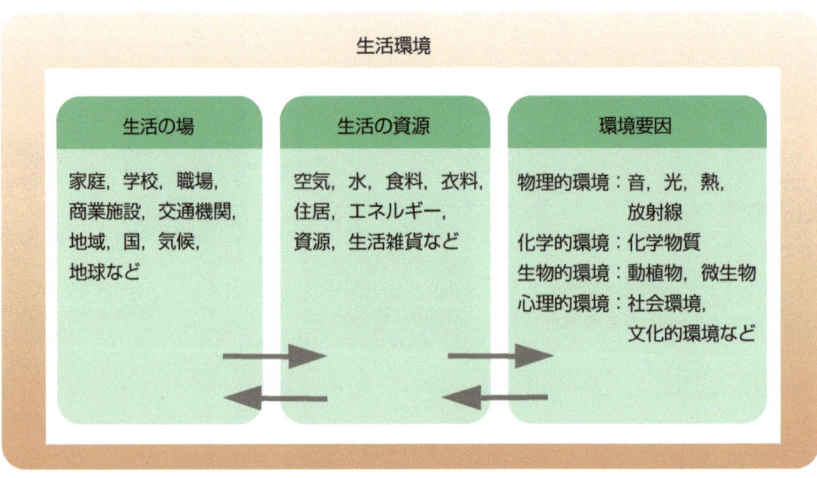

図 1.3 　生活環境の構成

　本書では，人と環境のかかわりにおいて健康を考えていく．集団の健康を研究し，健康をおびやかす原因を追及する学問として公衆衛生があり，その中の一つの分野である環境保健（environmental health）は，環境を物理的環境（音，光，熱，放射線），化学的環境（化学物質），生物的環境（動植物，微生物），心理社会的環境，文化的環境などの諸要因に分け，それらの健康への影響を考察している．

### コラム　沈黙の春

　1962 年にレイチェル・カーソン（図 1.4）の著書 *Silent Spring*（邦訳『沈黙の春』）が出版されている．レイチェル・カーソンは，農薬の使用量の増大とともに自然界に異変が起きているのではないかと考え多くの調査研究を行った．その結果，農薬が十分な安全性試験をせずに大量に使用されている事実を述べ，農薬が人や生物に及ぼす長期的な影響について警告を発した．最終章「べつの道」では，べつの道を行くとき，地球を守れる最後の唯一のチャンスあると強調している．環境を守っていく道を見出さなければ破滅への道を突き進むことに気付いてほしいという思いが込められている．

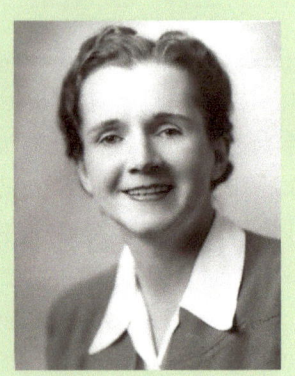

図 1.4 　レイチェル・カーソン
(Rachel Louise Carson, 1907-1964)

# 1.2 生態系

## A. 生態系の構成

　人をはじめとするすべての生物の個体は集団を作って生活している．同じ種類の生物からなる集団を個体群，いくつかの違った種類の個体群からなる集団を群集，植物では群落という．これらの集団とそれらを取り巻く自然環境は一体となって，調和と安定のとれた仕組みを作っている．すなわち，生物と環境においては，物質とエネルギーの循環を通して，互いに結びつき一つのシステム（系）が作られており，これを生態系と呼ぶ．たとえば海では，植物プランクトン，海草，藻類，動物プランクトン，貝類，魚類，鳥類が海洋生態系を作っている．このような観点からすると地球も一つの生態系と考えられる．

　生態系において，ある一つの生物種の個体群は，他の多くの生物種の個体群とさまざまな要因で結ばれているが，生物種が食う─食われる（捕食─被食）の関係を結んだものを食物連鎖（food chain）という．捕食者は一種類の被食者だけに依存することは少なく，また，被食者自身も捕食者となり，遠い関係も含めすべての生物種には関係があることになる．そのため，食物連鎖は一本鎖でない複雑な網目状になっているため食物網（food web）とも呼ばれる．

　食物連鎖（図 1.5）の出発点は植物である．植物は，二酸化炭素，水などの無機物から，太陽エネルギーを使って光合成を行い自力で有機物を生産する．よって植物は独立栄養生物であり生産者に位置づけられる．次に，植物を食べて生きる昆虫，ヤギなどの草食動物のような従属栄養生物がおり消費者（一次消費者）に位置づけられる．さらに，これを食べて生きるヘビ，鳥などの肉食動物（二次消費者），またさらに，これを食べて生きるタカ，ワシ，ライオンのような上位肉食

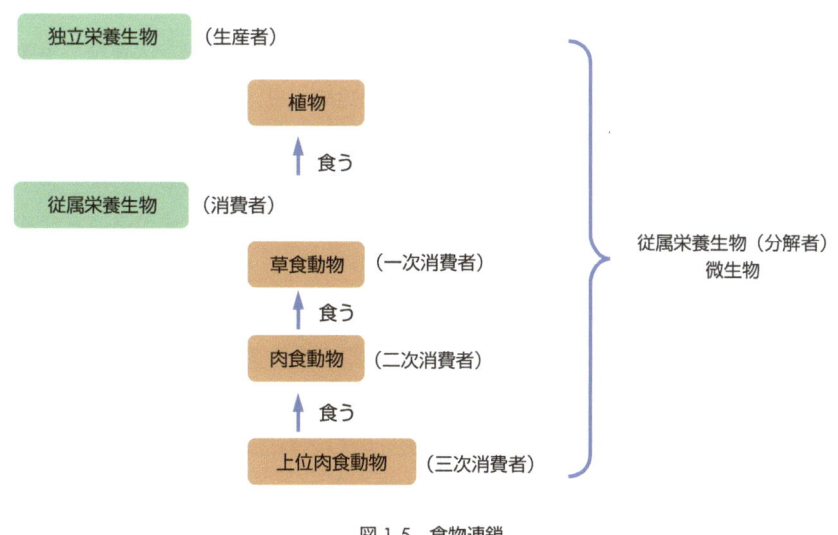

図 1.5　食物連鎖

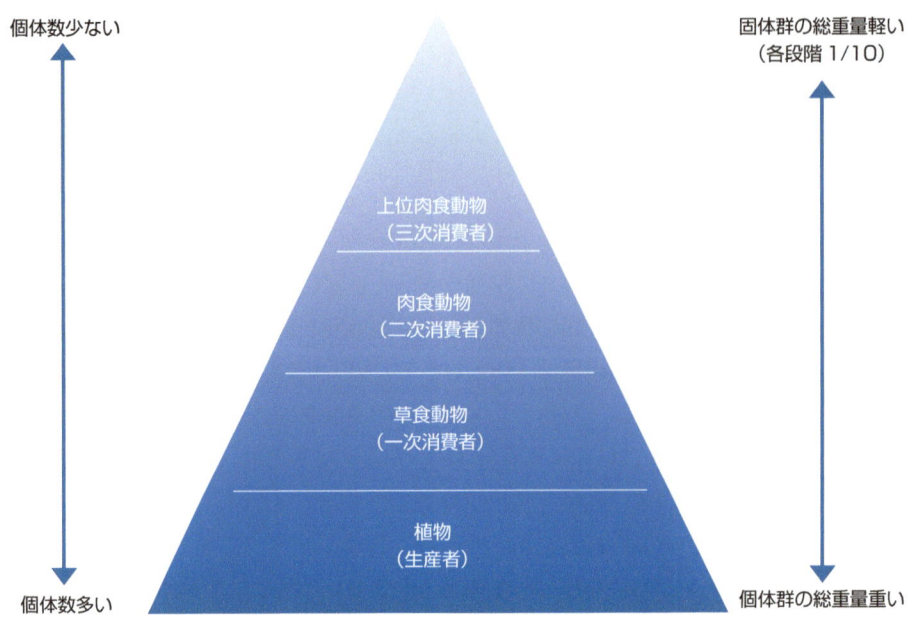

図1.6　生態系のピラミッド

動物（三次消費者）がいる．なお，生物（生産者，消費者）の落葉，排泄物や死体などは，細菌・カビ・原生動物やミミズ・線虫類などの土壌生物によって二酸化炭素や無機物にまで分解され，再び植物に利用される．微生物などは従属栄養生物であるが，有機物を無機物に分解するので分解者に位置づけられる．

生産者から一次消費者，二次消費者，三次消費者へいたる関係を生態系のピラミッド（図1.6）と呼び，一つ上の段階にいくと個体数が少なくなる（個体数ピラミッド）．個体群の総重量も1/10になる（生体量ピラミッド）．これを生態系の「10%の法則」という．「10%の法則」において，体重10 kgのワシ（三次消費者）が生きるためには，100 kgのカエル，ヘビなど（二次消費者）を餌にする必要がある．100 kgの二次消費者が生きるためには，1,000 kgの昆虫，毛虫など（一次消費者）が必要である．さらに，一次消費者が生きるためには，10,000 kgの植物（生産者）が必要である．よって，消費者は1段階の食物連鎖ごとに10倍量の餌を食べることになる．

ここで，人が生態系のピラミッドの頂点にいることを考えると，穀物中心の食生活が肉食にかわっていくなら，それまで以上に大量の穀物とそれを生産するための土地が必要となることがわかる．加えて，土地の確保のために，森林を伐採すると，そこに生きる生物の多くが死滅することになる．また，環境汚染によって有害物質が生態系に残留するなら，食物連鎖によって有害物質は濃縮される．これを生物濃縮と呼ぶ（図1.7）．1段階の食物連鎖では，10倍量の餌が消費されるので，有害物質は逆に10倍濃縮される．仮に4段階の食物連鎖があると，最上位の肉食動物においては1万倍（$10^4$倍）に濃縮された有害物質を取り込むことになる．残留性化学物質の環境汚染においては，わずかな量でもそれを食べる生物の体内に化学物質が濃縮されていき，その結果，動物の体内に高い濃度で存在することになり，雲散霧消という考え方は通用しない．

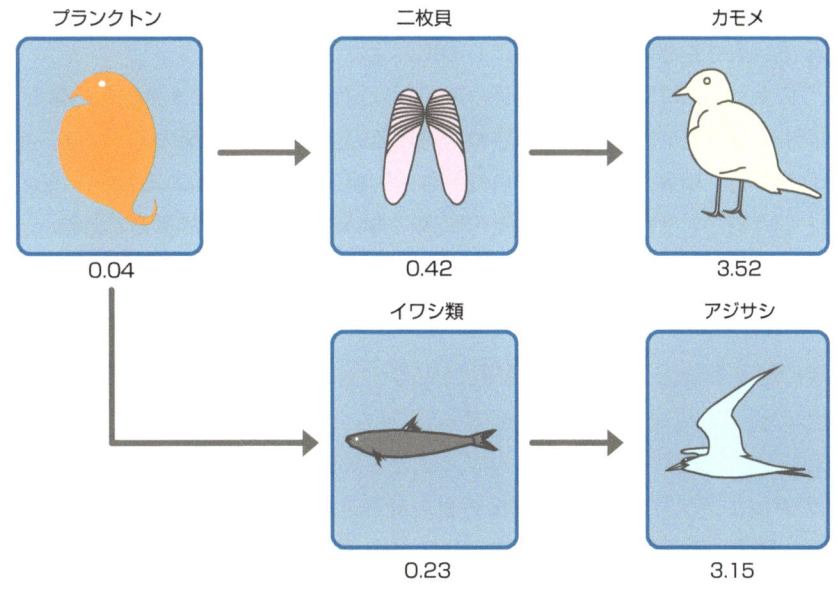

図1.7　食物連鎖と農薬DDTの生物濃縮（単位ppm）

## B. 生態系の物質循環とエネルギー循環

　生態系においては，生物と生物，あるいは生物と環境との間に密接な相互関係があり，食物連鎖のほか，物質循環，エネルギー循環が存在する．生産者によって作られた有機物は消費者へ移行するが，固定されることなく分解者によって分解され無機化され，再度生産者に利用される．このように物質が循環することを生態循環と呼ぶ．窒素循環（植物―土壌―植物），硫黄循環（植物―土壌―植物），炭素循環（大気―植物―土壌―植物）などがある．また，エネルギーについては，個体数ピラミッド，生体量ピラミッドと同じく，1段階の食物連鎖ごとに上位のものほど一定期間に取り込まれるエネルギー量が少なくなる．これをエネルギーピラミッドと呼ぶ．生態系のエネルギーの流れとしては，太陽エネルギーの2%以下が生産者に利用されるとともに，このほかの生態系や気象現象で消費され，最終的には宇宙に放出される．

## C. 生態系における人の生活と環境問題

　生態系において生物は必要なものを必要なときに利用しながら生きている．食物連鎖の各段階の個体群における数は一定しており，生態系の均衡というものが存在する．人も生態系の一員であり，太古における採取・狩猟生活では自然と調和した生活をしていた．食物連鎖，物質循環，エネルギー循環がまかなえる範囲内（自然浄化の状態）で生活するのであれば大きな環境問題は生じなかった．

　しかし，その後，人は牧畜や農耕の方法・技術を開発し，生態系を変化させていくことになり，それによって食料は増産され，人口も増大していった．人口の増大はさらなる農地などの拡大を

もたらし，工業が生まれ，産業が発展し，最終的に都市の出現と巨大化がおこった．人の生活が豊かになる反面，人は生態系を全く新しいものに変化させてしまった．

上述のように生態系には密接な相互関係があるが，これに対して人が人為的な影響をおよぼし，生態系の均衡を崩すことになった．限定された地域での生態系の不均衡のみならず，地球規模でそれが進行したなら，環境への影響は計り知れない．現代の環境問題については，それを単なる個別の事象と捉えるのではなく，生態系との関連において考えることが重要である．

> **コラム** 環境，経済，社会の3側面を統合的に扱う「持続可能な開発目標」(SDGs)
>
> 2000年に国連は「ミレニアム開発目標」(MDGs：Millennium Development Goals)として，極度の貧困と飢餓の撲滅や環境の持続可能性の確保などの8つの目標を設定した．さらに，2015年の国連総会において，MDGsの成果をもとに「2030アジェンダ」が採択された．このアジェンダに2030年までに持続可能な社会を実現するための指針として，17のゴール(目標)が「持続可能な開発目標」(SDGs：Sustainable Development Goals)として設定された．
>
> SDGsは人々の暮らしを保証しながら平和と地球環境を守るための具体的な行動目標である．開発途上国に限らず先進国を含む全ての国に目標が適用される．各々の目標は相互に関連しており，環境，経済，社会の3側面を統合させることを目指している．
>
> 例えば(ゴール8)雇用を守りながら(ゴール12)持続可能な生産・消費を行い(ゴール13)気候変動も抑えるなどである．私たちの暮らしともつながっており，(ゴール6)安全な水を得るために(ゴール14)海洋汚染を防ぎ(ゴール15)生態系・森林を守る行動をとることを目指すなど，誰でも取り組めるものである．
>
>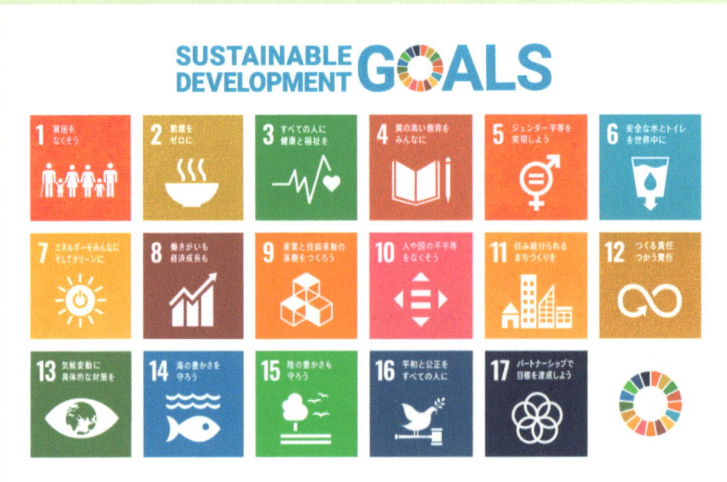
>
> 図1.8 「持続可能な開発目標」(SDGs)

# 2. 環境問題の歴史

## 2.1 世界における環境問題の変遷

### A. 20世紀前半（第二次世界大戦）まで：工業の発達

　環境問題はいつの時代から始まったのだろうか．環境問題を人為的な環境汚染や環境破壊，それらに起因した健康被害の発生と考えた場合，19世紀以前には，まず欧州において家庭で使う石炭から生じるばい煙問題が起きている．続いて19世紀に入り産業革命によって工業が急速に発達したことで，それに伴う公害や健康被害が生じている．特に，石炭，石油などの化石燃料の燃焼によるばい煙問題は社会的な問題でもあった．ロンドンでは，排出されるばい煙によって空は黒く覆われ，これに濃霧が混じりスモッグが発生し視界もさえぎられていた．これにより死者も発生している．

　20世紀前半の二度の世界大戦の期間は重工業が発達して大気汚染が深刻になっていき，欧米では次々とスモッグが発生している．

### B. 第二次世界大戦後～1960年代：自動車の普及と化学物質の増大

　戦後は米国を始めとし自動車の普及が進み，排気ガスによる大気汚染が問題となってくる．米国のロサンゼルスでは排気ガスに含まれる窒素酸化物（$NO_x$）と揮発性有機化合物（VOC）による光化学オキシダント，光化学スモッグが発生している．ロンドンでもスモッグが引き続き発生し，それにより多くの死者がでている．

　一方，戦後は新しい化学物質が次々と作られていくと同時に化合物の使用が急激に増大し，人々の生活に浸透していく時期でもあった．しかし，この状況に問題意識をもつ人も少なくなかった．1962年に，米国のレイチェル・カーソンは著書 Silent Spling 『沈黙の春』を出版し，当時膨大な量使用されていた農薬DDTなどによる生態系への影響，健康影響について警告を発した．このような動きは後の米国環境保護庁（U.S.EPA）の設立につながっている．また，米国はベトナム戦争において熱帯雨林に枯れ葉剤（除草剤）を大規模に散布している．後に枯れ葉剤には不純物としてダイオキシンが含まれていたことが判明している．

## C. 1970年代：条約の採択

1972年，ローマ・クラブはThe Limits to Growth『成長の限界』を発表し，このまま成長を続ける限り人類は破滅に向かうと警告した．1972年には，ストックホルム（スウェーデン）で環境をテーマとした国連人間環境会議が開催されている．また，地球環境問題に関する各種の国際環境条約も締結されている．1975年には絶滅のおそれのある野生動植物の種の国際取引に関する条約の発効（ワシントン条約），1979年にはヨーロッパの酸性雨の被害の対策としての長距離越境大気汚染条約が採択されている．このほか，水鳥の生育に必要な湿地の保全をはかるためのラムサール条約や廃棄物などの投棄による海洋汚染の防止に関するロンドン条約も1975年に発効されている．

日本においては1950年代から高度経済成長の陰で深刻な公害問題が発生しており，1970年にはいわゆる「公害国会」が開かれている．

世界的にも化学物質による汚染や事故が頻発し，化学物質の安全性が問われた．1976年，イタリアのセベソで農薬工場が爆発し，ダイオキシンが拡散し，汚染された地域の住民が健康被害を受けた（セベソ事件）．米国のナイアガラ近くのラブ・キャナル地区で，発がん性のある化学物質が大量に投棄され埋め立てられ，その上に住んだ住民が降雨にともなう化学物質の漏出によって健康被害を受けた（ラブ・キャナル事件）．1978年にその因果関係が判明した．

> **コラム　原発事故**
>
> 1970年代以降には原子力発電所の事故も頻発する．たとえば，1979年には，米国ペンシルベニア州スリーマイル島の原子力発電所で機械の故障および人為的なミスによって原子炉内の一部が溶解する大事故が発生した．1986年，旧ソビエト連邦のウクライナのチェルノブイリ原子力発電所で史上最大の原発事故が発生，放射能は北半球の多くを覆った．

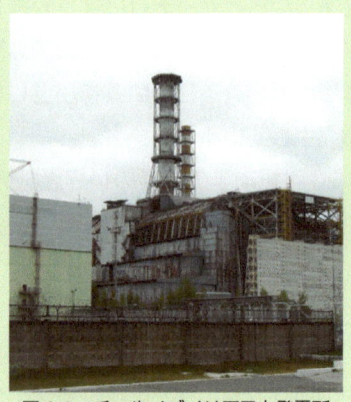

図2.1　チェルノブイリ原子力発電所

## D. 1980年代：持続可能な開発とオゾンホール

1984年，環境と開発に関する世界委員会（国連人間環境会議特別委員会）が発足．1987年には報告書「我ら共有する未来」において，「持続可能な開発（sustainable development）」という考え方が提示された．これは，開発の持続ということでなく，将来の世代を生存させうる資源や環境を確保した上での開発であり，その後の世界の環境問題に対処する考え方となった．

1985年には，南極のオゾンホールが発表され，その原因はフロンであることが明らかとなり，

オゾン層保護のためのウィーン条約が採択された．1987年，「オゾン層を破壊する物質に関するモントリオール議定書」（モントリオール議定書）が採択され，フロンなどの規制がされた．1988年には，地球温暖化の原因，メカニズム，影響などをまとめる機関として気候変動に関する政府間パネル（IPCC）が設置され，各国の政府関係者および科学者たちが地球温暖化の討議に加わることになった．1989年には，有害廃棄物の国境を越える移動およびその処分の規制に関するバーゼル条約が採択された．

## E. 1990年代：地球サミットと京都議定書

環境問題への関心が高まり，1992年，約180の国と地域が参加する地球最大の環境会議として，環境と開発に関する国連会議（いわゆる地球サミット）がブラジルのリオデジャネイロで開催された．会議では，持続可能な開発に向けた地球規模での新たなパートナーシップの構築に向けた「環境と開発に関するリオ宣言」を受け，21世紀に向けて持続可能な開発を実現するための具体的な行動計画「アジェンダ21」が採択された．また，科学的に不確実性が高くても，ことが起こる前に対策をとるべきであるという「予防原則（precautionary principle）」が認められた．その後は，2000年に「ミレニアム開発目標（MDGs）」が掲げられ，2015年に「持続可能な開発目標（SDGs）」を含む2030アジェンダが採択されている（1章コラム参照）．

「気候変動枠組条約」が1994年に発効されている．条約の目的は「気候系に対して危険な人為的干渉をおよぼすこととならない水準において大気中の温室効果ガスの濃度を安定化させること」である．1997年，京都で行われた気候変動枠組条約の第3回締約国会議（COP3）で，先進国の温室効果ガス削減目標を定める京都議定書が採択された．

## F. 2000年以降：地球温暖化対策

気候変動枠組条約に関連して，2005年には京都議定書がロシアの批准により発効した．また，IPCCは2007年の第4次報告書で，温暖化は人為起源の温室効果ガスの増加による可能性がかなり高いことを示し，温室効果ガスの大幅な削減が必要とした．さらに，2013年の第5次報告書で，温暖化の人為起源をこれまで以上に示し，温室効果ガスの削減が急務であると指摘した．2015年のCOP21では，パリ協定が採択され，2020年以降の温暖化対策の国際的枠組を定めた．

# 2.2 日本における環境問題の変遷

## A. 明治・大正から昭和：公害と呼ばれた時代

わが国における公害は，古くは明治時代に栃木県，群馬県の渡良瀬川周辺で起きた足尾銅山鉱毒事件（1891（明治24）年，田中正造が国会で追及）などが知られているが，公害が社会的にも大きな問題として取り上げられたのは戦後である．1950（昭和25）年代からは，4大公害のイタイイタイ病，水俣病，第二水俣病（新潟水俣病），四日市喘息が発生し，その被害は深刻であった．

## a. イタイイタイ病

　富山県神通川流域で大正時代から特異な病気が発生していた．患者は，大半が中高年の女性で，大腿部や腰から始まった疼痛が全身に及び，呼吸やせきによっても胸背部に激しい痛みを覚えるようになる．また，骨の変形により歩行障害をきたし，わずかな外力でも骨折するので，寝たきりとなる．やがて全身衰弱が進行して，「痛い，痛い」と訴えながら死に至る．地元の医師萩野昇はこの病気をイタイイタイ病と名づけた．イタイイタイ病は，神通川上流の三井金属工業神岡鉱業所（亜鉛の製錬所）からの廃水に含まれていたカドミウムによる慢性中毒症であることが判明した．廃水は神通川と流域の河川水，かんがい用水，土壌を汚染し，地域の住民は農作物（とくに米）や飲み水を介して長期間カドミウムを摂取し続けた．摂取したカドミウムは腎臓に蓄積され，尿細管障害を起こし，低分子タンパク質，糖，カルシウム，リンなどの再吸収が阻害される．尿細管障害が長期にわたると，カルシウムやリンの欠乏により骨がもろくなる．イタイイタイ病は，病理学的には腎尿細管障害，骨粗鬆症をともなう骨軟化症である．1968（昭和43）年，厚生省はイタイイタイ病を「公害に係る疾患」（公害対策基本法）として指定し，2016（平成28）年3月までの認定患者は200人となっているが，患者の総数は500人を超えるものとみられている．

## b. 水俣病

　1955（昭和30）年頃から，熊本県水俣市を中心とした不知火海沿岸地域で中枢神経障害を疑わせる疾患が多発した．のちに水俣病と呼ばれるようになったこの疾患は，知覚異常，運動失調，歩行失調，視野狭窄，言語障害，聴力障害などを典型的な症状としていた．1959（昭和34）年には，この疾患が水俣湾の魚介類を多食することによる慢性中毒で，有機水銀のメチル水銀が原因であることが判明した．水俣病が，英国で発生した職業性のメチル水銀中毒の症状（ハンター・ラッセル症候群）ときわめて類似していたことが原因解明の糸口となった．また，母親が汚染した魚介類を食べることで，生まれた子どもの知能障害，運動機能障害があらわれる胎児性水俣病も発生した．1962（昭和37）年には，メチル水銀が新日本窒素水俣工場の廃液に由来することが確認された．同工場でのアセトアルデヒドの製造の際，無機水銀が有機化し，無処理で排出され，水俣湾の環境を汚染し，メチル水銀が魚介類に濃縮蓄積されていた（食物連鎖による生物濃縮）．1968（昭和43）年，水俣病は「公害に係る疾患」として指定された．2016（平成28）年3月までの認定患者は，後述の第二水俣病（新潟水俣病）と合わせて2,985人にのぼっている．しかし，認定の範囲が，典型的なハンター・ラッセル症候群を示す重症例に限定されてきたため，未認定の患者は3万人にも達すると推定されており，未認定のまま一時金の交付などの救済措置が講じられた例もある．

　1965（昭和40）年に，新潟県阿賀野川流域でもメチル水銀中毒患者の発生が確認された．1966（昭和41）年には，メチル水銀はアセトアルデヒドを製造する昭和電工鹿瀬工場から阿賀野川に排出されたもので，これを濃縮蓄積した魚介類を食べたことによって中毒患者が発生したものであることが確認された．第二水俣病（新潟水俣病）と呼ばれるこの疾患も，1968（昭和43）年に「公害に係る疾患」として指定された．

## c. 四日市喘息

　三重県四日市市では，建設されたコンビナートの本格的操業が開始された1960（昭和35）年

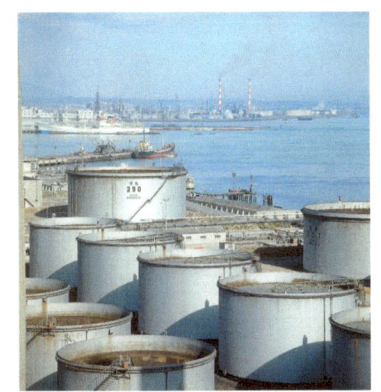

図 2.2　四日市の石油コンビナート（1968 年撮影）

前後から，住民が工場から出るばい煙・騒音・悪臭に悩まされていた．また，異臭魚も増え，1961（昭和 36）年頃からは，住民に喘息患者が急増していった．この時期，コンビナートは製油能力を増強するために，燃料を石炭から石油に転換し，これによって，大気中の二酸化硫黄（$SO_2$）の濃度が急激に上昇していた．その後，住民の気管支喘息や慢性気管支炎の多発は，石油コンビナートから排出される二酸化硫黄を含むばい煙と密接な関係があることが明らかとなった．1965（昭和 40）年に四日市市は独自に四日市市公害病認定制度を新設したが，1988（昭和 63）年には新規認定が打ち切られた．2005（平成 17）年度末の認定患者は 512 人である．

## B.　公害対策基本法の制定

日本における公害の広がりに対し，1967（昭和 42）年に「公害対策基本法」が制定され，典型 7 公害（大気汚染，水質汚濁，土壌汚染，騒音，振動，地盤沈下，悪臭）の規制に力が注がれた．1970（昭和 45）年のいわゆる「公害国会」においては，「水質汚濁防止法」や「大気汚染防止法」などの法体系の整備が行われた．

## C.　食品公害

### a. 森永ヒ素ミルク中毒事件

1955（昭和 30）年 6 月以降，岡山県を中心とする西日本一帯で，発熱，皮膚の黒変，貧血，肝臓肥大などの症状を呈する乳児が多発した．患者の症状は，ヒ素の慢性中毒に類似し，いずれの患者も森永乳業徳島工場製の乳児用粉ミルクを飲んでいた．その後この事件は，粉ミルクの乳質安定剤として添加された第二リン酸ナトリウムが，アルミニウム精錬にともなって副成した粗悪なもので，その不純物として亜ヒ酸（$As_2O_3$）が混入していたことが原因であると判明した．森永乳業は，乳児用の食品に安易に化学物質を添加し，その品質確認すら行っていなかった．しかし，当時の「食品衛生法」は，このような食品の製造過程における化学物質の添加を禁止しておらず，食品の安全を確保するための法的規制にも不備があった．この事件を契機に食品衛生法が改正（1957（昭和 32）年）され，食品添加物の定義を拡大するとともに，食品添加物の成分規格を厳密に定め，規格にあったものしか使用できないようにした．

1956（昭和31）年の厚生省の発表では，被害児総数12,000人以上，死者131人であったが，全員完治し後遺症なしとする見解が支配的で，生き残ったものは被害認定されず，刑事訴訟においても森永乳業は全面無罪の判決に至った．ところが，14年目の1969（昭和44）年になって，大阪大学の丸山博と大阪の養護教諭や保健婦らによって被害者訪問による調査活動が行われ，「14年目の訪問」として公表された．これを契機として，その後，後遺症の存在が認められ，森永乳業の刑事責任は製造課長に対する逆転有罪判決が確定した．そして，改めて被害者・森永乳業・国の三者合意によって，被害者の恒久救済機関「ひかり協会」が誕生し，被害者救済への道が開かれた．しかし，現在も救済対策の実施状況については，かなり不十分であることが指摘されている．

#### b. カネミ油症事件

　1968（昭和43）年3月頃から北九州一帯で，顔や首などににきび様皮膚症状，眼脂（めやに）の増加，眼瞼の腫脹（まぶたのはれ）などを訴える患者が多く現れた．いずれの患者もカネミ倉庫社製の米ヌカ油（ライスオイル）を食べていた．その後この事件は，カネミ倉庫社における米ヌカ油の精製工程で，熱媒体として使用されていたPCB（ポリ塩化ビフェニル）がパイプから漏れ出し，米ヌカ油に混入したことが原因であるとされた．一方で，同年2月頃より西日本一帯で，飼料に添加されたカネミ倉庫社製のダーク油（食用米ヌカ油製造時の副産物）が原因でニワトリのヒナ200万羽が発病し，うち40万羽が死亡する事件が発生していた（ダーク油事件）．もしこの時点で，事件の調査がしっかり行われていればカネミ油症を未然に防ぐことが可能であったと考えられ，企業の二重の加害責任と行政機関への批判がある．

　被害者の中毒症状は油症と呼ばれ，にきび様皮疹（クロールアクネ），色素沈着，眼脂の過多，全身の倦怠感，頭痛，四肢の異常感覚，せき，たん，気管支炎，腹痛，月経異常などの多彩な症状がみられる．現在まで症状が継続している例もあり，有効な治療法はなく対症療法のみである．油症は，当初PCBによる食中毒と考えられたが，後に主原因物質はダイオキシン類のPCDF（ポリ塩化ジベンゾフラン）であることが実証され，ダイオキシン類による健康障害であることが明らかとなった．

　1969（昭和44）年に提訴され，事件直後の届出患者数は約14,000人であるが，食品衛生法に従う食中毒の被害ではなく，被害者認定制度とその診断基準が作られたことにより油症認定患者は約1,800人，うち死亡100人以上という結果となった．その後，認定患者へは見舞金23万円と医療費の一部支払いのみの状況が続いた．40年以上を経ても被害の深刻さゆえ全容はいまだに解明されていない．

### D.　平成：環境基本法の制定

　1993（平成5）年に，公害対策基本法は「自然環境保全法」と統合され，新たに「環境基本法」として制定された．地域規模の環境問題に対応するための規制手法を中心とした公害対策基本法では，今日の地球温暖化やオゾン層の破壊など地球規模の環境問題に対処することが困難であったためである．

　環境基本法は，環境の保全について，基本理念を定め，ならびに国，地方公共団体，事業者お

および国民の責務を明らかにするとともに，環境の保全に関する施策の基本となる事項を定めることにより，環境の保全に関する施策を総合的かつ計画的に推進し，もって現在および将来の国民の健康で文化的な生活の確保に寄与するとともに人類の福祉に貢献することを目的としている．

環境基本法では，①現在と将来の世代が恵み豊かな環境の恵沢を享受でき，人類存続の基盤である環境が将来にわたって維持されるよう，その保全をはかること，②環境への負荷の少ない持続的発展が可能な社会の構築をはかること，③国際的協調による地球環境の保全をはかること，の3つを基本理念として定めている．また，国，地方公共団体には，基本理念に基づく施策の策定と実施を責務とし，事業者，国民には国などの施策に協力することを責務としている．このほか事業者には，その事業活動や製品による公害や環境保全上の支障を防止することを責務としている．さらに，環境の保全に関する基本的施策として，環境基本計画の策定，環境基準の設定，公害防止計画の策定などを定めている．

### コラム　福島原発事故

2011（平成23）年3月11日に発生した東日本大震災は，東京電力福島第一原子力発電所の大事故を誘発した．原子炉は炉心溶融し，水素爆発によって大量の放射性物質が環境中に放出された．この原発事故はわが国の歴史上最大のものであり，事故の被害がいつまで続くのか予測できない．

# 3. 地球環境問題

## 3.1 地球環境問題は相互関連性の強い現象である

　おもな地球環境問題としては，①地球温暖化，②オゾン層の破壊，③酸性雨，④海洋汚染，⑤熱帯雨林の減少，⑥砂漠化，⑦野生生物種の減少，⑧有害廃棄物の越境移動，⑨開発途上国の公害問題の9項目があげられる．これらは問題の空間的なスケールが地球規模に拡がっている点，私たちの消費生活や生産活動全体が関係しているという点で，特定の企業がかかわってきた地域限定型の旧来の公害問題とは一線を画する．

　地球環境問題のうち原因がはっきりしていて解決の道筋が論理的に明白になっているものもある．オゾン層の破壊に関する原因物質はフロンであり，それを削減するという対応は，一時的な経済や産業への影響はあるとしても，フロンが私たちの生活に必須というものではなくフロンの生産・使用を中止すればよい．しかし，利害の対立を含め問題の解決が難しいものがある．地球温暖化の原因とされる二酸化炭素濃度の増加は，私たちの生活や経済活動によるエネルギー消費と極めて深く結びついており，二酸化炭素の排出を抑制することはかなり難しい課題となってくる．「環境」，「資源」，「経済」のトリレンマ（トリレンマは3つの問題が相互に対立して，同時に解決することが難しいこと．なお，ジレンマは相反する2つの事柄の板ばさみになること）といわれ，解決の方向を見いだすのは難しい．

　20世紀の後半，世界の人口と総生産が増加し，それに伴いエネルギー消費量も二酸化炭素排出量も増加した．2050年には現在の約2倍の100億近い人口を抱えるのはほぼ確実とみられ，その結果，豊かな国と貧しい国の経済格差はおよそ100倍近くになると予想される．現在も，非常に多くの人が貧しい国に属しており，開発途上国の経済水準を先進諸国並に引き上げるには世界の総生産量を6倍程増加させなくてはならない．それは，エネルギー消費と二酸化炭素排出量が6倍近く増加することに繋がる．このことは，エネルギー資源量や二酸化炭素の放出量の観点からは無理を生じることとなり，逆にこれらを厳しく制限しなければならないことになる．各々の地球環境問題は単独に存在するのではなく，先進国の経済活動と開発途上国の人口問題が絡み，相互に関連性がある(図 3.1)．

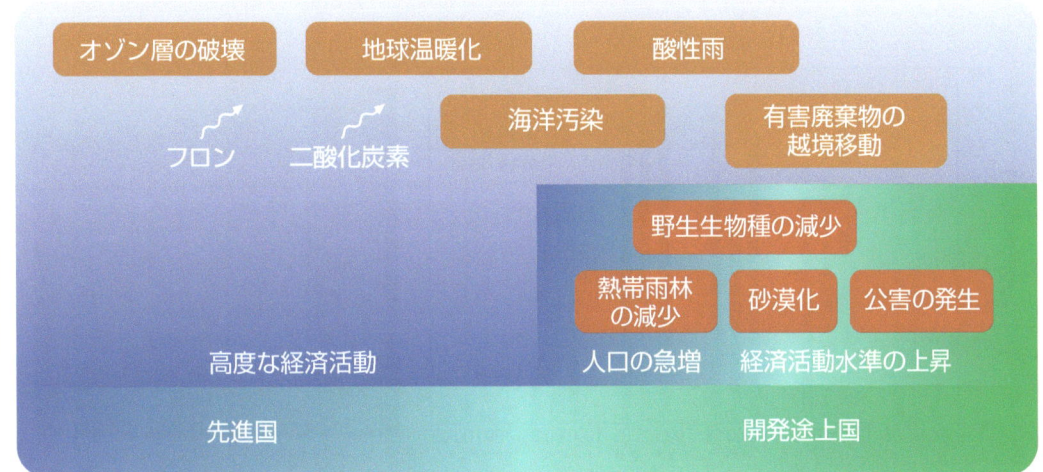

図 3.1　地球環境問題の相互関連性

## 3.2　地球環境問題

### A.　熱帯雨林の減少

　熱帯雨林 (tropical rain forest) は，かつて陸上の少なくとも 14％を覆っていたが，今ではブラジルのアマゾン河流域，アフリカのコンゴ河流域，アジアの島々に，わずか 6％が残っているのみである．この熱帯雨林が，以下のような大規模な畑地の開発，商業的な森林伐採などにより毎年 12 万 km² 減少している．**図 3.2** に森林減少，**図 3.3** に森林伐採の現状を示した．

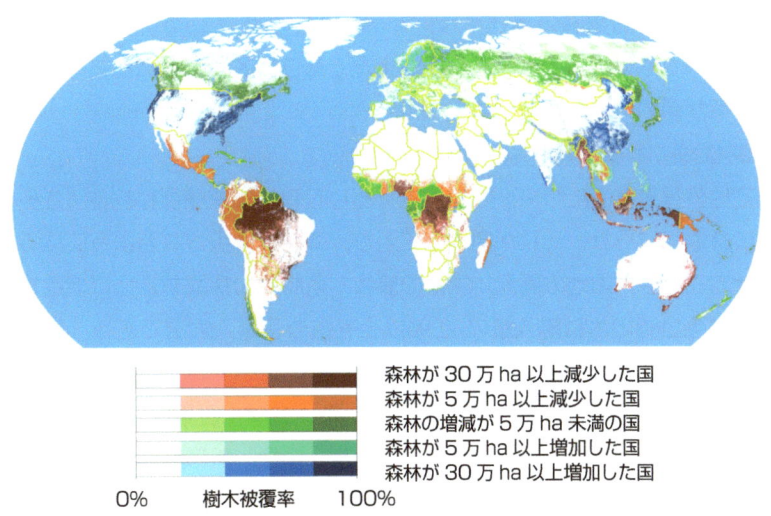

図 3.2　世界の森林面積の国別純変化量（2000 年〜 2010 年）
純変化量：森林の減少面積と増加面積を差し引きした値
［資料：国土地理院地球地図樹木被覆率，環境省編，平成 23 年版環境白書（2011）］

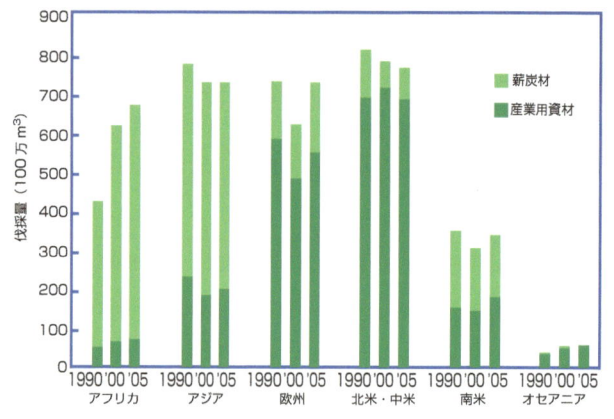
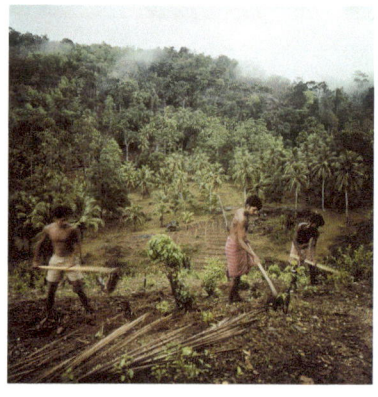

図 3.3 森林伐採の内訳（地域別）とスリランカの森林開拓
［資料：Global Forest Resources Assessment 2010］

　この背景には，開発途上国の貧困と急激な人口増加がある．

### a. 畑地の開発による熱帯雨林の減少
　焼き畑農業（移動耕作）は森林生態系の再生能力を上手く利用した伝統的農耕法であるが，開発途上国の人口増加を背景に，生態系の再生能力（20〜30年）を超えて焼き畑が大規模に繰り返されるため，森林が生長しなくなる．

### b. 家畜の放牧による熱帯雨林の減少
　家畜を放牧するために森林が伐採される．さらに，多くの人口の食料を確保するために家畜の過放牧が行われ，それによって牧草が食べ尽され土地の劣化がもたらされる．

### c. 薪炭材の採取による熱帯雨林の減少
　開発途上国において木材は大切なエネルギー資源であり，人口増加にともなう薪炭材を得るために，森林の伐採が過剰に行われる．

### d. 商業的な森林伐採による熱帯雨林の減少
　開発途上国では外貨獲得のために，商業用木材として森林伐採が行われる．さらに，輸出材を搬出するために林道が作られ，それが奥地まで入り，森林が伐採されるようになる．林道より奥地まで開発が進むことは，畑地の開発，家畜の放牧，薪炭材の採取もさらに促進することに繋がる．なお，日本は全世界の木材輸入量の25％以上を占める輸入大国である．地球環境破壊大国と批判する人が海外に多い．

　熱帯雨林は，二酸化炭素の自然吸収源の一つでもある．二酸化炭素は光合成で吸収され，木，草，土壌中に蓄積されるが，大量の熱帯雨林が焼き払われ，現在，熱帯雨林は二酸化炭素の吸収源である以上に発生源となっている．

## B. 砂漠化

　地球の陸地の約 25%は砂漠であるが，砂漠化（desertification）は砂漠の単なる拡大ではない．本来安定であった土地が，以下のような，干ばつ，乾燥化などの気候的要因に加えて，森林伐採，過剰放牧，過剰栽培，不適切なかんがいなど圧倒的な大きさの人為的要因により劣化して生じる現象である（図 3.4）．

### a. 気候的要因による砂漠化

　自然変化としての干ばつ，乾燥化に加えて，地球規模での気候変動により，最終的に砂漠化が生じる．

### b. 人為的要因による砂漠化

　背景として開発途上国の貧困，人口増加，食料不足がある．農耕のためおよび薪炭材を得るための森林伐採により，地表からの水分の蒸発が増加し土地が乾燥する．同時に，森林伐採により森林からの水分の蒸発が減少するため降水量が減少し，乾期には干ばつを起こしやすくなる．また，羊や山羊などの家畜の過放牧は植物の根まで食べ尽されるため土地への影響は極めて大きく砂漠化に進んでいく．さらに，輪作による過剰栽培により地力が低下し土地が放棄される．塩分の多い水でかんがいすることによって植物が育たなくなる，などの結果砂漠化が拡大していく．世界の陸地の 1/3（3,600 万 $km^2$）で土地の劣化が進んでいる．乾燥地域の世界分布を図 3.5 に示す．

　砂漠化は，干ばつと飢餓，生物多様性の損失などをもたらす．人々は生存のために自然資源の過剰採取に陥るという悪循環をもたらす．

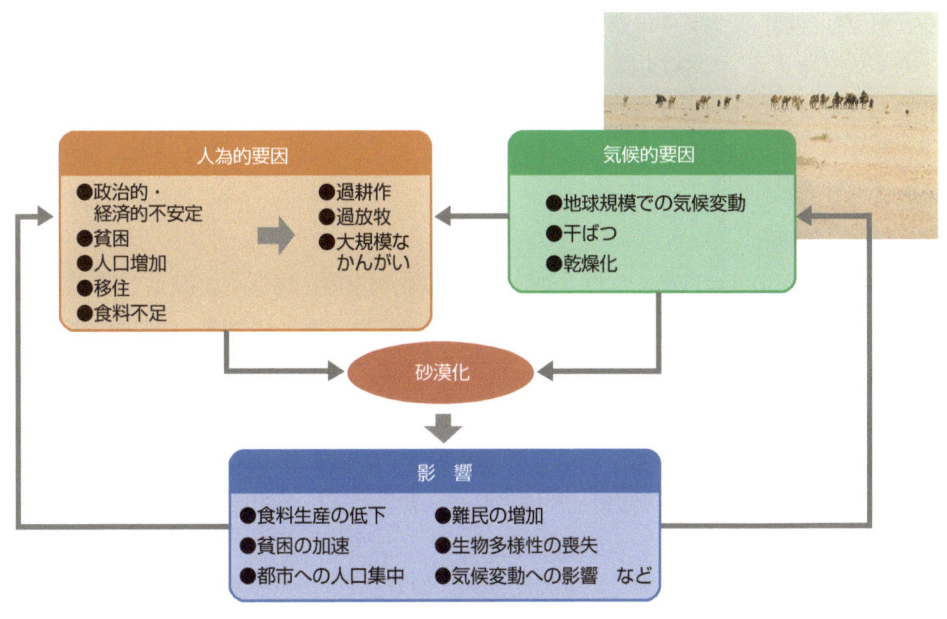

図 3.4　砂漠化の原因と影響
写真は南部アラビア砂漠

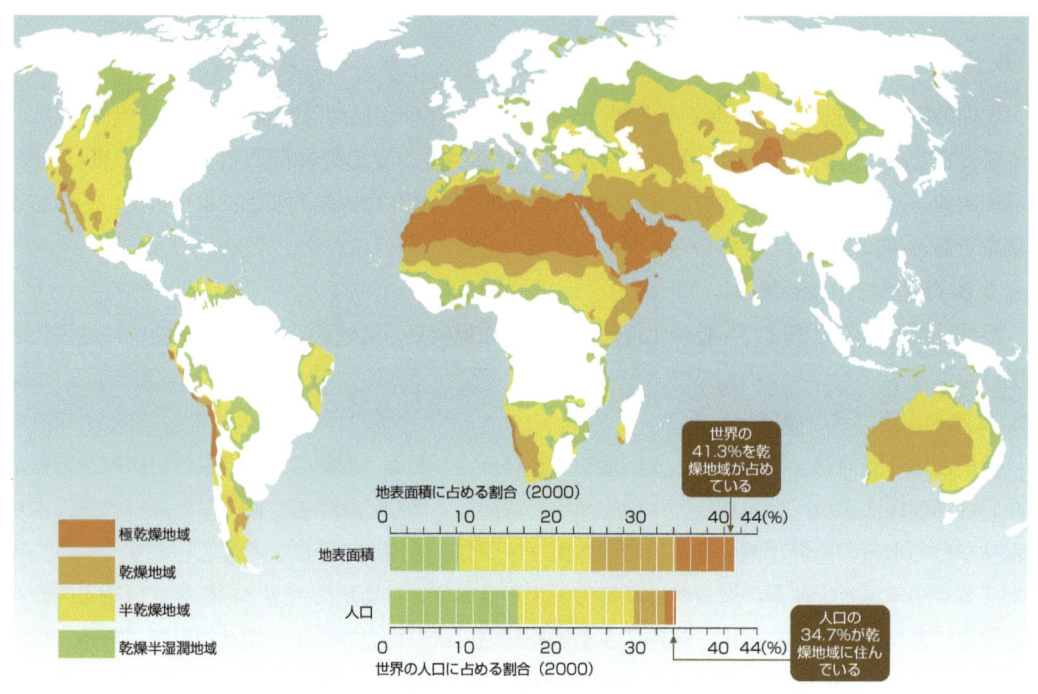

図 3.5　乾燥地域の世界分布
［資料：ミレニアム生態系評価(2005)，環境省編，平成22年版環境白書(2010)］

## C. オゾン層の破壊

　原始の地球に酸素はほとんど存在していなかった．生命が誕生し，やがて，光合成を行うシアノバクテリアが登場して大気中に酸素が蓄積し始めた．酸素の一部は大気上層の成層圏でオゾンとなった．大気中オゾンの90%は成層圏に存在しており，これをオゾン層という．オゾン層は地上に降り注ぐ有害な紫外線を吸収・遮断して，生物が海中から陸上に進出することを可能にした．その生命を守るオゾン層がフロンに代表される人工化学物質によって大規模に壊されていることがわかった．

### a. 成層圏・オゾン層

　大気は高度とともに徐々に薄くなり，やがて惑星間物質濃度に等しくなる．この大気の構造は一様ではなく，地表に近いところから図 3.6 に示すように対流圏，成層圏，中間圏，熱圏の4層に分けられる．これらの層の高さや厚さは一定不変のものではなく，太陽活動や気温などにより変化する．

　対流圏は地表から地上約11 km 程度までの範囲で，大気温度は高度1 km ごとに温度が約6.5℃下がる．日射による大気の直接加熱は少なく，地表が先に温められる．地面で温められた大気は膨張し上昇する．上昇した大気は断熱膨張をし，温度が下がる．これにより大気中の水蒸気は凝結し雲になり，雨を降らす．日常的な気象現象はほぼこの対流圏内で生じている．対流圏での大気成分は混合が盛んに行われるために高度によらずほぼ一定である．地表付近のオゾン濃度はおよそ 20 ppb である．

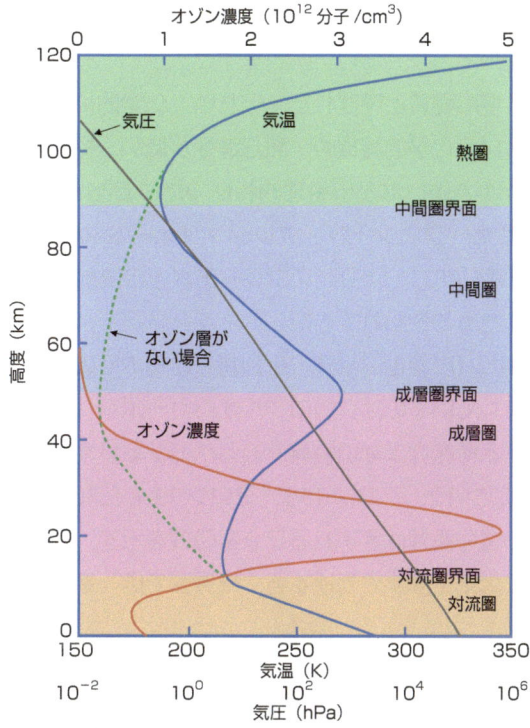

図3.6 気圏における気温，気圧およびオゾン濃度の高度変化

　対流圏との境界から高度50 kmまでは成層圏と呼ばれる．成層圏では高度20 kmまで気温はほぼ一定で，その上では温度は逆に上昇傾向を示す．この温度の上昇により対流圏とは異なり，垂直方向の混合が起こりにくく大気層は安定になる．この結果，成層圏にまで昇った汚染物質は長く成層圏内に留まり，汚染の影響を長引かせることになる．高度20 kmから30 km付近でオゾン濃度は最大になる．オゾンは紫外線を吸収して，これを熱に変える．つまり，オゾンが存在することで成層圏が作られているのである．図3.6にオゾン層が無い場合の気温の変化を示してある．

　オゾンは3つの酸素原子からなる酸素$O_2$の同素体で分子式は$O_3$である．ほぼ無色で特徴的な刺激臭をもつ気体である．強い酸化作用をもつため防腐・殺菌・漂白用などに使われる．殺菌に用いられることからわかるように，地表付近でのオゾンは生物にとって有害物質となる．大気中では100 ppbの濃度で目や呼吸器官に障害を生じる．

　一方，成層圏のオゾンは太陽からの紫外線を遮断し，地上での生命の存在を可能にしている．そのため，成層圏オゾン層は「厚さ3 mmの宇宙服」に例えられる．図3.6のオゾン濃度に示されているように，オゾンは高度10 kmから50 km辺りまで薄く拡がって存在しているが，1気圧に換算すると僅か3 mm程度の厚さになるためである．オゾン量はドブソンユニット（DU）という単位で測定される．常温1気圧の状態で占めるオゾンの厚さで1 mmに対応するのが100 DUである．または，DUと同じだが，m atm-cm（ミリ気圧センチメートル）で表すことも多い．これらの単位を用いると，標準的なオゾン量はほぼ300 DUもしくは300 m atm-cm

である.

## b. フロン

フロンは作られた当時，夢の物質と呼ばれた．それは，化学的に安定で，腐食性がなく，燃えず，毒性がほとんどないという化学的特徴や，熱伝導性が低い，揮発性で気化しやすい，加圧で液化しやすい，表面張力が小さい，などの物理的特性のためである．これらの性質を活かして，冷蔵庫，エアコンなどの冷媒（フロン12），ウレタンフォームなどの発泡剤・断熱材（フロン11），半導体部品の洗浄溶媒（フロン113），スプレー缶などの噴射ガス（フロン11，フロン12）など幅広い分野で多岐にわたって使われてきた．

フロンは「フルオロカーボン（炭素とフッ素の化合物）」の日本での略称である．フロンのうちでオゾン層破壊に大きく寄与しているのはクロロフルオロカーボン（CFC）で，これは炭素にフッ素と塩素のみが結合した，水素を含まない物質である．モントリオール議定書ではオゾン層破壊能力が高いフロン11，フロン12，フロン113，フロン114，フロン115の5種類を「特定フロン」と呼んでいる．一の位の番号は含まれるフッ素の数を示す．これらのフロンは化学的に安定であるために，壊れずに大気上層まで到達する．成層圏では，厳しい紫外線にさらされることで分解して塩素を放出する．

$$CF_2Cl_2 \xrightarrow{UV} CF_2Cl + Cl \quad \text{フロン12（CFC12: ジクロロジフルオロメタン）}$$
（フロン12）

一方，フロン22のように水素を含むものをハイドロクロロフルオロカーボン（HCFC），フロン134aのように塩素を含まず，炭素，水素，フッ素の化合物はハイドロフルオロカーボン（HFC）と呼ばれる．これらのHCFCやHFCは特定フロンの代わりとして使われるので，代替フロン（CFCと比べると弱いが，HCFCもオゾン層破壊物質であるため現在はHFCのみ代替フロンとするのが一般的）と呼ばれている．

## c. オゾンホールとオゾン層破壊

オゾンはおもに成層圏で生成される．酸素分子は242 nmより短波長の紫外線を吸収して解離する．解離した酸素原子は酸素分子と結合してオゾンとなる．

生成されたオゾンは①紫外線による光分解，②酸素原子との結合，および③触媒を経由した分解により消失する．この触媒物質をXとすると，

$$X + O_3 \rightarrow XO + O_2$$
$$XO + O \rightarrow X + O_2$$

という触媒反応でオゾンが分解される．このXにあたる物質はH，OH，NO，Clなどがあり，前2者を$HO_x$（ホックス）サイクル，ついで$NO_x$（ノックス）サイクル，$ClO_x$（クロックス）サイクルと呼んでいる．すなわち，オゾン層破壊で問題となっているのは塩素が関与したクロックスサイクルであり，紫外線によるフロンの分解によって放出された塩素原子はオゾンと反応し，さらに塩素と酸素に分解される．

$$Cl + O_3 \rightarrow ClO + O_2$$
$$ClO + O \rightarrow Cl + O_2$$

ここで生成した塩素原子は，再びオゾンと反応する．このようにしてオゾンが破壊される．な

お，このクロックスサイクル以外のサイクルもオゾン層を破壊することに留意しておく必要がある．

成層圏に達したフロンは主として 200 ～ 220 nm の紫外線により分解して塩素原子を放出する．この $ClO_x$ 反応で放出された 1 個の塩素原子あたりおよそ 10 万個のオゾン分子を消滅させる．しかし，この反応が顕著に起こるのは高高度（40 km 付近）で，問題になっているいわゆるオゾン層破壊（20 ～ 25 km 付近）を説明できない．

南極のオゾンホール（ozone hole）とは，①南極の春にオゾンが異常に減少し，②その傾向が年々大きくなり，③オゾンの減少した領域が南極大陸のかなりの部分を覆う穴のようになっている，というものである．図 3.7 に 2013（平成 25）年 9 月のオゾンホールを示す．高度 15 km 付近ではほとんどオゾンが消失している．

南極でのオゾン層破壊が光分解したフロンから放出された塩素によることは，航空機による観測によって劇的に証明された．図 3.8 に測定結果を示す．これはチリから南極方向に飛びながらオゾンと一酸化塩素（ClO）の濃度を測定したものである．図から明らかに，低緯度側では ClO もオゾンもほぼ一定値であるが，緯度が高くなり（極に近づく）南緯 68 度を越えた辺りで急速に ClO 濃度は高くなりこれに相関してオゾン濃度が激減している．ClO は塩素がオゾンを壊したときの生成物であるからオゾン破壊の犯人が塩素であることは間違いのないことになる．問題だったのはこの塩素がどのようにして生成されたかであったが，これには南極の冬の特殊な気候条件が関与していることが明らかになっている．なお，最近の観測では北極でもオゾンホールができていることが確認されている．

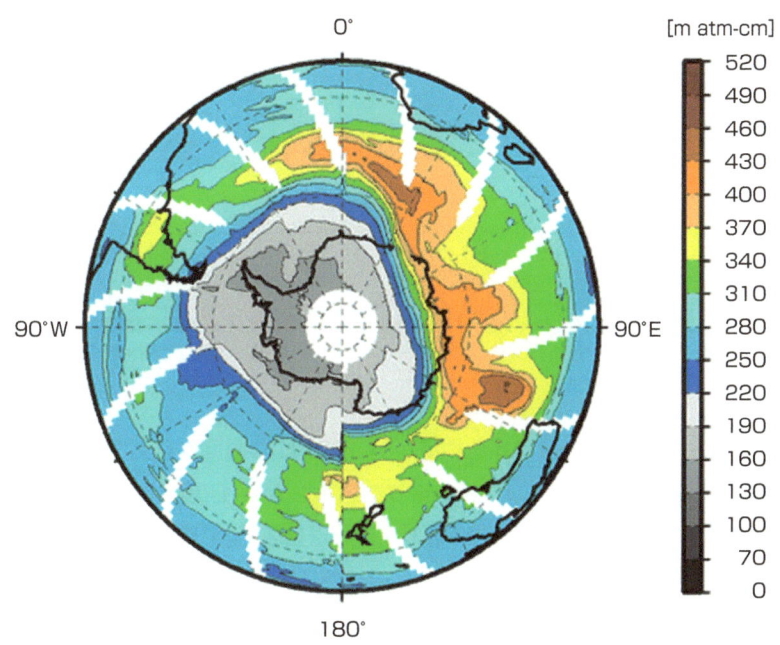

図 3.7　2013 年 9 月のオゾンホール
［米国航空宇宙局（NASA）の衛星観測データを基に作成，気象庁］

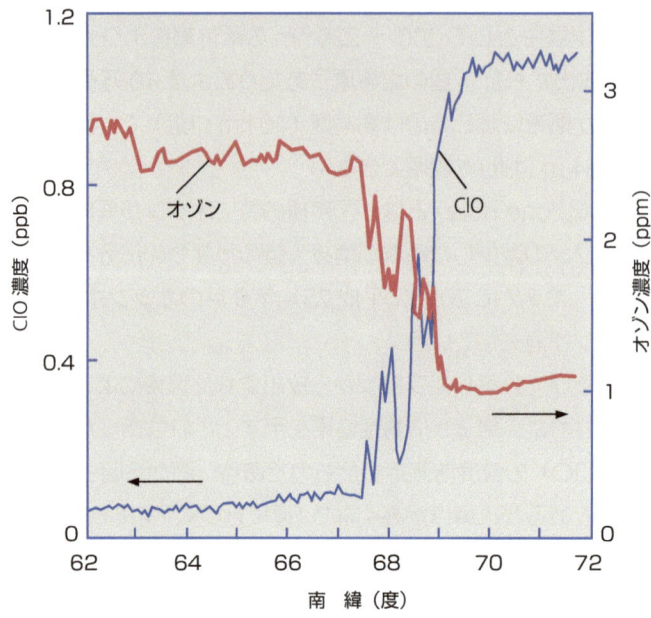

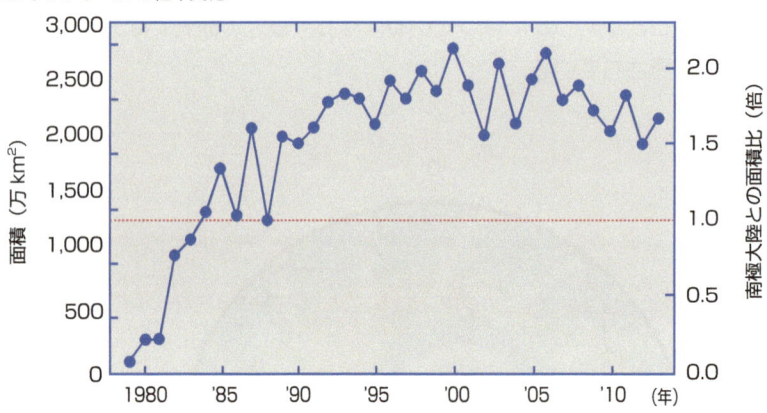

図 3.8　南極オゾンホール内外での一酸化塩素(ClO)とオゾンの濃度の相関．
ClO が増えるとオゾンが減る(A)．オゾンホールの経年変化(B)．赤線は南極大陸の面積．

　特定フロン以外にもオゾン層を破壊する物質があることには留意する必要がある．特定フロン以外の CFC，1,1,1-トリクロロエタン（メチルクロロホルム），四塩化炭素，特定ハロンなどがある．フロンのうち臭素を含むものはハロンといわれ，おもに消火剤として使われている．放出される臭素のオゾン破壊能力は塩素の 30〜120 倍である．臭化メチル（ブロモメタン）は自然起源と人工起源があるが，人工起源のものはおもに植物検疫燻蒸材や土壌消毒剤として年間約 7,600 トン使用されている．

### d. オゾン層破壊による生物への影響

オゾン層の破壊により地上に到達する紫外線量が増加する．紫外線はその波長帯に応じて，UV-A（320〜400 nm），UV-B（280〜320 nm），UV-C（190〜280 nm）に分けられている．

UV-A は日焼けのうち肌の色が黒くなる症状「サンタン」を起こす．紫外線の中では最も波長が長く，皮膚のより深くに浸透する．UV-B は UV-A ほど深くには入らないがエネルギーが高い分より大きなダメージを与える．日焼けで赤く腫れたり，水脹れができる症状「サンバーン」を起こす．UV-C は大気中の酸素に遮られて地表にはほとんど届かない．

オゾン層の破壊によって増加するのは UV-B で，290〜300 nm 波長帯で増加する．オゾン層 1% の減少により UV-B が 2% 程度増加し，その結果皮膚がんの発生率が 2〜4% 程度高くなるといわれている．

このほか，白内障などの健康被害の増加のおそれ，生態系における植物プランクトンの減少，農作物の生育阻害などが引き起こされることが懸念されている．

### e. オゾン層保護の国際的取り組み

1974 年にフロンによるオゾン層破壊の報告がなされた．オゾン層を守ることの重要性と緊急性は直ちに世界的な認識となった．1980 年には欧米を中心に CFC を噴射剤として使うエアロゾル製品の製造が禁止された．1985 年にはオゾンホールが発見され，オゾンの減少が著しいことが改めて認識された．同年に，「オゾン層保護のためのウィーン条約」が作られ，2 年後の 1987 年には特定フロンの 50% 削減をうたった「オゾン層を破壊する物質に関するモントリオール議定書」が作られた．特定フロンやハロンの生産量・消費量を段階的に削減する計画であったが，規制の不十分さが判明し，数次にわたって規制の前倒しが行われた．1990 年の第二回締結国会

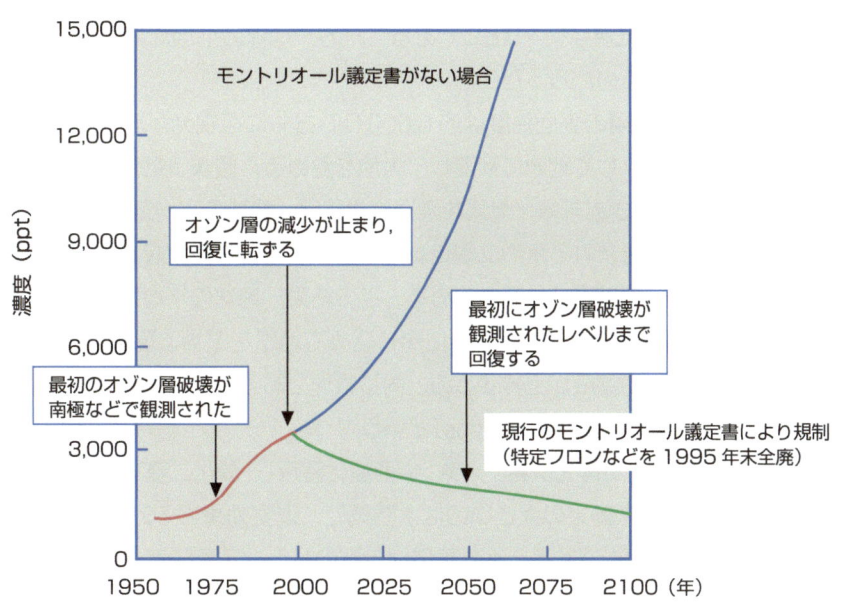

図 3.9　フロン規制による成層圏塩素濃度の予測値

議では特定フロン，ハロンを2000年に全廃すると同時に，特定フロン以外のオゾン層を破壊する物質についても規制し，生産を廃止することが決定された．

オゾン層の破壊と修復の様子は大気シミュレーション技術の進歩により精度よく行えるようになってきた．モントリオール議定書が完全実施された場合の成層圏中の塩素濃度が計算されている．図3.9からわかるように，2000年付近から塩素は減少に転じている．直ちにオゾン層の回復につながる訳ではないが，議定書がない場合の計算と比較すると，議定書のもたらす結果は明らかであろう．実際，2012年には南極のオゾン層に回復の兆しがあることが発表されている．

## D. 地球温暖化

現在，地球環境問題で最も危惧されているのが地球温暖化 (global warming) である．化石燃料の燃焼に伴う二酸化炭素が自然の循環を越えるほど大量に排出され，森林の伐採などとも相まって，地球の平均気温が上昇している．この100年間に0.5℃程度の平均気温上昇があった．現在の二酸化炭素排出量が続けば，2050年頃には二酸化炭素濃度が約2倍に上昇し，平均気温で2℃程度の上昇が予想される．平均気温の上昇は，海面上昇，気候の激変，生態系の変化など多くの影響を及ぼす．長い地球の歴史では過去にも氷河期などによる気温の激変はあったが，観測されている気温変化の早さは生物にとって対応が難しい激変であるという点が重要になる．

1997年の京都における第3回気候変動枠組条約締結国会議 (COP3) で二酸化炭素の排出規制目標が設定され，2005年には京都議定書が発効した．しかし，二酸化炭素の排出量はその国の産業活動と直接結びついていることから完全な合意形成と規制の実行には紆余曲折が予想される．

**a. 地球温暖化のメカニズム**

よく知られているように，太陽に近い水星や金星は灼熱の惑星であるし，火星は冷たい惑星である．ところが，太陽からの距離が地球とほとんど同じである月は日中で100℃，夜間には零下150℃になり，その平均気温は約 −18℃である．一方，地球の平均気温はおよそ +15℃である．この違いはどこから来るのだろうか．

図3.10に示すように，太陽の表面温度は約6,000℃でおもに可視光が放出されている．可視光のほとんどは大気を素通りして地表に到達し，大地を温める．暖まった大地はおもに赤外線を放出する（熱放射）．このとき赤外線が大気を素通りすれば，地球の平均気温は月と同じになる．しかし，大気中にわずかに含まれる水や二酸化炭素の分子は赤外線を吸収する．吸収された赤外線は再度放出され，その一部は再び地面を温める．この結果，地球の平均気温は上昇することになる．このように宇宙に放出する熱を大気中に閉じ込めて地球を温める現象を温室効果といい，これはガラス張りの温室中の温度が上昇するのと同じ原理である．赤外線を吸収する能力のあるガスを温室効果ガス (greenhouse effect gas) という．

温室効果ガスには水蒸気，二酸化炭素，メタン，亜酸化窒素（一酸化二窒素），フロン類，六フッ化硫黄などがある．最も温室効果の大きいのは水蒸気で，温室効果の60〜70%を占める．ついで二酸化炭素の寄与が25%である．水蒸気量は自然のバランスで決定されており，人類活動によって増加しているものではないので，温室効果ガスというときには水蒸気を含めない．2011年度，わが国が排出する温室効果ガスのうち二酸化炭素の排出が全体の排出量の約95%

A. 太陽放射のスペクトル

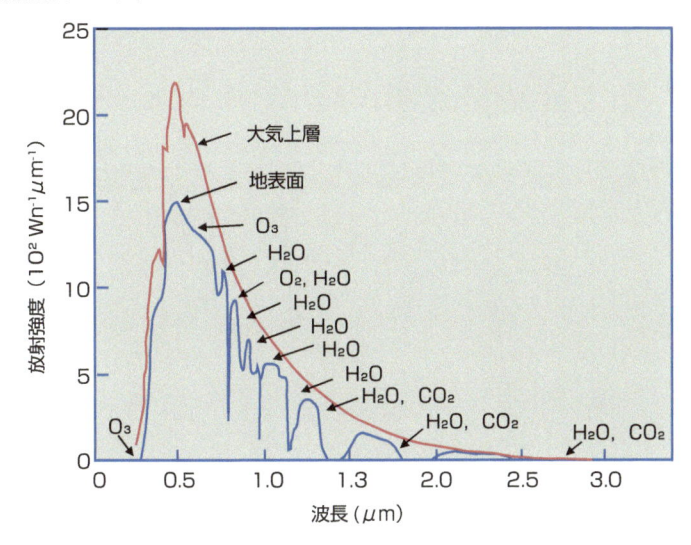

B. 大気による黒体放射スペクトル

C. 大気による太陽放射と赤外放射の吸収

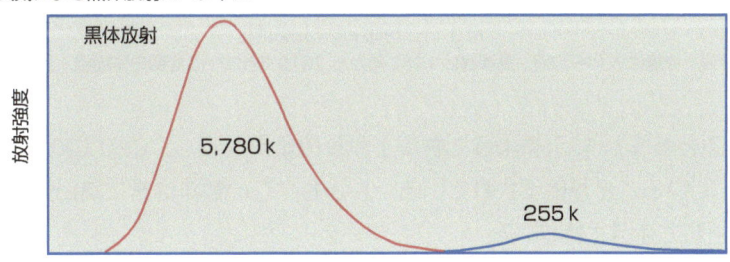

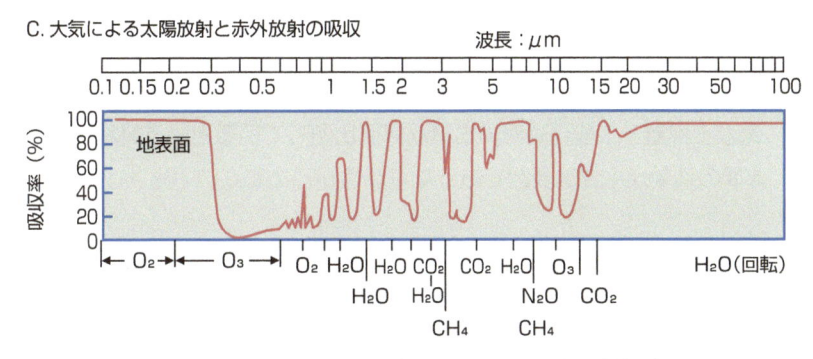

図 3.10 水蒸気，二酸化炭素などによる太陽放射と赤外吸収
A：大気上層と地表面における太陽光スペクトル．地表面の曲線が各波長に対して低くなった部分は水蒸気や二酸化炭素による吸収を示す．B：太陽表面温度と地球の平均気温に対応した黒体放射スペクトル．C：水蒸気や二酸化炭素などによる太陽放射と赤外放射の吸収率．

を占めている．ところで，オゾン層の破壊で問題となったフロンの温室効果の能力は二酸化炭素と比べると，CFC は 1 万倍，HCFC は 2 千倍，HFC は 1 万 5 千倍である．

#### b. 気温の変化

地球の平均気温は，地球の表面の数千箇所で測定された気温の平均値から求められる．これら

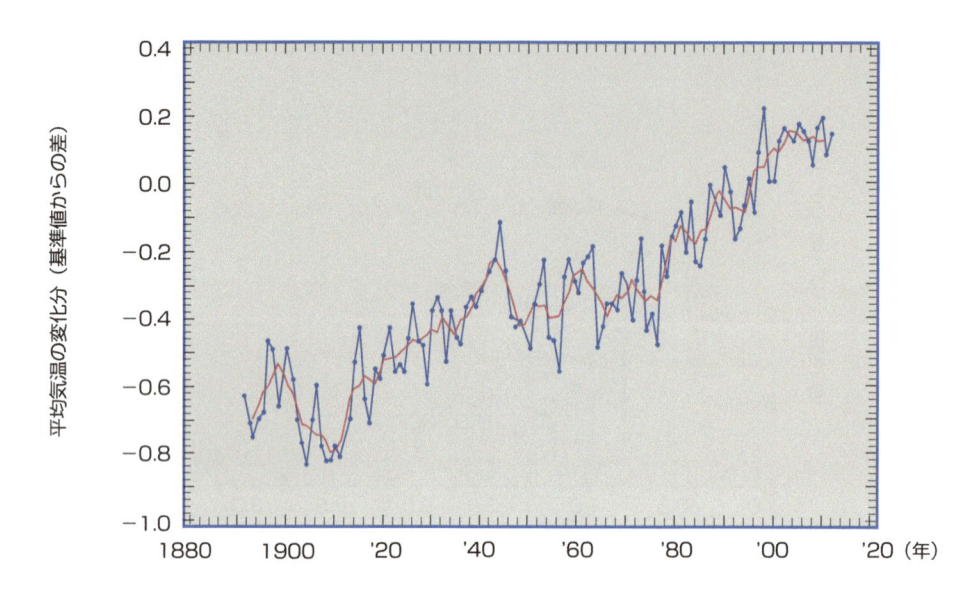

図3.11 地球平均気温の変化
点が測定値，赤線は5年平均値．基準値は1981年から2010年まで30年間の平均値．[資料：気象庁]

のデータによると図3.11に示すように右肩上がりの傾向を示し，この100年間で平均気温は0.5℃程上昇していることが確認されている．しかも，この数年は常に高い気温を示しており，温暖化の兆しとして注目されている．

温室効果ガスである大気中の二酸化炭素濃度は，ハワイのマウナロア山頂での観測や，その後の世界各地の測定により明らかな増加が確認されている．その他の温室ガスのメタンや亜酸化窒素なども増加傾向を示している．2013年の国連の気候変動に関する政府間パネル（IPCC）の第5次報告書では，気温上昇量と二酸化炭素排出量がほぼ比例しているという見解を示した上で，地球の温暖化は「人間の活動が主要な要因であった可能性が極めて高い（95%以上）」と結論づけている．

ここで，注意をしておくことは，「過去にも温暖化や寒冷化があった，生命はそのような環境の中でも進化・繁栄してきたのだから，大騒ぎする必要はない」との見方をするのは危険であるということである．過去の気温変化のほとんどは数万年をかけて生じている．これは，気候変化はゆっくりと起こり，たとえば寿命を100年とするとその時代に生きている生物にとって，気温はほとんど変わったようには感じられないということである．

今日問題となっているのは100年で数度という極めて急激な変化である．これは植物にように移動性の低い生物にとっては致命的に早い．これを理解するために，日本の緯度と温度の関係を見てみる．緯度と平均気温をグラフ化したものを図3.12に示す．この図から日本付近の平均気温と緯度の関係を調べると，緯度が1度北上すると年平均気温はおよそ1℃低下する．緯度1度は距離にして，110 km 程度になる．今後50年で2℃平均気温が上昇すると，対応する緯度の北上速度は概算で 2.2 km/年（＝6 m/日）となる．

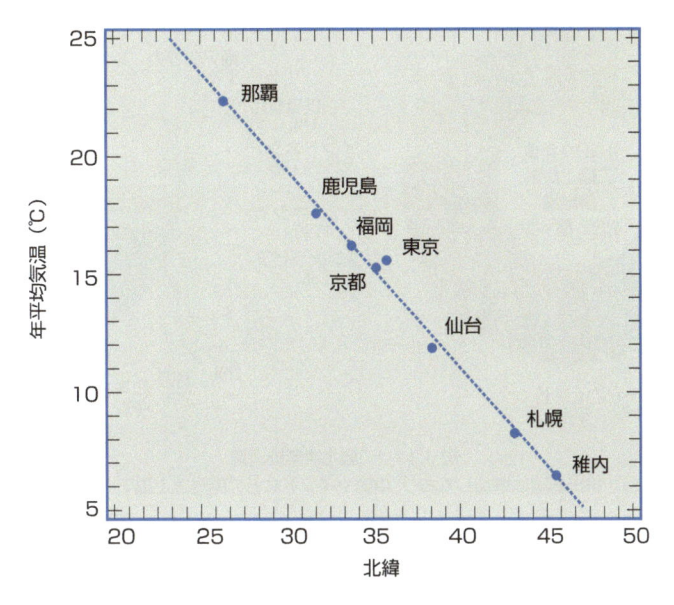

図 3.12 日本における緯度と平均気温
ほぼ直線の関係で，北緯 1 度あたり平均気温は約 0.84℃下がる．

表 3.1 植物の移動速度

| 樹種 | 移動速度(m/年) |
|---|---|
| エゾマツ，トウヒ | 80～500 |
| マツ | 1,500 |
| モミ，シラビソ | 40～300 |
| ハンノキ，ヤシャブシ | 500～2,000 |
| ブナ | 200～300 |
| クルミ | 400 |
| カシワ，コナラ | 75～500 |
| ニレ | 100～1,000 |

ヨーロッパ大陸での花粉分析から

　植物の移動速度を**表 3.1** に示す．この植物の移動速度と，温暖化による緯度の北上速度を比較してみよう．

### c. 二酸化炭素の排出量

　1994 年度の炭素換算の二酸化炭素排出量 6.2 ギガトン（二酸化炭素換算 227 億トン）は多い順に米国 22.4%，中国 13.4%，ロシア 7.1%，日本 4.9%，インド 3.8%，ドイツ 3.5%，アフリカ 3.4%，南米 3.1%，英国 2.4%，カナダ 2.0%などとなっている（**図 3.13**）．日本の排出量はアフリカ全体や南米全体よりも多くの二酸化炭素を排出している．先進国と開発途上国との比較で見ると人口の 22%を占める先進国が排出量の 55%を占めている．これは，まず先進諸国が排出規制を行なうべきとの論拠となっている．排出量を人口 1 人あたりで見ると米国，カナダ，ロシア，ドイツ，英国，日本の順になる．しかしながら，2010 年度の排出量でみると，中国や

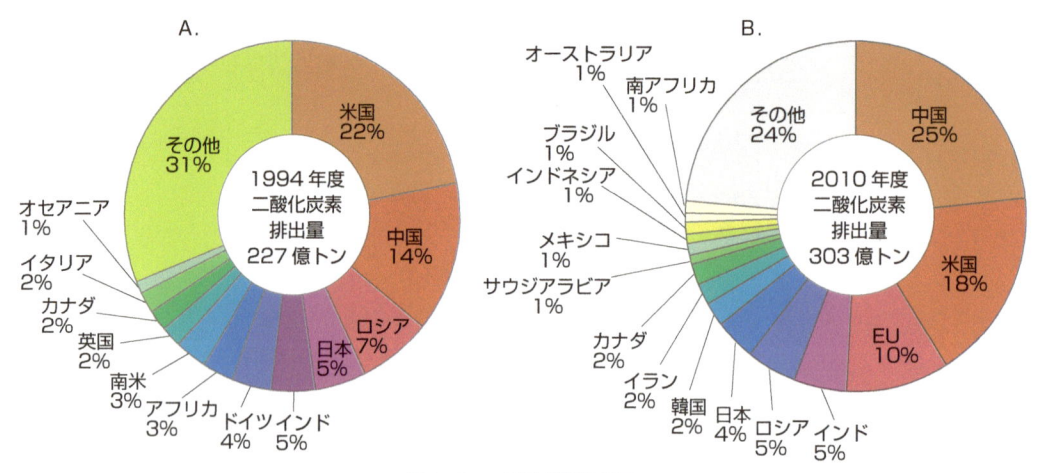

図 3.13 二酸化炭素排出量
1994年度（A）2010年度（B）．排出総量は増加しており，中国やインドなどの開発途上国での排出割合が著しく増加している．

インドなど人口の多い開発途上国での二酸化炭素排出量が際だって増えてきているのがわかる．

#### d. 温暖化による影響

二酸化炭素など温室効果ガスによる温暖化の予測はさまざまなモデルでのシミュレーションが行われている．その結果，①平均気温上昇が生じること，②温暖化の度合いは地域差があり極地方で高いこと，③赤道付近で降水量が増すことなどでは一致している．この温暖化のもたらす影響は気候変化，海面上昇，農漁業，生態系など広範囲に及ぶと考えられている．

平均気温の上昇に伴って，海面が上昇すると考えられている．IPCC（1990年）の予測では気温は50年で2℃程度上昇し，海水面は10年あたり6 cm，2050年までに33 cmの上昇が生じるとされている．予想されている海面上昇の半分は海水の膨張，残りの半分はグリーンランドの氷の融解によるとされている．海面上昇の直接的影響は，沿岸域の湿地帯や低地帯の水没である．たとえば，1 mの上昇でバングラデシュの国土の17%が水没し，ナイル川デルタの水没でエジプト耕地の12～15%が消失する．大都市のほとんどは海沿いに発展している．沿岸部に集積した都市機能や港湾などインフラへの影響なども懸念される．

気候の変化による，農業や漁業の生産性の低下が生じる恐れがある．生態系への影響は前述での植物の移動速度を考慮すると，温暖化速度に対応できない樹種の消滅とそれらに依存している動物の絶滅のおそれがある．

近年のわが国では熱中症が夏の季語になりつつあるが，温暖化による熱ストレスやマラリアなど動物媒介感染症の増大が予測される．

#### e. 温室ガス規制をめぐる現状と課題

二酸化炭素の増加による地球温暖化については19世紀半ばから理解されていた．大気中の二酸化炭素濃度の増加に対応する必要性が広く認識されるようになってきたのは，1988年のトロントサミットで，2005年までに二酸化炭素を20%削減することを決定している．この年には，IPCCが設置された．1995年に気候変動枠組条約締結国会議（COP）が開催され，その後は毎年開催されている．1997年に3回目のCOP3が京都で開催され（通称京都会議），さまざまな議

論の後に,「京都議定書」が制定された.京都議定書では,二酸化炭素削減の数値目標を 2008 年から 2012 年の 5 年間で 1990 年に比べて少なくとも 5%削減（日本 6%,米国 7%,EU8%）することを決定し,規制対象ガスを二酸化炭素,メタン,亜酸化窒素,HFC,PFC（パーフルオロカーボン）,$SF_6$（六フッ化硫黄）の 6 種類とした.また,京都議定書では京都メカニズムと呼ばれる,温室効果ガスの削減のためのクリーン開発メカニズム,共同実施,排出量取引という柔軟な取り組み方法を定めている.しかし,その後,米国が京都議定書からの離脱を表明したことなどが影響し京都議定書の発効は 2005 年まで遅れた.排出量データをみてわかるように,大量に排出している米国が離脱していること,中国やインドなどの開発途上国は議定書の枠組みに入っていないことなどから,規制は不十分なまま,排出量は増加を続けている.

## E. 酸性雨,黄砂

### a. 酸性雨

酸性雨（acid rain）は,化石燃料の燃焼により生じる硫黄酸化物（$SO_x$）や窒素酸化物（$NO_x$）が大気中に放出され,そこで生成した硫酸（$H_2SO_4$）や硝酸（$HNO_3$）が雨に溶解した酸性の強い雨（pH 5.6 以下）である**(図 3.14)**.なお,普通の雨は $CO_2$ の溶解のため酸性化しており pH 5.6 程度である.発生源について,硫黄酸化物の発生は石油や石炭などの化石燃料の硫黄が工場や火力発電所,自動車などで燃焼されること,および火山からの噴煙によるものである.石炭は石油より発生が多く,固体のため脱硫も難しい.窒素酸化物の発生は燃料の窒素が工場や自動車,一般家庭のストーブなどで燃焼されることによるものである.自動車などの移動発生源からの発生が多い.

酸性雨による湖沼や河川など陸水の酸性化による魚類などへの影響,土壌の酸性化による森林などへの影響,樹木や文化財への沈着による衰退や崩壊の助長など,広範な影響が憂慮されている.酸性雨によって,湖水が酸性化し,土壌の中で有機的に結合していた微量元素などが遊離し

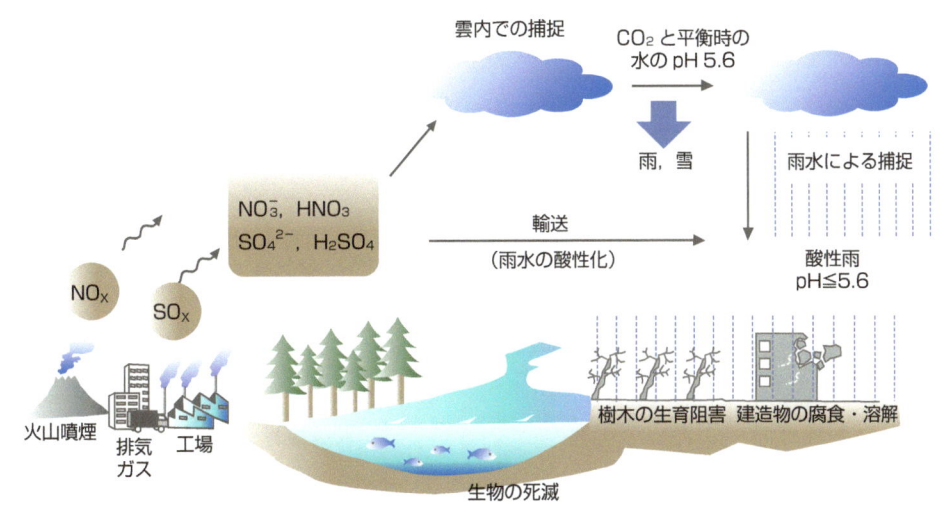

図 3.14 酸性雨の生成と影響

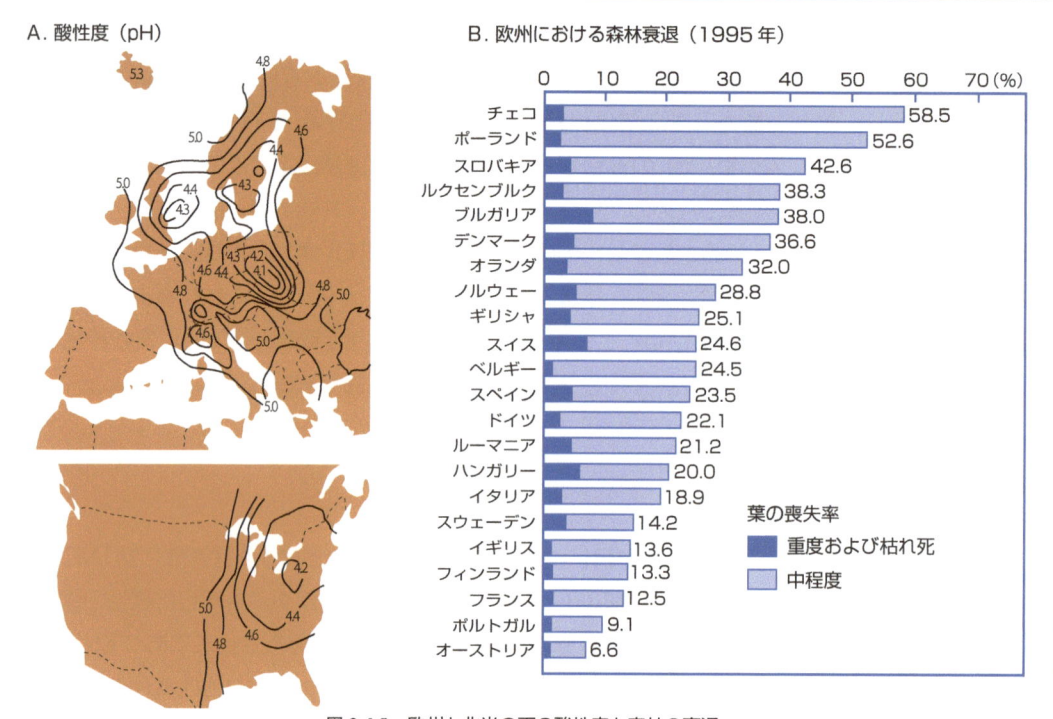

A. 酸性度（pH）　　B. 欧州における森林衰退（1995年）

| 国 | 葉の喪失率 (%) |
|---|---|
| チェコ | 58.5 |
| ポーランド | 52.6 |
| スロバキア | 42.6 |
| ルクセンブルク | 38.3 |
| ブルガリア | 38.0 |
| デンマーク | 36.6 |
| オランダ | 32.0 |
| ノルウェー | 28.8 |
| ギリシャ | 25.1 |
| スイス | 24.6 |
| ベルギー | 24.5 |
| スペイン | 23.5 |
| ドイツ | 22.1 |
| ルーマニア | 21.2 |
| ハンガリー | 20.0 |
| イタリア | 18.9 |
| スウェーデン | 14.2 |
| イギリス | 13.6 |
| フィンランド | 13.3 |
| フランス | 12.5 |
| ポルトガル | 9.1 |
| オーストリア | 6.6 |

葉の喪失率：重度および枯れ死／中程度

図3.15　欧州と北米の雨の酸性度と森林の衰退
［環境庁，UNECEの資料より］

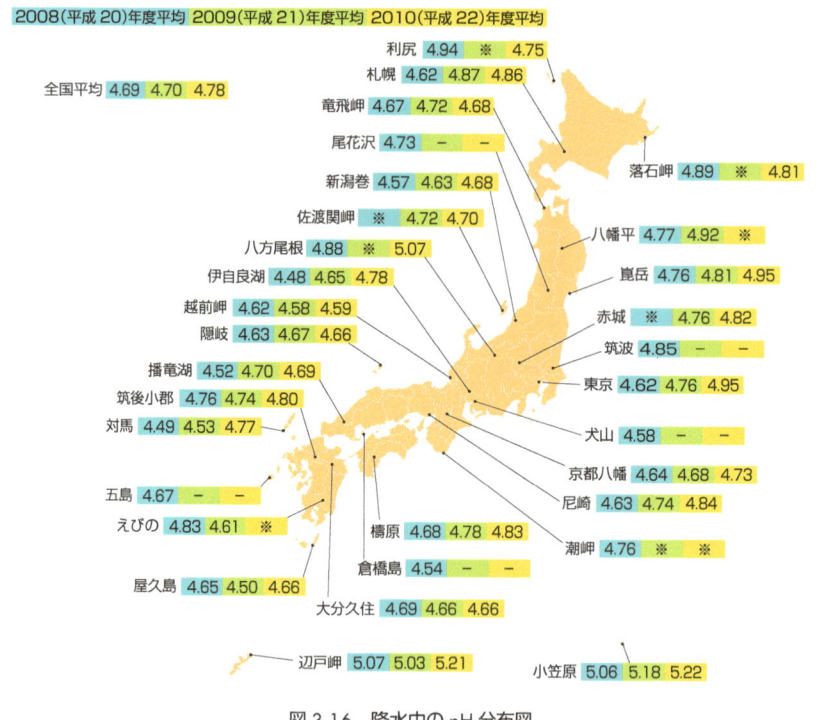

図3.16　降水中のpH分布図
2008（平成20）年度平均　2009（平成21）年度平均　2010（平成22）年度平均

| 地点 | 2008 | 2009 | 2010 |
|---|---|---|---|
| 全国平均 | 4.69 | 4.70 | 4.78 |
| 利尻 | 4.94 | ※ | 4.75 |
| 札幌 | 4.62 | 4.87 | 4.86 |
| 竜飛岬 | 4.67 | 4.72 | 4.68 |
| 尾花沢 | 4.73 | − | − |
| 新潟巻 | 4.57 | 4.63 | 4.68 |
| 佐渡関岬 | ※ | 4.72 | 4.70 |
| 八方尾根 | 4.88 | ※ | 5.07 |
| 伊自良湖 | 4.48 | 4.65 | 4.78 |
| 越前岬 | 4.62 | 4.58 | 4.59 |
| 隠岐 | 4.63 | 4.67 | 4.66 |
| 播竜湖 | 4.52 | 4.70 | 4.69 |
| 筑後小郡 | 4.76 | 4.74 | 4.80 |
| 対馬 | 4.49 | 4.53 | 4.77 |
| 五島 | 4.67 | − | − |
| えびの | 4.83 | 4.61 | ※ |
| 屋久島 | 4.65 | 4.50 | 4.66 |
| 辺戸岬 | 5.07 | 5.03 | 5.21 |
| 落石岬 | 4.89 | ※ | 4.81 |
| 八幡平 | 4.77 | 4.92 | ※ |
| 巣岳 | 4.76 | 4.81 | 4.95 |
| 赤城 | ※ | 4.76 | 4.82 |
| 筑波 | 4.85 | − | − |
| 東京 | 4.62 | 4.76 | 4.95 |
| 犬山 | 4.58 | − | − |
| 京都八幡 | 4.64 | 4.68 | 4.73 |
| 尼崎 | 4.63 | 4.74 | 4.84 |
| 潮岬 | 4.76 | ※ | ※ |
| 橿原 | 4.68 | 4.78 | 4.83 |
| 倉橋島 | 4.54 | − | − |
| 大分久住 | 4.69 | 4.66 | 4.66 |
| 小笠原 | 5.06 | 5.18 | 5.22 |

−：未測定，※：年平均値を無効と判断したもの，平均値は降水量加重平均値
［環境省編，平成24年版環境白書（2012）］

て水中に溶け出し，魚類などを死滅させることもある．陸上の土壌でもアルミニウムが溶け出し植物の根を枯らすほか，根から吸収されて葉を枯らす場合もある．また，酸性雨を直接浴びた植物は，葉に斑点が生じ，栄養分のカルシウム，マグネシウム，カリウムが溶け出し，葉緑素が減少して光合成機能が低下する．欧米では，酸性雨による生態系の破壊がすでに国境を越えて具体的にあらわれている（**図 3.15**）．森林，湖沼，建造物などの被害のほか，人においては目や皮膚に刺激性のある痛みがある．日本でも，調査が行われ酸性雨の確認はされているが，影響はあらわれていない(**図 3.16**)．

酸性雨に関する国際条約として，長距離越境大気汚染条約(1979 年)がある．

### b. 黄砂

中国大陸内陸部の砂漠で砂が舞い上がり，偏西風によって移動，日本に飛来し，落下（雨に混じることもある）したものを黄砂と呼んでいる（**図 3.17**）．黄砂は以前からみられる自然現象であるが，近年は中国大陸の土地の変化によって，頻度や量が増加している．黄砂は自然由来の石英などの鉱物粒子であるが，人為的に作られた化学物質を含む場合もあり，人への健康影響が懸念される．

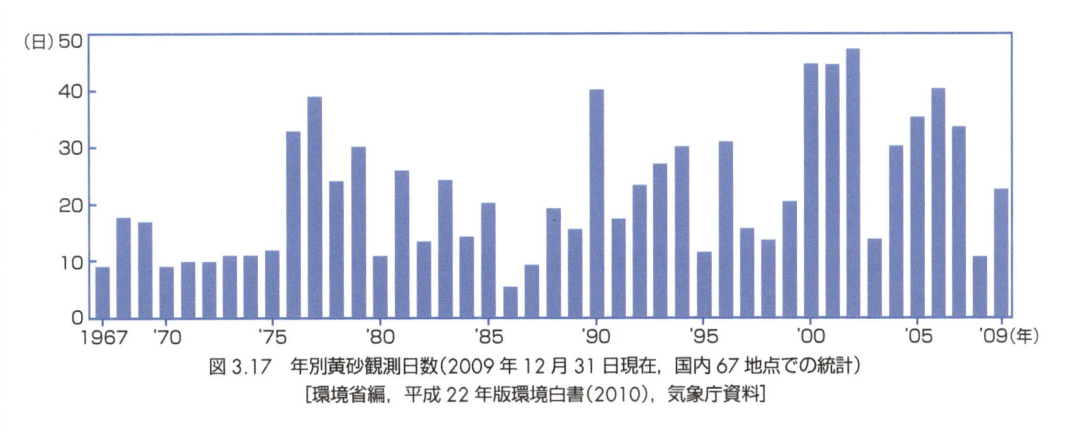

図 3.17 年別黄砂観測日数(2009 年 12 月 31 日現在，国内 67 地点での統計)
[環境省編，平成 22 年版環境白書(2010)，気象庁資料]

## F. 海洋汚染

地球の表面積の 3/4 が海洋であり大きな浄化力をもっているが，船舶の航行や事故による油の流出，海底油田の開発，化学物質などの排出・投棄などから海洋汚染（marine pollution）が生じる．北海，バルト海，地中海の閉鎖性海域においては，赤潮発生の拡大，重金属などの有害物質による汚染が広がっている．また，大型タンカーの航行，海底油田の開発などに伴う重大な海洋汚染の危険も存在する．さらに，プラスチック類の生産量の増大に伴って，プラスチック廃棄物による海洋汚染が国際的に問題となってきている．海洋汚染の発生の現状を**図 3.18** に示した．

廃棄物などの投棄による海洋汚染の防止に関するロンドン条約(1975 年)がある．

## G. 野生生物種の減少

すでに多くの野生生物種（wildlife species）が存続の危機にあり，一部の種は絶滅し，あるい

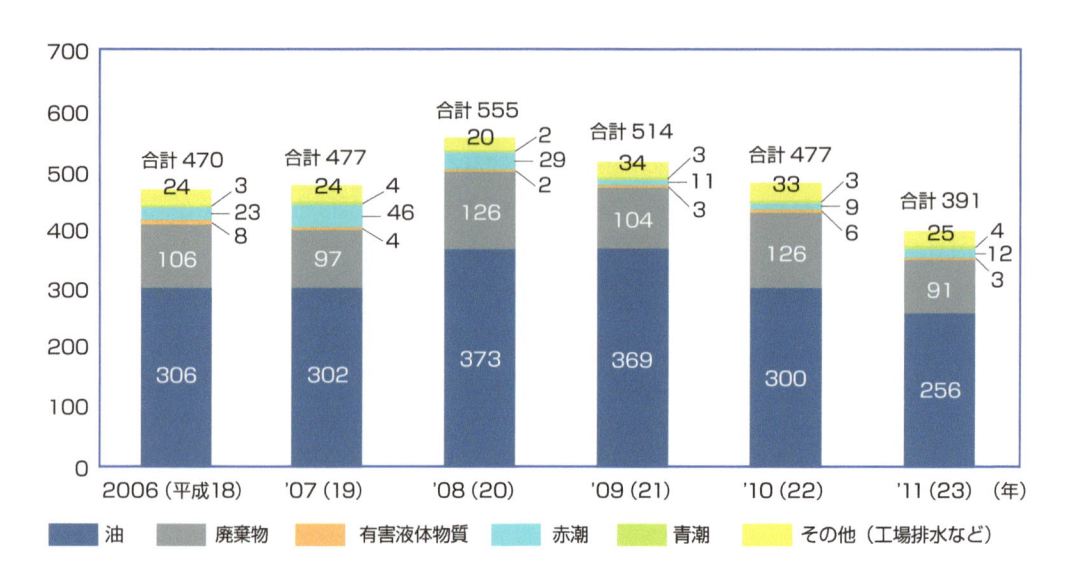

図 3.18　海洋汚染の発生確認件数の推移
[資料：海上保安庁．環境省編，平成 24 年版環境白書(2012)]

は希少種となって絶滅に近づくと予測されている（**図 3.19，図 3.20**）．毎年 4 万種程度絶滅しているといわれている．開発によって自然林が減少し，干潟，低湿地，浅海が埋め立てられているなど自然環境の改変が進行している．干潟の生態系が失われて渡り鳥の中継の餌場が消失すると多くの鳥類が死滅する．それを防ぐための国際的取り決めと保護の勧告（ラムサール条約，1975年）で湿地保全がはかられている．また，都市化に伴う汚染や汚濁などによって生物の生息環境が悪化・消滅し，さらに希少な動植物の乱獲・密猟などが行われ，多くの種が存続を脅かされるに至っている．種の保存等に関するワシントン条約（1975 年）がある．

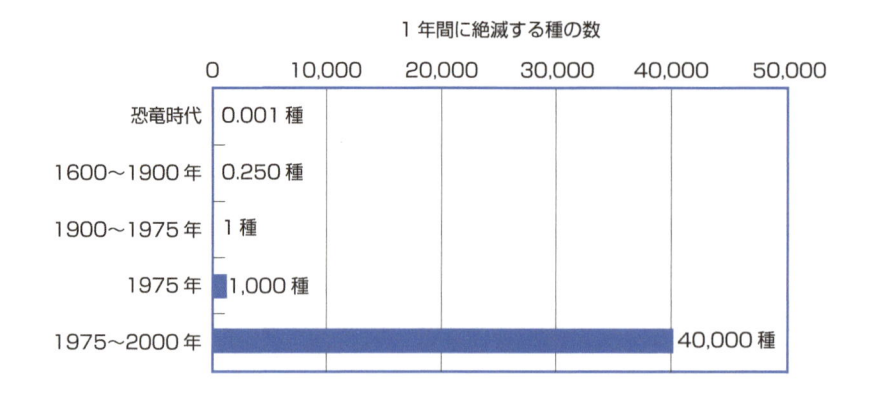

図 3.19　種の絶滅速度
[資料：ノーマン・マイヤーズ，沈みゆく箱舟(1981)より環境省作成．環境省，平成 22 年版環境白書(2010)]

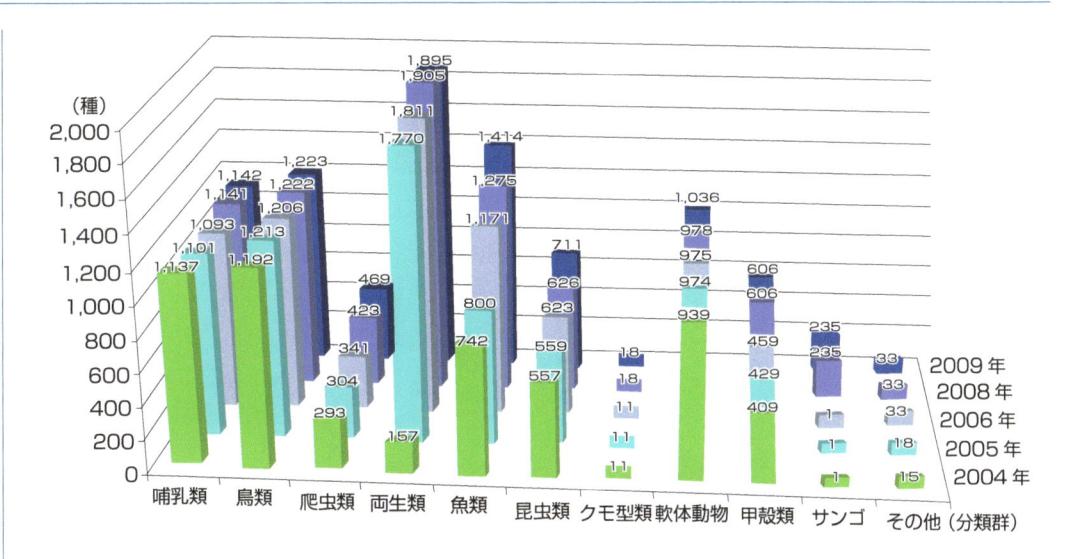

図 3.20 分類群別にみた世界の絶滅のおそれのある動物種数
[資料：IUCN レッドリストより環境省作成．環境省，平成 22 年版環境白書（2010）]

## H. 有害廃棄物の越境移動

有害廃棄物の越境移動とは，先進国でも処理が困難な有害廃棄物が国境を越えて開発途上国へ運ばれることであり，廃棄物の発生国における処理コストの上昇や処分容量の不足に伴い行われるようになった．廃棄物は有害性がきわめて高く，移動先において適切な処理・処分がなされない場合が多いことなどから深刻な環境汚染につながる事例が多い．有害廃棄物の越境移動の禁止と処分についてのバーゼル条約（1989 年）がある．バーゼル条約に基づく輸出入の状況を**表 3.2**に示した．

表 3.2 バーゼル条約に基づく輸出入の状況（2011（平成 23）年度）

| | 重量（トン） | 相手国・地域 | 品目 | 輸出入の目的 |
|---|---|---|---|---|
| 輸出 | 88,211 (81,344) | 韓国<br>ベルギー<br>米国<br>シンガポール | 鉛スクラップ（鉛蓄電池）<br>鉛・亜鉛・亜鉛銅灰<br>錫鉛くず<br>電池スクラップ　など | 金属回収 |
| 輸入 | 5,300 (4,292) | フィリピン<br>香港<br>台湾<br>タイ<br>シンガポール<br>など | 電子部品スクラップ・プリント<br>基板くず<br>金属（鉛，銅，亜鉛ほか）・くず<br>金属（銅・銀ほか）・金属水酸化物スラッジ<br>電池スクラップ（ニカド電池ほか）など | 金属回収<br>など |

（　）内は前年値
[環境省編，平成 25 年版環境白書（2013）]

## I. 開発途上国の公害問題

開発途上国の多くは，人口増加などを背景として，経済発展のための重工業化が進み，環境負

**A. 各国の硫黄酸化物（$SO_x$）排出量の推移**

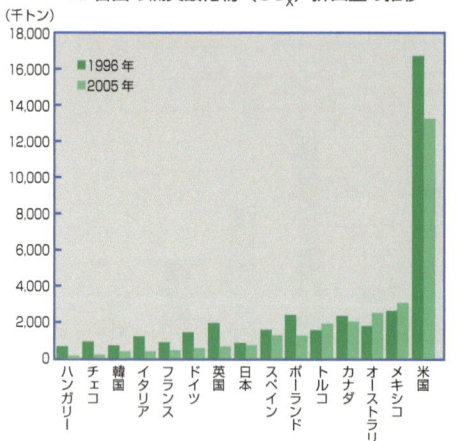

**B. 各国の窒素酸化物（$NO_x$）排出量の推移**

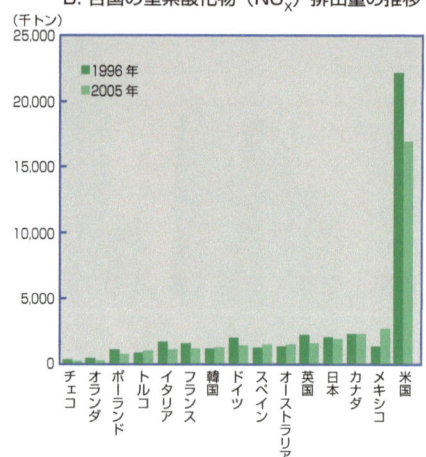

図 3.21　各国の硫黄酸化物，窒素酸化物排出量の推移
先進国の排出量がおおむね減少しているのに対し，開発途上国のメキシコ，トルコの排出量は増加している．
[資料：OECD Environmental Data Compendium 2006/2007．環境省編，平成 25 年版環境白書(2013)]

表 3.3　開発途上国の社会・環境指標の一例

| 国 | 貧困ライン以下の人口割合(%)[*1] 2000-2009 年 | 安全な水が30分以内で得られない人口割合(%)[*2] 2000-2009 年 | トイレがある人口割合(%)[*3] 2008 年 | 国 | 貧困ライン以下の人口割合(%)[*1] 2000-2009 年 | 安全な水が30分以内で得られない人口割合(%)[*2] 2000-2009 年 | トイレがある人口割合(%)[*3] 2008 年 |
|---|---|---|---|---|---|---|---|
| アゼルバイジャン | 1 | 3.1 | 45 | エチオピア | 39 | 53.8 | 12 |
| イエメン | 17.5 | 31.9 | 52 | ガーナ | 30 | 12.2 | 13 |
| インド | 41.6 | 11.9 | 31 | カメルーン | 9.6 | 32.5 | 47 |
| インドネシア | 18.7 | 10.2 | 52 | ガンビア | 34.3 | 20.8 | 67 |
| ウズベキスタン | 46.3 | 0.6 | 100 | ギニア | 43.3 | 37.7 | 19 |
| カンボジア | 28.3 | 28.6 | 29 | ケニア | 19.7 | 30.8 | 31 |
| シリア | 1.7 | 1.7 | 96 | コートジボワール | 23.8 | 25 | 23 |
| スリランカ | 7 | 3 | 91 | コンゴ共和国 | 54.1 | 17.2 | 30 |
| タイ | 10.8 | 0.5 | 96 | コンゴ民主共和国 | 59.2 | 55.5 | 23 |
| タジキスタン | 21.5 | 10.5 | 94 | ザンビア | 64.3 | 49.8 | 49 |
| 中国 | 15.9 | 3 | 55 | シエラレオネ | 53.4 | 50.3 | 13 |
| トルコ | 2.7 | 2 | 90 | ジンバブエ | … | 24.2 | 44 |
| ネパール | 55.1 | 14.4 | 31 | スワジランド | 62.9 | 24 | 55 |
| パキスタン | 22.6 | 6.9 | 45 | セネガル | 33.5 | 31.7 | 51 |
| バングラデシュ | 49.6 | 2.5 | 53 | タンザニア | 67.9 | 47.3 | 24 |
| フィリピン | 22.6 | 2.9 | 76 | チャド | 61.9 | 42.9 | 9 |
| ベトナム | 13.1 | 15.3 | 75 | 中央アフリカ | 62.8 | 53.6 | 34 |
| ミャンマー | … | 25.2 | 81 | トーゴ | 38.7 | 33.4 | 12 |
| モンゴル | 22.4 | 11.6 | 50 | ナイジェリア | 64.4 | 35.7 | 32 |
| ラオス | 33.9 | 27.8 | 53 | ニジェール | 43.1 | 64.1 | 9 |
| グアテマラ | 16.9 | 3.7 | 81 | ブルキナファソ | 56.5 | 43 | 11 |
| ドミニカ共和国 | 4.3 | 1.5 | 83 | ブルンジ | 81.3 | 51.6 | 46 |
| ニカラグア | 15.8 | 20.4 | 52 | ベナン | 47.3 | 33.2 | 12 |
| ハイチ | 54.9 | 35.6 | 17 | マダガスカル | 67.8 | 49.4 | 11 |
| ホンジュラス | 23.3 | 11.9 | 71 | マラウイ | 73.9 | 44 | 56 |
| メキシコ | 3.4 | 0.6 | 85 | マリ | 51.4 | 43.7 | 36 |
| エクアドル | 5.1 | 0.7 | 92 | 南アフリカ | 17.4 | 4.6 | 77 |
| コロンビア | 16 | 2.4 | 74 | モーリタニア | 21.2 | 45.4 | 26 |
| パラグアイ | 5.1 | 8.8 | 70 | モザンビーク | 60 | 44.1 | 17 |
| ブラジル | 3.8 | 1 | 80 | モロッコ | 2.5 | 4.4 | 69 |
| ペルー | 5.9 | 14.1 | 68 | リベリア | 83.7 | 33.5 | 17 |
| ボリビア | 14 | 8.2 | 25 | ルワンダ | 76.8 | 63.5 | 54 |
| アンゴラ | 54.3 | 51.3 | 57 | レソト | 43.4 | 18.4 | 29 |
| エジプト | 2 | 0.3 | 94 | パプアニューギニア | … | … | 45 |

\*1　貧困ライン(1 人 1 日あたりの生活費 1.25 米ドル—購買力平価換算)以下の人口割合
\*2　自宅の上水道，公共の配水塔，保護された井戸や泉および雨水貯水槽などの配水施設から，1 人 1 日あたり最低 20 L の安全な水が，住居から 1km 以内で得られない人口割合．水売り商人，給水車および保護されていない井戸や泉の水は除く
\*3　水洗トイレおよび穴を掘ったものを含める
[資料：総務省統計局，世界の統計 2012]

荷の大きい産業に移行している．一方で，ほとんどの開発途上国においては環境への配慮があまりなされず，未処理に近い状態で汚染物質が排出され，大気汚染や水質汚濁などの公害を引き起こしている(**図 3.21**)．開発途上国における社会・環境指標の一例を**表 3.3** に示す．

## 3.3 地球環境問題を克服し持続可能な社会を構築するには

　現在の先進国の豊かな生活は莫大な化石燃料(エネルギー)の消費によっている．石油以外の資源についても大量消費にもとづいている．これらは温暖化ガスである二酸化炭素やその他の廃棄物(環境負荷要因)の排出を伴い，地球環境問題を生みだしている．この問題を解決するためには，先進国だけでみれば経済の成長速度を遅らせることも論理的には可能かもしれない．しかし，世界的にみれば圧倒的多数の国々と人々は貧しい状態にあり，「人間的で文化的な生活」が普遍的な理念ならば，開発途上国の経済発展は不可避である．しかも，その人口はまさに爆発的な勢いで増加しており，21 世紀の半ばには 100 億人と予測されている．当然，100 億の人間には 100 億人分の食糧，100 億人分の衣料，100 億人分の住まいなどが必要である．しかし，人類は当面，地球の有限性からくる制約は逃れられない．地球は 100 億の人間の生存に耐えられるのだろうか．基本的には科学技術の発達と人類の英知にかけざるを得ないだろう．

　われわれは全世界的には「経済の成長」を遂げながら，人類の生存を脅かすような環境の悪化を防ぎ，次世代以降にも貴重な資源を確保する義務がある．地球環境問題を克服し持続可能な社会を構築するには何が必要なのだろうか．これまでの社会は，大量の資源の消費，大量の廃棄物の排出を基本とするものであったが，今後は資源の消費と廃棄物の発生を最小限にするよう変えていかなければならない．これは，単なる科学技術による解決だけでなく，生産と消費のシステムの変更が必要となる．

　資源の消費と廃棄物の発生量を削減するためには，次のような方策が考えられる．①再生可能な資源・エネルギーの利用を促進する．すなわち，化石資源を利用した有機化学製品(プラスチックなど)の生産を，再生可能な生物系有機資源を利用したものへ変換し廃棄物の自然への還元をはかる．化石燃料や原子力エネルギーの利用から太陽光・地熱・風力・水力など再生可能なエネルギーの利用へ，技術の開発を含めて積極的に転換する．②生産と消費のシステムとして，循環型を構築する．つまり，物質資源は使用後に廃棄・放出せず，できるかぎり再利用する．また，エネルギー効率を改善するとともに省エネによりエネルギー消費を減らす．これらを実現するためには，私たちの社会のあり方，人の生き方の変革が求められる．さらに，よりよい社会を目指して人々が主体的に対応しようとする意識をもつことがきわめて重要となることはいうまでもない．

　近年，「持続可能な開発目標」(SDGs)が注目されている．SDGs は統合しようとしてなかなかできなかった環境，経済，社会を統合的に扱い，3 側面を持続可能にしていくことを目指すもので，そのための 17 の到達目標(飢餓をゼロに，エネルギーをみんなにそしてクリーンに，陸の豊かさを守ろう，など)が掲げられている(1 章コラム参照)．

# 4. 環境保全

## 4.1 環境行政，環境対策

　環境行政とは，国民の生命・健康の保護に始まり，生活環境一般の保全を目的としており，具体的には，公害や国土の乱開発などによって生ずる環境の破壊を防止し，被害者の救済を図るだけでなく，積極的に環境の保全を行う行政を一般にさしている．

　日本の環境対策は，かつて公害対策あるいは公害防止対策として展開されてきた．しかし，近年，公害の規制だけでなく，広く国民の生活環境を保全し，自然や文化という環境を保全することに加え，土壌汚染対策，化学物質管理や地球温暖化対策を含めた幅広い領域を対象としている．

　環境行政の根幹をなすものが環境政策であり，わが国の環境政策は，公害対策基本法（1967（昭和42）年8月3日制定）と自然環境保全法（1972（昭和47）年6月22日制定）が統合され，公布・施行された環境基本法（1993（平成5）年11月19日）基づき実施されている．環境基本法は，第1条に「この法律は，環境の保全について，基本理念を定め，並びに国，地方公共団体，事業者及び国民の責務を明らかにするとともに，環境の保全に関する施策の基本となる事項を定めることにより，環境の保全に関する施策を総合的かつ計画的に推進し，もって現在及び将来の国民の健康で文化的な生活の確保に寄与するとともに人類の福祉に貢献することを目的とする」と目的が明記されており，基本理念として，現在および将来の世代の人間が健全で恵み豊かな環境の恵沢を享受できるようにすること（3条），環境への負荷の少ない持続的発展の可能な社会が構築されることを旨とすること（4条），および国際的協調の下に地球環境保全を積極的に推進すること（6条）を掲げ，ついで，国の責務，地方公共団体の責務，事業者の責務および国民の責務を規定（6条から9条）したのちに，環境保全のための基本的施策として次のような施策を定めるべきものとしている．

　まず，環境基本計画（15条）があり，これは環境の保全に関する施策の総合的かつ計画的な推進を図るための基本計画とし，閣議決定によって決められるものとしている．同計画の第1次計画は1994年に策定され，現在，第4次計画が2012年に閣議決定されている．

　次に，国の施策にあたっての環境配慮（19条）および環境影響評価制度（環境アセスメント，20条）がある．環境アセスメント制度は，1997年6月に法制化され，1999年6月に施行された．

ただし，同法によるアセスメント制度は事業アセスメントにとどまっており，計画アセスメントあるいは戦略的アセスメント制度の法制化（19条に基礎づけられる）が次の課題となっている．

また，環境保全上の支障を防止するための経済的措置（環境税などの負担や補助金などの経済的支援，22条）があり，このほか，公害対策に関する施策については，かつての公害対策基本法で定められた施策（環境基準，公害防止計画，公害紛争の処理および被害の救済など）が受け継がれている．

## 4.2 環境モニタリング

環境モニタリングとは，ある一定の地域を定め，その地域内の動植物の生態調査，大気，水，底質調査などに基づき，その環境の人または生態系への影響を評価することであり，継続監視とも言われる．大気や水質の継続観測や植生の経年的調査などが代表的なものであり，気候変動などによる生物構成種の推移，人間活動による生物への影響などを長期間にわたり調査することや，環境変化を受けやすい代表的な生物など特定の生物種（指標種）を，毎回同じ調査手法で，長期にわたり調査して，その変化を把握するのもモニタリングの一つである．

各種事業の環境影響についても，環境アセスメントの予測評価を検証する意味も含めて，継続観測・調査が行われるが，これらもモニタリングの一つである．近年は，地球規模の環境問題に対応するため，温暖化の観測や酸性雨の観測などでは地球レベルでのモニタリング網が構築されている．

モニタリングは，継続することに意味があるので，通常，対象地域が大きくなればなるほど大きな経費が必要となる（地球レベルでのモニタリングはこの最たるもの）．このため，機械力の導入技術や簡便な調査手法などの技術開発が求められている．最近では航空機や人工衛星を利用してのリモートセンシング（遠隔調査）によるモニタリング技術も開発されている．

## 4.3 化学物質対策

私たちの身のまわりには，プラスチック，塗料，合成洗剤，殺虫剤，医薬品，化粧品，農薬，ハイテク材料など数多くの製品があり，私たちの生活を豊かにしている．しかし，これらはすべて化学物質を利用して作られているものであり，化学物質は私たちの生活になくてはならないものになっている．米国化学会の情報部門である Chemical Abstracts Service (CAS) には現在 7,300 万以上の化学物質が登録されており，日々その登録数は増加している．

このように有用である化学物質も不適切な管理や事故発生時には，深刻な環境汚染を引き起こす可能性があり，人の健康や生態系に有害な影響をもたらすおそれがある．わが国ではメチル水銀による環境汚染が原因の水俣病などの深刻な公害問題を経験しており，このような過去の悲惨な経験を繰り返さないために，国や自治体，産業界も含めて，さまざまな対策がなされてきた．

しかし，現在でも，化学物質による環境影響は無いとはいえず，難分解性，高蓄積性，長距離移動性，有害性（人の健康・生態系）を持つ物質として残留性有機汚染物質（persistent organic pollutants：POPs），ダイオキシン類による環境汚染の問題，内分泌撹乱化学物質（環境ホルモン）などさまざまな化学物質の問題が顕在しており，長期間にわたって保管されているPCBの処理も緊急な課題となっている．

化学物質対策は，化学物質を適正に管理することが必要であり，化学物質に固有の有害性の程度と人や生物への曝露のレベルを考慮し，環境を通じて人や生態系に悪影響を及ぼす可能性（環境リスク）をできるだけ少なくすることが基本となる．しかし，その環境リスクは科学的に完全には解明されてはおらず，管理に際して不確実性の中での意思決定が必要となることがある．

## A. 化学物質の審査及び製造等の規制に関する法律（化審法）

化審法とは，人の健康と生態系に影響を及ぼす恐れがある化学物質による環境の汚染を防止することを目的とした法律である．

## B. 特定化学物質の環境への排出量の把握等及び管理の改善の促進に関する法律（PRTR法）

汚染物質排出・移動登録（Pollutant Release and Transfer Register：PRTR）は，環境中の化学物質のリスク低減を目的としており，事業者の化学物質管理を促進したり，化学物質のリスクコミュニケーションの基礎資料となる．PRTRは，有害性のある多種多様な化学物質が，どのような発生源から，どれくらい環境中に排出されたか，あるいは廃棄物に含まれて事業所の外に運び出されたかというデータを把握し，集計し，公表する仕組みである．

この制度は日本においては，1999年に「特定化学物質の環境への排出量の把握等及び管理の改善の促進に関する法律」（PRTR法，化管法，化学物質排出把握管理促進法）として法制化された．なお，この法律によって導入された制度のもう一つの大きな柱に化学物質安全性データシート制度（Material Safety Data Sheet：MSDS）がある．これは化学物質や化学物質が含まれる原材料などを安全に取り扱うために必要な情報を記載したものである．わが国では，「毒物及び劇物取締法」で指定されている毒物や劇物，「労働安全衛生法」で指定された通知対象物，PRTRの指定化学物質を指定の割合以上含有する製品を事業者間で譲渡・提供するときに，MSDSの提供が義務付けられている．

## C. REACH規則

欧州連合（EU）では欧州の新しい化学品規制であるREACH規則（Registration, Evaluation, Authorisation and Restriction of Chemicals）の運用が2008年から開始された．本規則では，EUで物質（調剤中の物質も該当）を年間1トン以上製造または輸入する事業者に対し，登録手続が義務付けられた．

## 4.4 環境マネジメントシステム

　組織や事業者が，その運営や経営の中で自主的に環境保全に関する取り組みを進めるにあたり，環境に関する方針や目標を自ら設定し，これらの達成に向けて取り組んでいくことを「環境管理」または「環境マネジメント」といい，また，このための工場や事業所内の体制・手続きなどの仕組みを環境マネジメントシステム（environmental management system : EMS）という．さらに，このような自主的な環境管理の取り組み状況について，客観的な立場からチェックを行うことを「環境監査」という．

　「環境マネジメント」や「環境監査」は，事業活動を環境配慮型の活動に変えていてく効果的な手法であり，さまざまな組織や事業者が積極的に取り組んでいくことが期待されている．

　環境マネジメントシステムには，国際規格である ISO 14001 や環境省が策定したエコアクション 21 があり，その他にも地方自治体，NPO や中間法人などが策定したものがある．全国規模のものにはエコステージ，KES・環境マネジメントシステム・スタンダードがある．

　地球温暖化をはじめとするさまざまな地球環境問題に対応した持続可能な発展のためには，経済社会活動のあらゆる局面で環境への負荷を減らしていくことが必要であり，各主体（組織や事業者）が，規制に従うだけでなく，その活動全体にわたって，自主的かつ積極的に環境保全の取組を進めていくことが求められている．そのための有効なツールとして活用されるのが環境マネジメントシステムである．

### A. ISO14000 シリーズ

　ISO とは，International Organization for Standardization（国際標準化機構）のことであり，この機関が定めているのが，ISO 規格である．ISO 規格に沿って組織や事業所内に環境マネジメントシステムが構築され，ISO 審査機関により審査され，システムが規格に沿った内容であることが認証されることを，ISO 認証取得という．

　1992 年の地球サミットの前後から，「持続可能な開発」の実現に向けた手法の一つとして，事業者の環境マネジメントに関する関心が高まり，ICC（国際商工会議所），BCSD（持続可能な開発のための経済人会議），EU など，さまざまな組織で検討が開始された．こうした動きを踏まえて，ISO では，1993 年から環境マネジメントにかかわるさまざまな規格の検討が開始された．これが後に ISO 14000 シリーズとなった．

　ISO 14000 シリーズは，環境マネジメントシステムを中心として，環境監査，環境パフォーマンス評価，環境ラベル，ライフサイクルアセスメントなど，環境マネジメントを支援するさまざまな手法に関する規格から構成されている．この中で「環境マネジメントシステムの仕様」を定めているのが「ISO 14001」であり，1996 年に発行された．ISO の国際規格は，製品の仕様や業務手順が各国で統治されていないと不都合が生じるため，基本的な部分は共通化して定められている．規格には法的な拘束力はなく，規格に沿った取り組みをするかどうかは，企業の自主的な

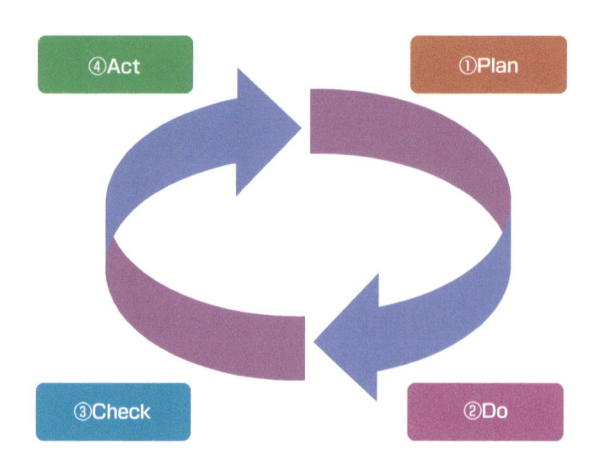

図 4.1　環境マネジメントシステムにおける PDCA サイクル

判断に委ねられる．

　ISO 14001 の基本的な構造は，PDCA サイクルと呼ばれ，①方針・計画（Plan），②実施（Do），③点検（Check），④是正・見直し（Act）というプロセスを繰り返すことにより，環境マネジメントのレベルを継続的に改善していこうというものであり，その基本的な流れは，**図 4.1** のようになっている．また，方針の策定などに最高経営層の責任ある関与が求められており，トップダウン型の管理が想定されている（**図 4.2**）．

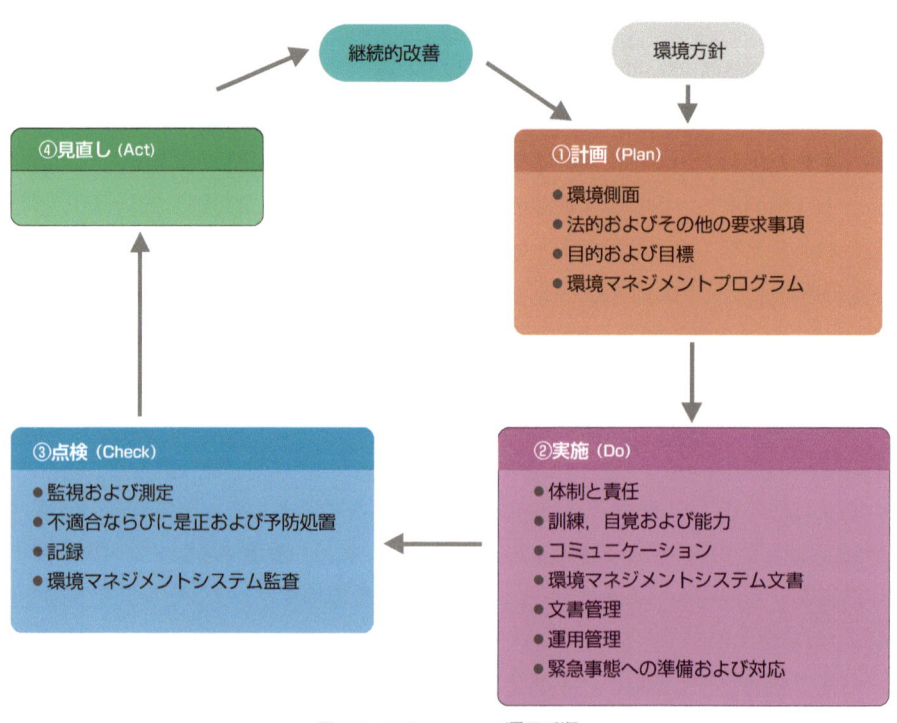

図 4.2　ISO 14001 の運用手順

## B. エコアクション 21

エコアクション 21（EA21）は，すべての事業者が，環境への取り組みを効果的，効率的に行うことを目的に，環境に取り組む仕組みを作り，取り組みを行い，それらを継続的に改善し，その結果を社会に公表するための方法について示された環境省によるガイドラインである．このEA21 のガイドラインに基づき取り組みを行う事業者を，審査し，認証・登録する制度が，EA21 認証・登録制度である．EA21 では，中小事業者でも取り組みやすい環境経営の仕組み（環境経営システム）のあり方を定めている．

EA21 では，環境経営にあたり，必ず把握すべき環境負荷として，二酸化炭素排出量，廃棄物排出量，総排水量，化学物質使用量をあげて，それらを削減するための取り組み例をわかりやすく記載しているため，環境パフォーマンスの向上が期待できる．また，環境への取り組みの結果を「環境活動レポート」としてまとめ，公表することが求められている．事業者が環境への取り組み状況などを公表することは，自らの環境への取り組みを推進し，さらには社会からの信頼を得て，企業がより発展していくための重要な方法の一つである．

## C. 環境教育

人の環境について，その望ましい姿を明らかにし，持続・改善することを目的とした教育を環境教育という．これは，教育．各人の自主努力によるべきものであることから，環境学習と呼ぶこともある．環境教育は，国際自然保護連合(IUCN)やユネスコ，UNEP（国連環境計画）などによって強力に推進され，日本では 1970 年の公害国会を境として，公害教育の形でスタートしたが，欧米では，自然教育，自然誌教育，自然保護教育，環境保全教育までを含んで発展している．

学校における環境教育の一環として，学校版環境 ISO という活動がある．この活動は，環境マネジメントシステムの国際規格である ISO 14001 にも基づき，各学校が定めた環境宣言に沿って，児童生徒，教職員および地域が一体となって，環境保全活動に取り組み，PDCA サイクルによって，継続的に環境改善に取り組む活動である．

多くの自治体が学校版環境 ISO の取り組みを制度化しており，多くの学校が実践している．具体的な取り組みとしては，**表 4.1** のようなものがある．環境学習の推進については，各学校独

表 4.1　学校版環境 ISO における活動内容

| 環境目的 | 環境目標 |
| --- | --- |
| 環境学習の推進 | 推進すること |
| グリーン購入の推進 | 推進すること |
| 廃棄物の排出 | 削減すること |
| 残飯の減量化(堆肥化) | 削減すること(推進) |
| 紙の使用 | 削減すること |
| 水道・電気・ガスの使用 | 削減すること |
| 化学薬品の管理 | 適正に管理すること |

自の取り組みがある．それ以外の項目については，どの学校においてもそれぞれの目的に関して目標を作り，計画が立案される（Plan）．この計画に基づき，活動が実施され（Do），たとえば，水道，電気，ガスおよび紙の使用量，廃棄物や残飯の発生量が記録され（Check），環境目標と照らし合わせて，計画が見直しされることとなる（Act）．

> **コラム** 環境教育
>
> 　環境省や文部科学省の指導・助言を得て，企業，民間団体，地方公共団体などが全国に活動を展開している「こどもエコクラブ」は，幼児から高校生までが，地域に根ざした環境教育・環境保全活動を，自発的・継続的に行うことを促す取り組みである．全国で約11万人が参加している．

# 環境と健康 編

　大気汚染，水質汚濁，土壌汚染，騒音，振動，地盤沈下，悪臭を典型7公害という．公害の苦情件数は，2010（平成22）年で約55,000件であり，大気汚染が最も多く，次いで騒音，悪臭，水質汚濁，振動の順であり，土壌汚染と地盤沈下は少ない．1993（平成5）年に制定された環境基本法では，大気，水質，土壌，騒音について人の健康を保護し，生活環境を保全するうえで維持されることが望ましい基準を定めるよう政府に求めている（16条）．「環境基準」はこの規定を受けて定められた具体的な基準である．環境基準は国や地方自治体が総合的な環境保全対策を進める際の目安となる行政上の目標であり，工場など個別の施設から出る排水や排ガスに対する規制は，別に定められた水質汚濁防止法や大気汚染防止法の「排出基準」にもとづいて行われる．現在設定されている大気汚染，水質汚濁，土壌汚染，騒音の環境基準のあらましは次のとおりである．

❶大気汚染にかかわる環境基準：二酸化硫黄，一酸化炭素，浮遊粒子状物質，二酸化窒素，光化学オキシダント，ベンゼン，トリクロロエチレン，テトラクロロエチレン，ジクロロメタン，微小粒子状物質の基準が設定されている．

❷水質汚濁にかかわる環境基準
　●人の健康の保護に関する環境基準（健康項目）：カドミウム，ヒ素，ジクロロメタン，ベンゼンなど27項目の基準が設定され，公共用水域（河川，湖沼，海域）と地下水に原則として一律に適用される．
　●生活環境の保全に関する環境基準（生活環境項目）：pH，SS，DO，BOD，CODなどの基準が，河川，湖沼，海域別に設定されている．

❸土壌汚染にかかわる環境基準：カドミウム，鉛，ヒ素など27項目の基準が設定されている．

❹騒音にかかわる環境基準：地域の類型および時間帯ごとに基準が設定されている．

　以上のほかにダイオキシン類については，ダイオキシン類対策特別措置法に基づいて，大気汚染，水質汚濁，土壌汚染にかかわる環境基準が設定されている．環境白書では環境基準の達成率を報告している．

　本編では，まず，5章で私たちの生活に身近な環境の衛生として，気候と季節，温熱環境，気圧，衣環境，住環境，衛生動物の基礎的事項とそれらの健康とのかかわりについて触れる．次に，6章から10章で，典型7公害に関連して，空気と大気汚染，水と水質汚濁，土と土壌汚染・地盤沈下，音と騒音，振動，においと悪臭についての基礎的事項と健康とのかかわりを取り上げる．さらに，11章と12章では，廃棄物，放射線についても取り上げる．13章では，化学物質過敏症，シックハウス症候群，農薬，残留性有機汚染物質，ダイオキシン類，内分泌撹乱化学物質（環境ホルモン），ナノマテリアルの現状を取り上げる．これらは環境汚染と健康影響の因果関係が不明であるものや環境基準が設定されていないものもあり，近年の化学物質による環境問題として捉えられるものである．最後の14章では，化学物質と人の健康影響の因果関係について理解を深めるために，それを調査するための手法を述べる．

# 5. 生活環境と衛生

## 5.1 気候，季節

### A. 気候と健康

　気象とは，気温，気湿，気流など，大気の総合的な状態をいう．気候とは，ある地域の長期間の大気現象の平均的な状態をいう．人の健康と気候や季節は深く関係している．たとえば，気管支喘息の発作が前線通過時に起こることはよく知られている．季節の移り変わりの時期や特定の季節になると多発する病気や，症状が悪化する病気もある．

　気象病とは，気象の諸条件から悪影響を受ける病気のことである．気象病が起こるメカニズムとしては，寒冷前線が通過する時に起こる，さまざまな生理的な変化が関与するといわれている．前線が通過する時には間脳―下垂体―副腎皮質系および自律神経系の緊張の変化が起こる．また血管平滑筋の緊張が変わることなどにより，アレルギー反応・炎症反応が起こりやすくなると考えられている．

　今日，日本人の多くがアレルギー疾患を持っているといわれている．アレルギー性鼻炎は発作性のくしゃみ，水性鼻漏，鼻づまりを主徴とするⅠ型アレルギー疾患であるが，花粉をアレルゲンとする例が非常に多くなっている．大気汚染，ストレス，職場や住環境の悪化など，社会の変化がⅠ型アレルギーを増加させていると考えられている．アレルゲンとしては，ハウスダスト，ダニ，スギの花粉およびブタクサなどその他の花粉などがある．近年では，天気予報でも花粉予報が行われるなど，社会的な関心も高い．

### B. 季節と健康

　籾山政子博士は，季節病カレンダーを作成して，日本における死亡のパターンをまとめた．古くは，夏の消化器系の病気による死亡が夏に多かったが，その後，減少してきたことが報告されている．今日では，月別の死亡数は冬期が多く，寒さが影響していることが指摘されている．家庭内の不慮の事故による死亡数は年間1万人を大きく上回っており，死因は，窒息，溺死溺水，転倒転落の順に多い．特に，年間3,000人以上が亡くなっている溺死溺水は，居間，脱衣室，

浴室，浴槽などの温度差が血圧の急激な変動をもたらすことが原因と推測されており，他の死因に分類されているものと合わせると，14,000人以上になるという推定もある．また，夏期の熱中症による死亡も，年間900人程度で，増加傾向にある．すなわち，暑さや寒さは，人の健康にとって非常に大きな影響をもたらすものであるといえる．なお，疾病との関連は，冬は呼吸器系の感染症，春は花粉症，夏は食中毒症，熱中症が多い．

## 5.2 温熱環境

### A. 人の温熱感覚

人は恒温動物であり，外界条件にかかわらず，深部体温約37℃を維持するメカニズムを保有している．すなわち，体温（深部体温と皮膚温）を体内の各箇所にある温度受容器が検出し，その情報を中枢神経系において統合し，暑さ寒さへの対処のための自律性体温調節反応と行動性体温調節反応が発動されている．

### B. 温熱の4要素

人の温熱感覚は，環境側の温熱の4要素である，気温，湿度（気湿），気流（風速），放射（輻射）熱が関係する．合わせて，人体側の2要素として着衣量，活動量が影響する．寒暑の感覚は，大まかにはこの6要素によって決定される．

### C. 気温，湿度の測定

気温，湿度の測定には，通風状態で測定するアスマン通風乾湿計(図5.1B)の値が正確であるが，やや高価である．簡便な方法としては，通風を行わない安価なアウグスト（オーガスト）乾湿計(図5.1A)も使用される．近年は，半導体などをセンサーに用いた自動記録型の小型温湿度計がよく使用される．測定後にパソコンに接続して，データを取り込んでグラフ化することも可能である．なかには携帯電話に無線でデータを送信できるものや，照度の測定ができるものもある．

### D. 気流，放射熱の測定

1916年にHillが考案し，気流の測定に使われるカタ寒暖計(図5.1C)は，特殊な形をしたガラス製アルコール温度計である．100と95°Fの目盛りがあり，下部の球を100°Fの上の安全球まで暖めてから測定する．上部目盛りから下部目盛りまで通過する時間Tを測定して，カタ冷却力がわかるが，現在ではあまり使用されない．簡易な風速計として使われることもあったが，現在では，簡易風速の測定には，おもに熱線式風速計が使われる．

放射熱の測定に使われる黒球温度計（グローブ温度計，図5.1D）は，1930年にVernonが考案したもので，直径約15 cmの黒塗り銅球の内部に温度計を設置したものである．内部で対流が起こり，約15分で定常に達する．このときの示度をグローブ温度または放射対流温度と呼ぶ．

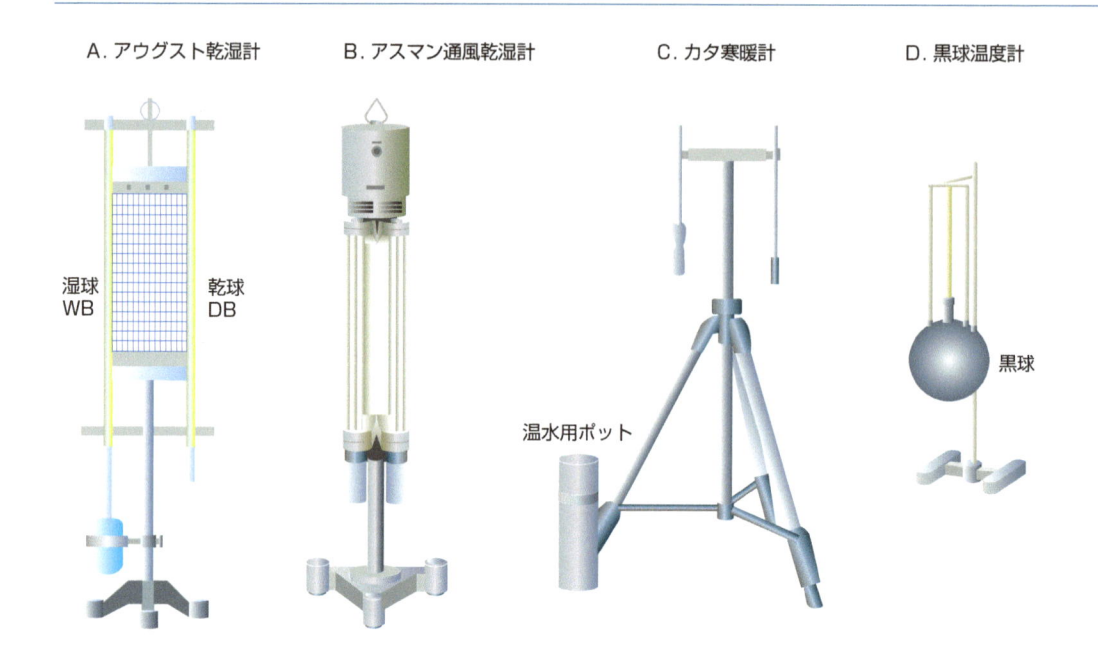

図 5.1 乾湿計(A. アウグスト, B. アスマン), 風速計(C. カタ寒暖計), 黒球温度計(D)

## E. 温熱環境の指標

先に述べたように，人の寒暑の感覚を示す体感温度には，気温，湿度，気流，放射熱の 4 つの要因を含めて表現する必要があるが，歴史的には，考慮する要因を次第に増やした指標が提案されてきた．

### a. 不快指数

温度と湿度を組み合わせた指標としては，暑熱環境を表現する不快指数（discomfort index：DI）が有名であるが，米国では不快指数という名称が適切でないということで，temperature humidity index：ITH と変更されている．日本人の場合，この数値が 75 以上で「やや暑い」，80 以上で「暑くて汗が出る」，85 以上で「暑くてたまらない」ようになるといわれている．

$$DI (ITH) = 0.72 (td + tw) + 40.6$$

td：乾球温度，tw：湿球温度

### b. 作用温度

気温と放射熱の 2 つを考慮した体感温度としては，作用温度（operative temperature：OT）がある．ほぼ無風状態では，作用温度は，以下の式で表現される．

$$OT = (MRT + ta) / 2$$

MRT：平均放射温度，ta：気温

### c. 有効温度(ET)，修正有効温度(CET)

気温，湿度，気流の 3 要因を組み合わせた指標として有効温度または感覚温度（effective temperature：ET）がある（**図 5.2**）．これは，Yaglou らが実験にもとづいて提案したもので，

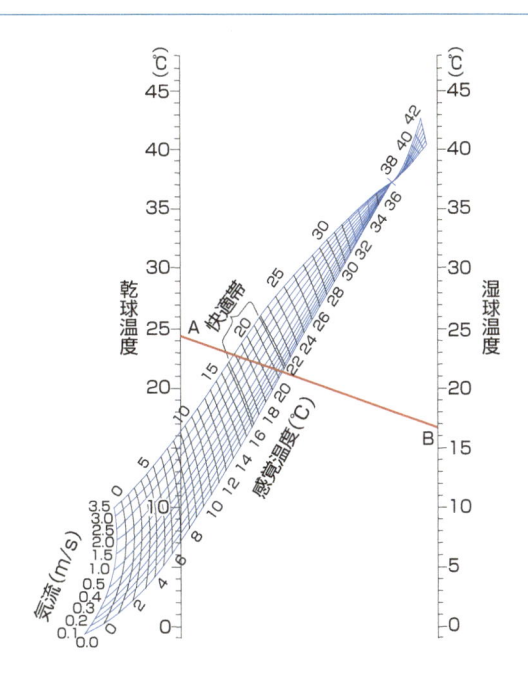

図 5.2 感覚温度表（℃）（上衣をつけた場合，軽労作時）
乾球温度 24℃，湿球温度 16.8℃，気流 1.5 m/s の空気の場合，乾球温度（A）および湿球温度（B）を結んだ直線と 1.5 m/s 気流線との交点を求めれば，感覚温度は 20℃であることがわかる．0 m/s 気流線との交点を求めると，実用的無風状態の感覚温度は 21.5℃となる．

1923 年には comfort chart を完成した．これは，2 室法により，1 室を無風，湿度 100%とし，もう一つの部屋との間を行き来して，温感が等しくなるまで，温湿度と気流の組合せを変えるという方法であった．しかし，滞在時間は 30 分間のデータなので，人体が生理的に定常に達しておらず，湿度の影響を過大評価していた．

有効温度（ET）は放射熱を考慮していなかったが，その後，放射熱を考慮するために，乾球温度の代わりに黒球（グローブ）温度を使用する修正有効温度（corrected effective temperature：CET）も考案されたが，それほど普及してはいない．

### d. 新有効温度（ET*）

有効温度が，人の感覚とあまり合わないという指摘も少なくなかったので，その改善に取り組む研究が進められていた．気温，湿度，気流，放射熱の 4 要因を総合的に考慮した指標として，新有効温度（ET*）があるが，これは，有効温度（ET）とはまったく異なる発想で，人体を 2 層モデルとして生理的なモデルを作成して考案されたものである．米国空調学会（ASHRAE）で採用するにあたって，有効温度に類似した名称を使用したが，指標の作成のプロセスはまったく異なることに注意が必要である．

近年，高温環境での熱中症が問題となっているが，高温環境ストレスの指標として使われる湿球黒球温度指数（WBGT）については，次項で述べる．

# F. 暑熱の健康影響

## a. 暑熱環境における生体障害としての「熱中症」

　暑熱環境では，人は血管拡張により皮膚温が上昇し，熱放散の手段として発汗する．気化熱によって放熱し，体温を下げるのである．その時，体液とともに電解質（おもに塩分（NaCl））を喪失し，脱水の危険にさらされるので，十分な水の補給が必要になる．さらに暑い環境で，体温低下ができないとめまい，頭痛，意識障害などを発症する．このような暑熱環境における熱傷以外の生体障害の総称を「熱中症」という．熱中症の程度3分類を**表 5.1** に示す．

　近年，温暖化と都市のヒートアイランド現象により，都市を中心に高温環境となり「熱中症」の発生が著しく増加している．「熱波元年」といわれた 2010 年には熱中症による救急搬送患者数は 53,800 人を超え，そのうち 46% が 65 歳以上の高齢者であった（総務省消防庁，2011）．また，死亡者は 1,731 人でその約 80% が高齢者である（厚生労働省記者発表資料，2011）．高齢者の熱中症は重篤になりやすい．発生場所は住居内でも，就寝中にも発生することが報告されている．

　従来，「熱射病」，「日射病」と呼ばれる疾患が，1960 年頃には，労働現場で多く発生していたが，労働環境の改善や産業構造の変遷により減少した．その後，炎天下で運動中の若年者に多発することが注目された．最近は，住宅内，日常生活で起きる熱中症が高齢者に多く発生している．

## b. 湿球黒球温度指数（WBGT）と熱中症予防指針

　湿球黒球温度指数（wet blub globe temperature index：WBGT）とは，人体の熱収支に影響の大きい湿度，放射熱，気温の3つを取り入れた指標で，乾球温度，湿球温度，黒球温度の値を使って計算する．

　WBGT の算出方法
・屋外：WBGT = 0.7 × 湿球温度 + 0.2 × 黒球温度 + 0.1 × 乾球温度
・屋内：WBGT = 0.7 × 湿球温度 + 0.3 × 黒球温度

　熱中症予防指針は，労働安全，運動中のものが先行して作成されている．日本生気象（せいきしょう）学会では日常生活における熱中症予防指針を作成している．指針では，WBGT が 31℃以上で危険，28～31℃で厳重警戒，25～28℃で警戒としている．環境省は熱中症予防サイトでこの数値を「暑さ指数」として情報を提供している．

表 5.1　熱中症の症状と重症度分類

| 分類 | 認められる症状 | 疾患名 | 重症度 | 対処・治療 |
|---|---|---|---|---|
| I度 | めまい・失神，立ちくらみ，筋肉痛・筋肉の硬直，こむら返り，大量の発汗 | 熱失神<br>(heat syncope)<br>熱けいれん<br>(heat cramps) | 軽度 | 涼しい場所へ移し体を冷やす．水分摂取（輸液） |
| II度 | 頭痛，吐き気・嘔吐，脱水症状，集中力の低下，倦怠感，虚脱感 | 熱疲労<br>(heat exhaustion) | 中等度 | すぐに病院へ（輸液） |
| III度 | 意識障害・けいれん・手足の運動障害，歩行困難，高体温 | 熱射病<br>(heat stroke) | 重度 | 救急搬送で病院へ（厳重管理と治療） |

[日本神経救急学会(1999)]

### C. 高温職場で多発した職業病

高温環境で身体活動をしていれば体内での熱が発生する．発汗による水分蒸発は厚着，高湿度，無風，放射熱などで妨げられる．夏期の屋外での作業や，溶鉱炉などの高温環境の職場では熱中症が多発しやすい．厚生労働省では建設現場やその警備，製造業などで発生する熱中症対策として，WBGT の確認による作業の見直し，作業員の体調管理，水分補給などの注意喚起を行っている．

## G. 寒冷の健康影響

寒冷による生体障害は低体温症のほかにしもやけ，凍傷，凍死まで種々の段階がある．

### a. 低体温症

適応能力の限界を超える強い寒冷刺激に曝露されると体温が低下して，代謝，呼吸・循環機能が障害され，極端な場合は回復不可能になり，死に至る（凍死）．体温（直腸温，鼓膜温）が 35℃ 未満になることを低体温症という．まず体が震え，歩行困難になる．32℃以下になると錯乱状態になり，脈や呼吸が乱れる．27〜30℃まで体温が低下すると半昏睡状態になり意識が失われる．特に女性，高齢者や子どもがかかりやすい．体温が 25℃になるまでに適切な処置をすれば蘇生の可能性が大きいことが知られている．

低体温症は冬期の極端な寒冷や登山で発症するだけでなく，夏期でも屋外イベントなどで急な降雨と風によって発症する．濡れた状態で気流があると，濡れた衣服の水分が風で蒸発する際に大量の熱が奪われる．そのために，そのまま放置していると体温が急に低下する．夏期に屋外でのジョギングやゴルフなどの運動中にも発症の危険がある．

### b. 凍死

低体温症による死を凍死という．2009 年 7 月北海道大雪山系で 10 名が低体温症に起因する死亡事故が発生，夏山史上で最大の痛ましい遭難事故となった．この遭難事故の要因は，当事者に低体温症の知識がなかったこともそのひとつである．湿性寒冷に強風の環境であれば，夏でも体温は容易に下がって低体温症になり，死に至ることがある．従前「疲労凍死」といわれた．

登山では天候に応じた柔軟な計画変更が求められる．登山だけでなく，極端な寒冷環境では，肌着は綿ではなく，ウールなど吸湿発熱が大きい素材のものを着用することで体温の喪失を防ぐことができ，凍死をまぬがれた例は多い．

### c. 住宅内での'ヒートショック'入浴事故

高齢者人口の増加により家庭内で「入浴中の溺死」が増加している．2011 年には 4,416 人となった（人口動態統計）．「溺死」は医師の判断で「病死」になっている場合もあり，実際には全国で「入浴中の溺死」は 15,000 人になるとの報告もある．「入浴中の溺死」の原因は，冬期に浴室や脱衣室の室温と浴槽内の湯温の温度差に起因する血圧の急変動の結果起きていると推定される．これは，高齢者の基礎疾患（高血圧，心疾患など）や，寒暑に対する適応能力の低下などに起因している．住環境分野では「ヒートショック」ともいわれる．適切に断熱することで，住宅内の室間温度差を小さくしたり，あらかじめ浴室を温めてから入浴したりという工夫で防止できる．

#### d. 室内温熱環境の調整

調整の基本は，冬期にはできるだけ室内から熱が外に出て行かないようにすること，夏期にはできるだけ外気の熱が流入しないようにすることである．従来，日本の住宅は「夏を旨として」建てられ，開放的なため，冬期は暖房効率がよくない．冬期の室内を暖かく快適にするには壁や床などに断熱をし，窓をペアガラスや二重サッシにするとよい．室内で足下が冷えるなどの上下温度差を解消でき，また「ヒートショック」を防ぐ効果もある．

夏期は断熱をすれば，冷房の効きがよくなるが，省エネルギーの観点から冷房以外でも涼しくする工夫が大切である．日よけをして直射日光が差し込むのを防ぐことがポイントである．ひさし，軒，すだれやブラインドなどで覆う．緑のカーテンを日よけにすると植物の蒸散作用が活用できる．打ち水も気化熱で温度を下げる効果がある．

## 5.3 圧力環境

日常生活では特に問題はないが，航空，登山，潜水，海底資源開発，水中工事のように行動範囲が拡大し，圧力環境の生体への影響を知る必要がでてきた．

### A. 気圧（大気圧）

空気の重さによる圧力で，海抜 0 m の気圧を 1 気圧（atm）としている．気圧の単位は hPa（ヘクトパスカル）で表され，1 気圧 = 1,013 hPa である．

圧力の単位は国際単位系（SI）単位 Pa（パスカル）に統一され，1 hPa = 100 Pa　1 Pa = 1 N/m$^3$ となる．なお，1 気圧 = 760 mmHg（1 mmHg = 1.33 hPa）である．

海抜 0 m で 1 気圧の大気圧は，高度の上昇に伴って低下し，富士山の頂上の 3,776 m では約 2/3 気圧，5,800 m では 1/2 気圧，エベレストの頂上では 1/3 気圧に低下する．逆に水中では水深が 10 m 増すごとに約 1 気圧増加し，水深 20 m で 3 気圧になる．高山や深海などでは，気圧そのものによる健康被害や圧力の変化に対して呼吸過程の変化に障害が発現する．

### B. 低圧・低酸素による健康影響（酸素欠乏症，高山病）

高い山に登った場合や，与圧装置のない航空機に搭乗した場合，低圧低酸素環境に曝される．航空機内は与圧装置があっても，0.85 気圧前後である．肺疾患，心不全，貧血，狭心症，鎌状赤血球症などの障害が生じる場合がある．低気圧が人体に及ぼす影響は，気圧そのものの影響と酸素分圧の低下によるものがあり，前者は，航空中耳炎，肺の過膨張，後者は頭痛，呼吸や脈拍の増加，めまい，吐き気などである．1 気圧酸素濃度が減少した場合，酸素欠乏症として低圧低酸素環境と同じ症状が現れる．2,000 m 以上の高度で，低酸素血症の出現による急性高山病がある．

発症する高度は個人差が大きく，1,500 m で症状が現れることもあれば 4,500 m で現れないこともある．5,000 m をすぎると全員に症状が出る．深呼吸，酸素吸入をする．登山では順化

しながらゆっくり登ることが重要で，8,500 mが耐性限界といわれる．

## C. 高圧・高酸素による健康影響（酸素中毒，減圧症（潜函病）・潜水病）

　高い圧力を受けると，身体の中の気体の容積が減少し，気体のある部位，特に肺は圧縮されて挫滅する．また耳は鼓膜が内側に破れるなど圧縮空気病が生じる．肺が挫滅するのを防ぐために，空気を高圧で供給しなければならない．その結果，血液，体液は高い空気組成ガス（窒素，二酸化炭素，酸素）分圧にさらされ，窒素中毒，二酸化炭素，酸素中毒を発症する．窒素ガスは麻酔作用を持つので，行動異常，記憶障害，意識消失，酸素中毒は呼吸困難やけいれん発作，視野狭窄などの症状がでる．

　潜函作業，潜水作業などの高圧下での作業終了後，急速に常圧に戻る場合に発症するのが減圧症（潜函病）・潜水病である．長時間高圧下では体液中に大量の窒素が溶解しているので，減圧時に気泡となって体液から出ることにより，四肢の局所的な疼痛，めまい，麻痺，呼吸困難，神経障害など種々の障害を起こす．安全のためゆっくりと減圧することが重要である．

# 5.4 衣服の衛生と健康

　衣服は2つの機能，「人体表面を覆い外界から人体を保護する役割」と「着用者の社会的，文化的，美的価値観を表現する役割」をもっている．

## A. 衣服内気候

　衣服を着ると皮膚表面と衣服の間に外界の温熱環境とは異なる局所気候（空気層）が作られ，伝導・対流などの熱の移動が調節される．このように身体の周囲に作られる局所気候を衣服内気候という．

　衣服最内層の気候が温度 32 ± 1℃，相対湿度 50 ± 10%，気流 0.25 ± 0.15 m/s の不感気流の状態が快適な衣服気候とされている．

## B. 衣服の保温性：クロ値

　衣服の保温性を表す単位として Gagge が提案した「クロ値（clo）」がある．当初，1 clo は気温 21℃，相対湿度 50%，気流 0.1 m/s の環境で椅座位安静時の成人男性が暑くも寒くもないと感じている時に着用している衣服の保温性と定義された．この定義では環境や人体条件が変われば値が変わるので熱抵抗の単位として，1 clo = 0.155 $m^2 \cdot ℃ /W$ と算出された．

　代表的な着衣状態のクロ値を図5.3に示す．裸体は 0 clo，夏期の半そでシャツと長ズボンで約 0.5 clo，男子の背広服（合服）で約 1.0 clo，女性では夏ワンピースで約 0.21 clo，冬セーター・スカートで約 0.88 clo，冬上着・ズボンで約 1.2 clo である．男女とも冬期にコート着用で約 2.0 〜 3.0 clo である（素材や重量で異なる）．

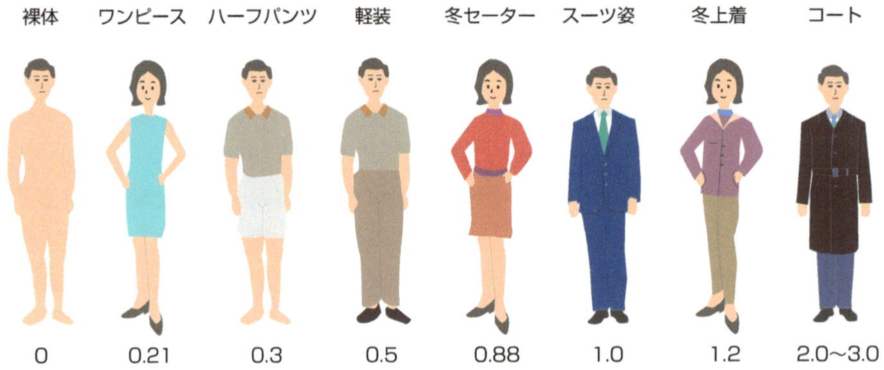

| 裸体 | ワンピース | ハーフパンツ | 軽装 | 冬セーター | スーツ姿 | 冬上着 | コート |
|---|---|---|---|---|---|---|---|
| 0 | 0.21 | 0.3 | 0.5 | 0.88 | 1.0 | 1.2 | 2.0〜3.0 |

図5.3　代表的な着衣状態のクロ値(例．単位：clo)

## C. 温熱的に快適な衣服と健康

夏期は涼しく，熱中症予防(熱が逃げやすい，汗が蒸発しやすい)，冬期は暖かく，低体温症予防の衣服(防寒，十分な保温，濡れ防止)が求められる．

暑熱環境では衿元や裾を開口して，適度なゆとりを設けて空気の流れを生じやすくすると，煙突効果で上昇気流が生じ，涼しく感じる．2005年の夏から政府主導で「クールビズ」が推進され，ノーネクタイ，軽装化が普及した．

寒冷環境では防寒服は必需品である．身体をできるだけ覆い，被覆面積を大きくすると熱抵抗値が増加し，衣服の保温性は増す．被覆面積が同じ場合は体幹部よりも四肢部を覆うほうが熱抵抗値は高く，下肢より上肢を覆うほうが熱抵抗値は高い．これは細い部位ほど対流による熱伝達性が高いためである．防寒のためには体幹部のすき間をなくし，マフラー，手袋などを着用するとよい．

空気は優れた断熱材でダウンジャケットなど空気を多く含む衣服は温かい．最近は保温機能をアピールする衣服が多数販売されている．繊維間にたくさんの空気を含むことができる極細繊維や，繊維内部に静止空気層を含む中空繊維や多孔繊維が用いられている．

繊維が水分を吸湿すると熱を発生する性質がある．この性質を衣服の保温性能に利用したものが，吸湿発熱素材である．親水性の天然繊維や再生繊維も吸湿発熱する．羊毛の発熱が大きいことが知られているが，アクリルを加工したアクリレート繊維は羊毛の3倍の吸湿性を持ち発熱量は大きい．

また，人体からの放射熱をアルミニウムや銀などの金属で反射させることにより保温性を高めた素材や，可視光線，近赤外線を吸収して熱に変換する機能を持つ金属加工物を用いた素材がスポーツウエアなどに利用されている．

## D. 衣服の安全性(皮膚障害・接触皮膚炎)

衣服は直接身体に接することから皮膚障害の原因になる場合がある．皮膚障害の原因として一

つは物理的な刺激によるもので，たとえば縫い目，金具，ウールの毛先などが，肌にあたったことによる摩擦刺激や，サイズの合わない下着などによる圧迫がある．物理的刺激による場合は通常着用を止めれば改善する．もう一つは化学物質によるもので，素材そのものに含まれている場合や，染料，繊維の機能向上のために使用されている加工剤によって皮膚がかぶれる場合がある．「有害物質を含有する家庭用品の規制に関する法律」（1973（昭和48）年施行）では日本国内で販売される繊維製品に使用する樹脂加工剤，防虫加工剤，防菌・防黴剤，防炎加工剤について使用基準を定めている．

## 5.5 住居の衛生と健康

### A. 室内空気汚染と換気

室内空気は多種類の汚染源（表5.2）によって汚染されているが，長時間在室していると臭覚が

表5.2 汚染源として考えられるもの

| 発生源 | 汚染物質 |
|---|---|
| 人間そのもの | 二酸化炭素，水蒸気，体臭，水蒸気，ふけ，細菌 |
| 燃焼器具 | 一酸化炭素，二酸化炭素，硫黄酸化物，窒素酸化物，排熱，水蒸気，煙粒子 |
| 建築内装仕上げ | ホルムアルデヒド，VOC（揮発性有機化合物），粉じん，臭気 |
| 室内に侵入する物質，発生した物質 | 粉じん，細菌，カビ |

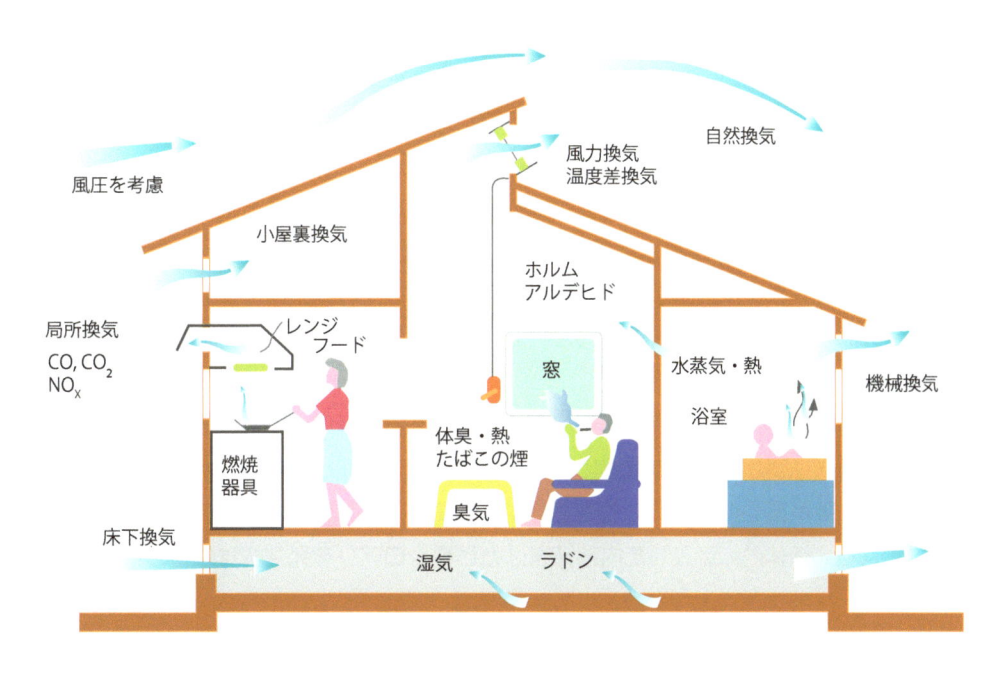

図5.4 室内の空気の流れ

表 5.3 建築基準法による室内環境基準(中央管理方式の空気調和設備を設ける場合)

| 浮遊粉じんの量 | 0.15 mg/m³ 以下 |
|---|---|
| 一酸化炭素の含有率 | 100 万分の 10 以下(= 10 ppm 以下)<br>特例として外気がすでに 10 ppm 以上ある場合には 20 ppm 以下 |
| 二酸化炭素の含有率 | 100 万分の 1000 以下(= 1,000 ppm 以下) |
| 温度 | (1)17℃以上 28℃以下<br>(2)居室における温度を外気の温度より低くする場合は,その差を著しくしないこと |
| 相対湿度 | 40%以上 70%以下 |
| 気流 | 0.5 m/秒以下 |
| ホルムアルデヒドの量 | 0.1 mg/m³ 以下(= 0.08 ppm 以下) |

鈍るので気がつかないことが多い.呼吸や燃焼に必要な酸素の供給,汚染物質を排出するため換気が必要である(図 5.4).

換気時に,時間あたりの室内空気の入れ替わる量を換気量といい,通常 m³/h で表す.また,この換気量を室容積で割った値を換気回数として,換気の程度を表す.安全に作業できる空気質を作り出すのに必要な換気量のことを必要換気量という.必要換気量は,温湿度や各種汚染物質の許容濃度から決めるが,$CO_2$ の許容値の 0.1% 以下となるように 1 人あたりの必要換気量は 30 m³/h となる.1 人あたり 30 m³/h という数字は換気設計をする時によく用いられる.

換気方式には,機械力にたよらない自然換気と機械力を利用する機械換気がある.自然換気は室内外の温度差を利用した温度差換気と風力を利用した風力換気に分類される.開放型の燃焼器具を使用すると,二酸化炭素,水蒸気が発生し,不完全燃焼を起こし,一酸化炭素が発生するので,必ず換気しながら利用する.「建築基準法」では**表 5.3** の室内環境基準を設けている.

## B. 湿気と結露

空気の湿り具合を湿度といい,湿度の単位は絶対湿度と相対湿度がある.絶対湿度は空気中の水蒸気量で示される.普段,湿度を表す単位として相対湿度(%)が用いられている.相対湿度は空気中の飽和水蒸気量に対する実際の水蒸気量の割合で示される.相対湿度 100%とは,空気中の水蒸気が飽和状態になっている.飽和水蒸気圧は気温が高くなるほど大きくなるので,気温が下がると飽和水蒸気圧の値が小さくなり,相対湿度はだんだん大きくなって 100%になった点を露点温度という.露点温度よりも温度が下がると空気はそれ以上の水蒸気を含むことができなくなり,余分の水蒸気は凝縮して液体の水に変わる.この水が窓や壁などの表面に付着することを結露という.

冬期には,窓ガラスや金属サッシに水滴がつくことがある.暖房中の室内気温と比べて外気温が低いため窓ガラスは熱が奪われて低温になるため飽和水蒸気圧が低くなり結露しやすい.窓だけでなく,部屋の隅角部や押し入れの内側も結露しやすい.表面に起きる結露は壁紙のはがれやカビを発生させる.壁体内に流入した内部結露はカビやシロアリを発生させ建物の耐久性を損なうことになる.

結露防止には無駄な水蒸気を発生させないこと.発生した水蒸気を換気などで外部に放出することである.断熱材の使用やペアガラスの使用も有効である.

表 5.4 室内濃度指針値（厚生労働省）

| 揮発性有機化合物 | 室内濃度指針値 |
|---|---|
| ホルムアルデヒド | 100 $\mu g/m^3$ （0.08 ppm） |
| アセトアルデヒド | 48 $\mu g/m^3$ （0.03 ppm） |
| トルエン | 260 $\mu g/m^3$ （0.07 ppm） |
| キシレン | 870 $\mu g/m^3$ （0.20 ppm） |
| エチルベンゼン | 3,800 $\mu g/m^3$ （0.88 ppm） |
| スチレン | 220 $\mu g/m^3$ （0.05 ppm） |
| パラジクロロベンゼン | 240 $\mu g/m^3$ （0.04 ppm） |
| クロルピリホス | 1 $\mu g/m^3$ （0.07 ppb）<br>小児の場合 0.1 $\mu g/m^3$ （0.007 ppb） |

## C. シックハウス症候群

近年，住宅の高気密化が進み，化学物質による室内空気汚染が起こりやすくなっている．その健康影響が指摘され「シックハウス症候群」と呼ばれる．症状は目がチカチカする，鼻水，のどの乾燥，吐き気，頭痛，湿疹など多様で，シックハウス症候群の予防には，原因となる室内の化学物質を低減することである．

空気中に揮発する汚染源となる化学物質は揮発性有機化合物（volatic organic compounds：VOC）である．なかでもホルムアルデヒド，トルエン，キシレン，エチルベンゼン，スチレン，アセトアルデヒドの6物質は発生頻度が高い．

厚生労働省は13の化学物質の室内濃度指針値を決めているが，おもな物質の指針値を**表 5.4**に示す．

2003年7月に改正された「建築基準法」で，ホルムアルデヒドとクロルピリホス（防蟻剤）の居室内装材への使用制限，機械換気による計画換気が義務付けられた．2006年には「改正労働安全衛生法」，2009年には「学校環境衛生の基準」が定められ，労働現場や学校での指針値が定められた．

# 5.6 衛生動物

## A. 衛生動物について

病原微生物や寄生虫を媒介し人に害を与える，そ族（ネズミ），昆虫（毒ヘビ，ハチ，毒ガなど），衛生害虫（ハエ，カ，ノミ，シラミ，ゴキブリ，ダニなど）を総称して衛生動物と呼んでいる．衛生動物は，感染症，寄生虫病，食中毒の感染源や感染経路となり，動物性異物でもある．日本では，衛生動物の侵入の防護，ネコなどの天敵の利用，トラップ（わな）による捕獲，殺そ剤・殺虫剤の使用による駆除が行われてきた．しかし，暖房の普及や住居の気密性の向上などの住環境の変化や温暖化による環境の変化にともない，衛生動物の生息域の拡大などの生態が変化している

と推測される．今後はその対策が必要である．

## B. おもな衛生動物と関連疾患

#### a. ネズミ(ドブネズミ，クマネズミ，ハツカネズミなど)
　かまれると，かみ傷からそ咬症を発症する．ネズミが感染経路となってペスト(ネズミ→ノミ→人)，サルモネラ症(ネズミ→食品→人)，ワイル病(ネズミ→水→人)，ツツガムシ病(ネズミ→ツツガムシ→人)などを引き起こす．

#### b. ハエ(イエバエ，クロバエ，キンバエ，ニクバエなど)
　病原体や寄生虫卵を口や足につけて機械的に伝播する．ハエが感染経路となってコレラ，赤痢，サルモネラ症，寄生虫病などを引き起こす．

#### c. ゴキブリ(クロゴキブリ，チャバネゴキブリ，ヤマトゴキブリなど)
　病原体や寄生虫卵を口や足につけて機械的に伝播する．ゴキブリが感染経路となってコレラ，赤痢，サルモネラ症，寄生虫病などを引き起こす．

#### d. カ(シナハマダラカ，コダカアカイエカなど)
　吸血によって病原体が媒介され，マラリア，フィラリア(イヌに寄生)，日本脳炎(ブタ→カ→人)などを引き起こす．

#### e. ノミ(ネズミノミ，イヌノミ，ネコノミなど)
　吸血によってペスト(ネズミ→ノミ→人)，発疹熱(ネズミ→ノミ→人)などの病原体を媒介する．

#### f. シラミ(コロモジラミなど)
　吸血によって病原体が媒介され，回帰熱，発疹チフスなどを引き起こす．

#### g. ダニ(イエダニ，ヒョウヒダニ，ヒゼンダニ，ツツガムシなど)
　そ族に寄生する．アレルギー性喘息，アトピー性皮膚炎，疥癬(かいせん)，ツツガムシ病(ネズミ→ツツガムシ→人)などを引き起こす．

## コラム　ノロウイルス感染症とノロウイルスの生態

　ノロウイルスは 1968 年に米国のオハイオ州ノーウォークの小学校で起きた集団の急性胃腸炎の患者の糞便から検出された．1972 年に電子顕微鏡でその形態が直径約 30 nm の小型の球形ウイルスであることがあきらかにされた．ノロウイルスは一本鎖 RNA を遺伝子にもつウイルスである．ノロウイルスはカキなど二枚貝の中腸腺に濃縮し蓄積する．生カキや加熱不十分なカキなど，また調理人の手指，調理器具，水などのノロウイルス汚染によって食中毒が起こる．日本では特に冬季（12 ～ 2 月）に集団食中毒が多発する．ノロウイルスは食品中では増殖できないが人の腸管内で増殖するため，汚染された飲食物からノロウイルスを 10 ～ 100 個の少量を摂取しても発病する．感染能力が非常に高い．潜伏期間は 1 ～ 2 日で，激しい下痢と嘔吐を主症状とする感染性胃腸炎を引き起こす（感染症法の 5 類感染症に指定されている）．このほか，吐き気，腹痛，発熱，倦怠感をともなうが 2 ～ 3 日で回復する．感染した人の排泄物中にはウイルスが多量に含まれ，吐物や糞便に接触した手指を介して二次感染していく．排泄物が乾燥すると飛散するため空気感染（飛沫感染）することもある．ノロウイルスは耐熱性であるが，85℃，1 分以上の加熱で感染性がなくなるといわれている．原因食品となりうるものを食べるときは十分に中心部まで火を通す．食品を取り扱う際，手指は消毒し，調理器具は洗浄した後，次亜塩素酸ナトリウムによる塩素消毒か熱湯消毒を行う．逆性石けん（塩化ベンザルコニウム），消毒用エタノールはあまり効果がない．

　ノロウイルスの生態としては，自然界のウイルスは二枚貝の中腸腺に濃縮され蓄積され，それを食べた人の体内で増殖する．次に人の糞便中から排泄され下水処理場に流れるが，ウイルスの不活化を目的とした処理はなされないため（水の消毒に使う塩素濃度では死滅しない），ウイルスは除去できずそのまま河川に放流され，その後は海水中を漂うことになる．二枚貝は，ウイルスをプランクトンとともに摂取し蓄え，これを人が食べることで，また人の小腸内に戻り，感染が繰り返されることになる．この結果毎年繰り返し大流行が起きる．このような環境抵抗性の高いノロウイルスに関しては，人への感染リスク低減化のためのさまざまな対策を構築する必要がある．

# 6. 空気と大気汚染

## 6.1 空気組成と主要成分

　われわれ人類は,酸素を呼吸によって肺から体内に取り入れ利用することにより生存している.この当たり前のように使っている酸素は,誕生時の地球にはほとんど存在しなかった.たとえば,太陽系で地球の両隣の軌道を回る金星と火星の大気には酸素はほとんど存在せず,二酸化炭素が95〜96%,窒素がおよそ3%程度である.しかし現在の地球大気の主成分は幸いなことに二酸化炭素ではない.現在の大気組成は,海洋による二酸化炭素の吸収,光合成生物の大量発生による酸素の生成とその生物の一部が死後に地中などに蓄積されることなどにより形作られた.

　現在,地表の大気組成は,安定しているが厳密にいえば地域により異なる.これは水蒸気量が0〜4%程度と幅広いためであり,このため大気組成は乾燥空気の組成として表す.これを濃度が高い順に記すと,窒素78.08%,酸素20.95%,アルゴン0.93%,二酸化炭素0.039%,その他(ネオン,ヘリウム,クリプトン)となる.この中で,二酸化炭素の組成は,徐々に変化している.産業革命以前の二酸化炭素濃度はおよそ0.028%(280 ppm)で安定していたが,近年は化石燃料の燃焼(数億年かけて地中に蓄えられた炭化水素を掘り出し二酸化炭素と水にする行為)により大気中の濃度は単調に増加中で,この100〜200年ほどで4割増えた.これは地球温暖化のおもな原因でもある.

　さて,人の呼吸量は個人差,安静・運動時などにより異なるが,呼吸量を10 L/minとすると24時間で14,400 Lとなる.これはドラム缶72本分,または約30畳の部屋の体積に相当する.人はこのように大量の空気と常に触れ合っているため,大気の異常は健康への影響,または死をもたらす.人の呼吸器系の概略を図6.1に示す.本節では,不活性ガスであり濃度の比較的薄いアルゴンを除く3種の主要成分について解説する.

### A. 酸素($O_2$)

　酸素は,呼吸により肺胞を経て血液中のヘモグロビンと結合し,各組織へ供給される.肺胞では,各組織で消費済みの酸素濃度16%程度と新鮮な空気の酸素濃度21%とをガス交換している.すなわち,これ以下の濃度では酸素欠乏症を発症する.厚生労働省令の「酸素欠乏症等防止規則」

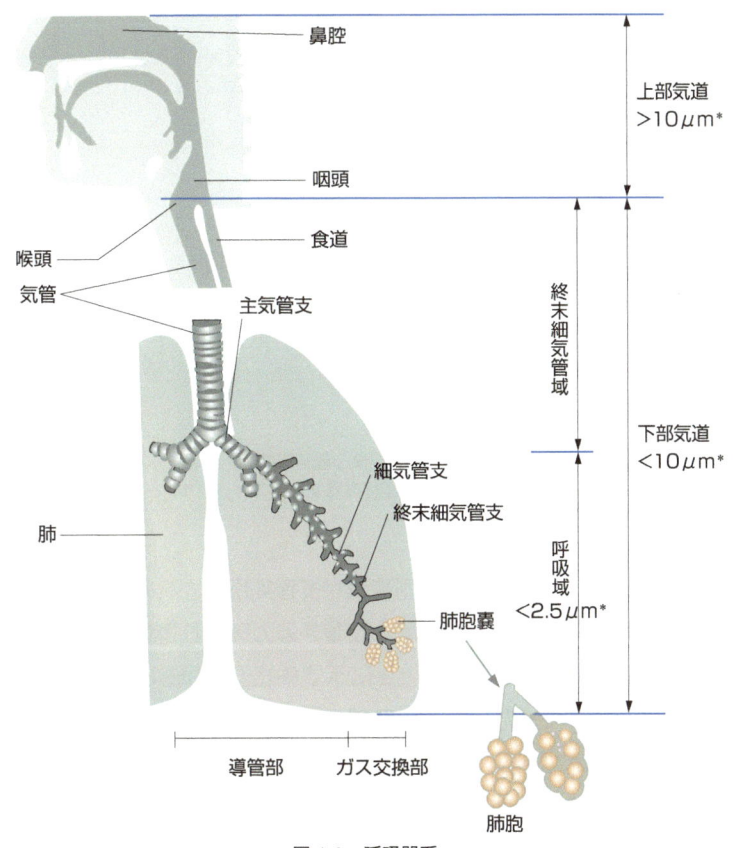

図 6.1 呼吸器系
＊　到達する汚染物質の粒子径

では，18％以上を維持することとなっている．ちなみに，12〜16％では，脈拍や呼吸数の増加，頭痛，吐き気を生じ，集中力が低下する．10％で意識不明となり，8％以下で失神昏倒，数分で死亡する．

　このような酸素欠乏の起こりやすい場所として，地下の工事現場，坑道内，下水道のマンホール，廃棄物処理施設内，穀物貯蔵庫や船倉などがあげられる．これらに共通するのは換気の少ない閉鎖空間であること，酸素を消費する何かが存在することである．たとえば，微生物が廃棄物と酸素を消費し増殖すること，暗所で植物が酸素を消費すること，可燃性ガスの燃焼などである．また，二酸化炭素などの空気より重い気体が溜まっている場合や，何らかのガスの発生により空気を押し出し希釈している場合もある．

　酸素濃度を現場で簡易測定する方法の1つに**図6.2**に示すデジタル酸素濃度計がある．濃度計測が必要な現場は地下や足元にあることが多く，センサー部分を先に降ろし測定すれば，進入前に安全確認ができる．本手法は，比較的精度良く濃度測定ができる．ところで，このほかにも種々のデジタルガス濃度計が実用化されているが，酸素濃度計を含むいくつかを除けば，測定対象とする気体に特異的なセンサーの作動原理がそれほど多く存在しないため，後述する検知管法ほど多くの種類の気体に対応しない．しかし，これらガスセンサーは，硫化水素や一酸化炭素などの

6.1　空気組成と主要成分

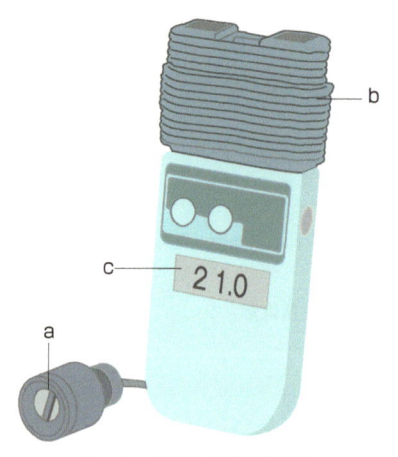

図 6.2 デジタル酸素濃度計
a：酸素センサ，b：センサと本体を離すためのケーブル，c：表示部

　有毒・危険な気体に対して小型で安価な計測装置が各種実用化されており，多くの人命を救っている．ガスセンサー使用の汎用例として台所に設置するガス漏れ警報器がある．
　また，よく使われる簡易測定法として図 6.3 に示す検知管法がある．本手法は前述したようにデジタルガス濃度計では対応できない多くの種類の気体を測定できる．検知管は図に示したようなガラス管に薬剤をしみこませたシリカゲルなどの粒体を充填した構造をしており，両端はガラス溶着により密封されており，使用前に両端を切り落として使用する．手動のハンドポンプの先に検知管を取り付け，測定対象とする気体を吸引する．吸引した気体中に測定対象の気体が存在すれば特定の化学反応により吸引側から変色などが生じ，濃度を読み取ることができる．なお，現場では測定対象とする気体に対応した検知管を用意しておく必要がある．たとえば事故原因の気体を特定するためには，およそ考えられる気体の種類や濃度に対応した数の検知管を用意しておかなければならない．また，本法ではパイプを接続すればやや離れた場所の気体を測定することができる．なお，本法でも，干渉ガスの影響は考慮しなければならない．

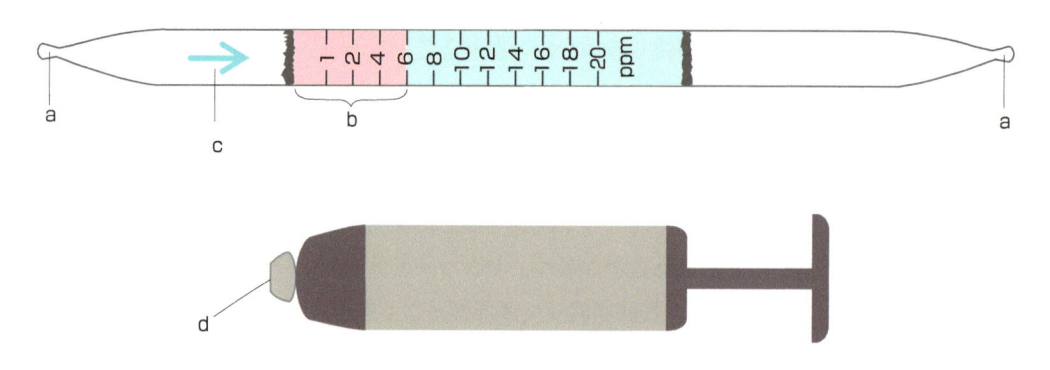

図 6.3 検知管(上)と吸引ポンプ(下)
a：溶着密封されたガラス管両端は使用直前に折り取る，b：変色域が現れている様子，
c：ガス吸引方向を示す印，d：検知管取り付け部

6. 空気と大気汚染

## B. 窒素（$N_2$）

窒素は不活性な気体（不活性ガス）であり，常圧の通常空間では健康影響は考慮する必要がない．ただし，急激な減圧状態になると体液などに溶けていた窒素が気化して気泡となり血管を閉塞し，減圧症とも呼ばれる関節痛や呼吸器系の障害を引き起こす．これは潜水病や潜函病とも呼ばれ，ダイバーの急浮上などにより発症する．ところで，ダイビング後の航空機搭乗は，上空で機内の気圧が低下するため発症リスクを高める．このためダイビング後は半日〜1日以降の搭乗が推奨されている．また，特殊な例として急上昇の航空機，上空での急減圧でも発症する．

## C. 二酸化炭素（$CO_2$）

炭酸ガスとも呼ばれる二酸化炭素は，濃度4％で頭痛，7〜8％で意識不明となるが，実際のケースでは酸素欠乏症や一酸化炭素による中毒の影響が大きく，二酸化炭素の毒性はそれほど問題とされることはない．一般に二酸化炭素は，成人・安静時の呼気中に約4％含まれ，24 L/hが1人から排出される．このため，多人数が集まる室内では二酸化炭素濃度が徐々に増加する．したがって，室内空気の汚染判定の基準として用いられる．たとえば，「建築物衛生法」では空気環境の二酸化炭素の基準は0.1%（1,000 ppm）以下とされており，「学校環境衛生基準」では0.15%（1,500 ppm）以下とされている．これらの検査は，検知管法で行うことが記されている．

# 6.2 大気汚染と環境基準

現在，人々がさまざまな場所で文明活動を行っており，それに伴いさまざまな大気汚染物質を放出している（**図6.4**）．それらの非意図的に放出される物質の中でも人に対して特に有害で監視が必要なものには環境基準が設定されている．環境基準は，各国が独自に決めるものであるが，根拠とする生物学的影響などの学術的証拠はそれほど多くはないため，同じまたは近い値になることが多い．ただし，対象物質の選定や値は地理的，歴史的，政治的要因などによっても影響を受ける．本節では，日本における「環境基準」を基に説明する．日本でのそれは，人の健康の保護および生活環境の保全のうえで維持されることが望ましい基準として，大気，水，土壌，騒音をどの程度に保つことを目標に施策を実施していくのかという目標を定めたものである．**表6.1**に示した二酸化硫黄から浮遊粒子状物質までの5物質は，石油コンビナートや大規模な工場などからの排ガスによる大気汚染が社会問題となった1970年代から測定，監視されており，これらは，石炭や石油の燃焼排ガス中に含まれる成分またはそれによって生成される物質である．

## A. 二酸化硫黄（$SO_2$）

二酸化硫黄は，亜硫酸ガス（$SO_2$）とも呼ばれ，硫黄酸化物（sulfur oxides：$SO_x$ ソックス）の主成分である．$SO_x$にはこのほかに硫酸ガスとも呼ばれる三酸化硫黄（$SO_3$）硫酸ミストなどがある．人では呼吸器粘膜を刺激し，気管支喘息を引き起こす．また草木を枯れさせる．おもに石油や石炭の燃

図 6.4　大気汚染物質の放出

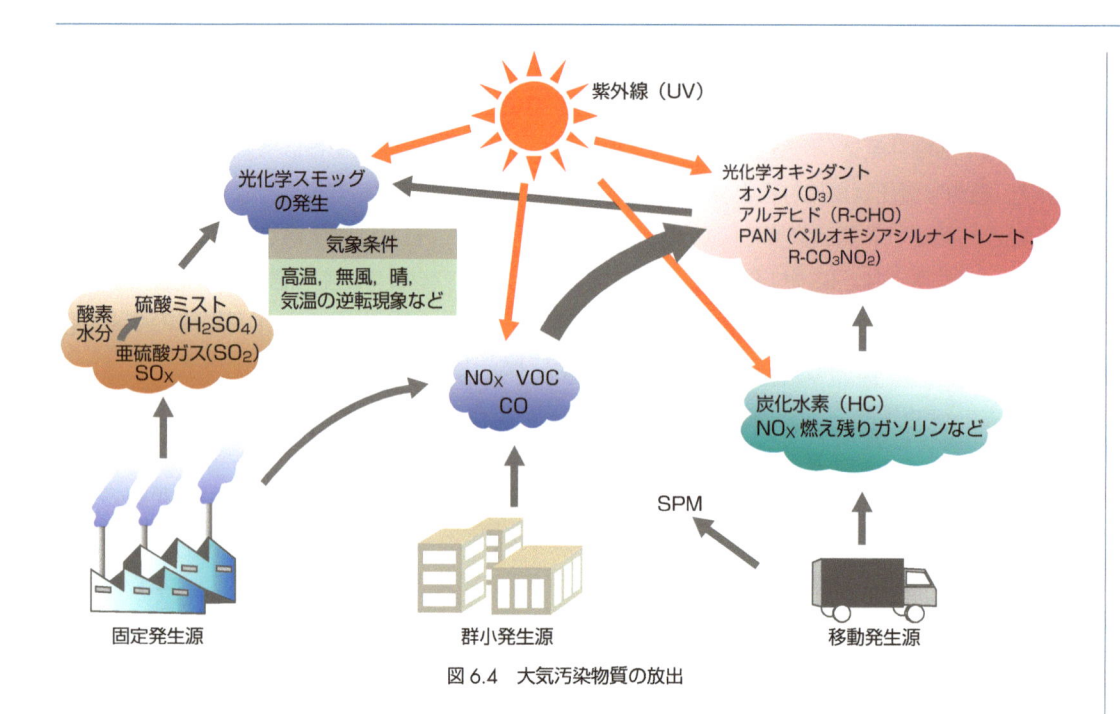

表 6.1　大気汚染にかかわる日本の環境基準

| 物質 | 環境上の条件 | 設定年 |
|---|---|---|
| 二酸化硫黄 $SO_2$ | 1時間値の1日平均値が 0.04 ppm 以下であり，かつ，1時間値が 0.1 ppm 以下であること | 1973 |
| 二酸化窒素 $NO_2$ | 1時間値の1日平均値が 0.04 ppm から 0.06 ppm までのゾーン内またはそれ以下であること | 1978 |
| 一酸化炭素 CO | 1時間値の1日平均値が 10 ppm 以下であり，かつ，1時間値の8時間平均値が 20 ppm 以下であること | 1973 |
| 光化学オキシダント $O_x$ | 1時間値の1日平均値が 0.06 ppm 以下であること | 1973 |
| 浮遊粒子状物質 SPM | 1時間値の1日平均値が 0.10 mg/m$^3$ 以下であり，かつ，1時間値が 0.20 mg/m$^3$ 以下であること | 1973 |
| 微小粒子状物質 PM2.5 | 1年平均値が 15 μg/m$^3$ 以下であり，かつ，1日平均値が 35 μg/m$^3$ 以下であること | 2009 |
| ベンゼン | 1年平均値が 0.003 mg/m$^3$ 以下であること | 1997 |
| トリクロロエチレン | 1年平均値が 0.2 mg/m$^3$ 以下であること | 1997 |
| テトラクロロエチレン | 1年平均値が 0.2 mg/m$^3$ 以下であること | 1997 |
| ジクロロメタン | 1年平均値が 0.15 mg/m$^3$ 以下であること | 2001 |
| ダイオキシン類 | 1年平均値が 0.6 pg-TEQ/m$^3$ 以下であること | 1999 |

表中の単位：ppm は 100 万分の 1 を表す体積分率（1 ppm=0.0001 vol.%）．その他は対象物質の重量 / 大気の容量を表す．なお，大気の容量は温度と圧力によって変わる．この環境基準では 20℃ 1気圧(101,325Pa)での容量で表す．なお，室内大気では 25℃ で表すことが多く，工場などが排出される大気汚染物質などの場合には 0℃ で表す（Nm$^3$ と表示）ことが多い．なお，水質で使われる ppm は mg/L と同じ意味として使われる．

単位の接頭辞：1,000 分の 1 と小さくなるごとにそれぞれ，m（ミリ），μ（マイクロ），n（ナノ），p（ピコ），f（フェムト）となる．ちなみに 1,000 倍と大きくなるごとにそれぞれ，k（キロ），M（メガ），G（ギガ），T（テラ），P（ペタ）となる．

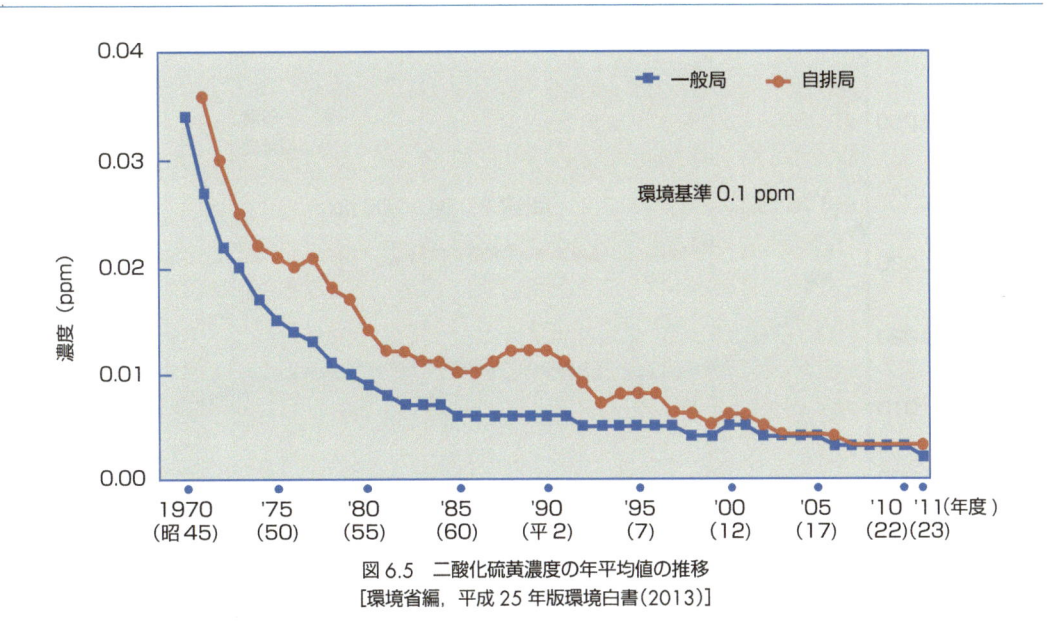

図 6.5 二酸化硫黄濃度の年平均値の推移
[環境省編，平成 25 年版環境白書 (2013)]

焼により発生する．生物を起源とする化石燃料には少量の硫黄が含まれており，燃焼によって否応なしに発生する．1952 年に 1 万人以上が死亡した史上最悪な公害事件であるロンドンスモッグの主要原因物質である．また，国内では 4 大公害病の 1 つである四日市喘息の主要原因物質である．二酸化硫黄は 1960 年代には，要監視な主要大気汚染物質であった．しかし，重油の脱硫処理，硫黄含有量の少ない燃料への切り替え，固定発生源における排煙脱硫装置の普及などの技術革新により，図 6.5 に示すように現在では環境基準を十分に達成（ほぼ 100 %）しており，公害克服の好例の 1 つでもある．なお，二酸化硫黄と二酸化窒素は酸性雨の原因物質でもある．また，火山活動によっても発生する．図中，一般局とは一般環境の濃度を知るために市役所や学校などの場所で測定した値，また，自排局は交通量の多い交差点や道路沿道などで測定した値である．

## B. 二酸化窒素（$NO_2$）

二酸化窒素（$NO_2$）は，窒素酸化物（nitrgen oxides：$NO_x$）の主成分（2 量体 $N_2O_4$ と平衡にある）であり，酸性雨，光化学オキシダントの主要原因物質である．肺の深部にまで到達し肺気腫や気管支炎を引き起こす．$NO_x$ には，一酸化窒素（NO）もある．濃度 100 ppm 程度では死に至る．化石燃料などの燃焼には大気中の酸素が必要であるが，大気中には酸素 21 % のほかに窒素 78 % が含まれる．このため燃焼時の高温で窒素が酸化し $NO_x$ が生成する．工場や発電所などの固定発生源では，排煙脱硝装置の普及により排出低減が実現したが，自動車などの移動発生源では脱硝装置の搭載が困難なため排出量はあまり改善していない．図 6.6 に示したように一般局に比べて自排局の数値が 2 倍ほど高いのはこのためと考えられる．国内の大気中濃度は，環境基準をほぼ 100 % 達成しているが，首都圏の交通量の多い地域で達成できていない地点が残る．なお，近年はやや減少する傾向が見られている．

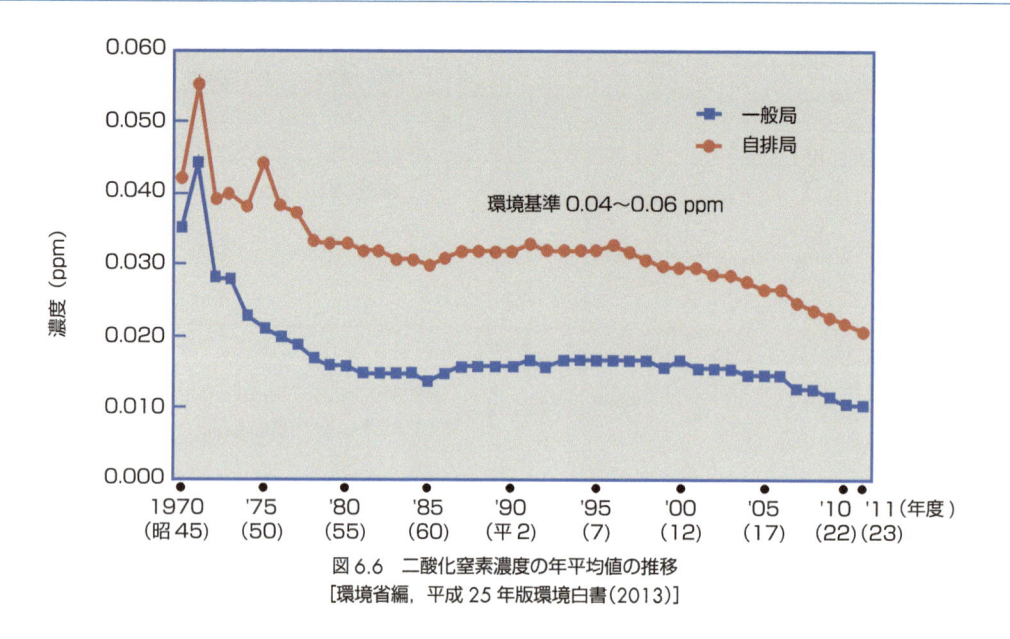

図 6.6 二酸化窒素濃度の年平均値の推移
[環境省編，平成 25 年版環境白書(2013)]

## C. 一酸化炭素（CO）

　一酸化炭素は，酸素の約 250 倍もヘモグロビンと結合しやすく酸素欠乏に敏感な中枢神経系が影響を受ける．0.01%（100 ppm）以上で障害が現れ，0.1%（1,000 ppm）でめまいや麻痺などが生じ，0.5%（5,000 ppm）に長く曝されると死亡する．一酸化炭素は，化石燃料などの不完全燃焼により生じる（完全燃焼では二酸化炭素となる）．大気中濃度は，近年の燃焼制御技術，触媒技術などの発達と普及により改善され，**図 6.7** に示したように現在では環境基準を十分クリア（達成率 100%）している．なお，一酸化炭素は酸素供給が不完全な燃焼で容易に生成するため，

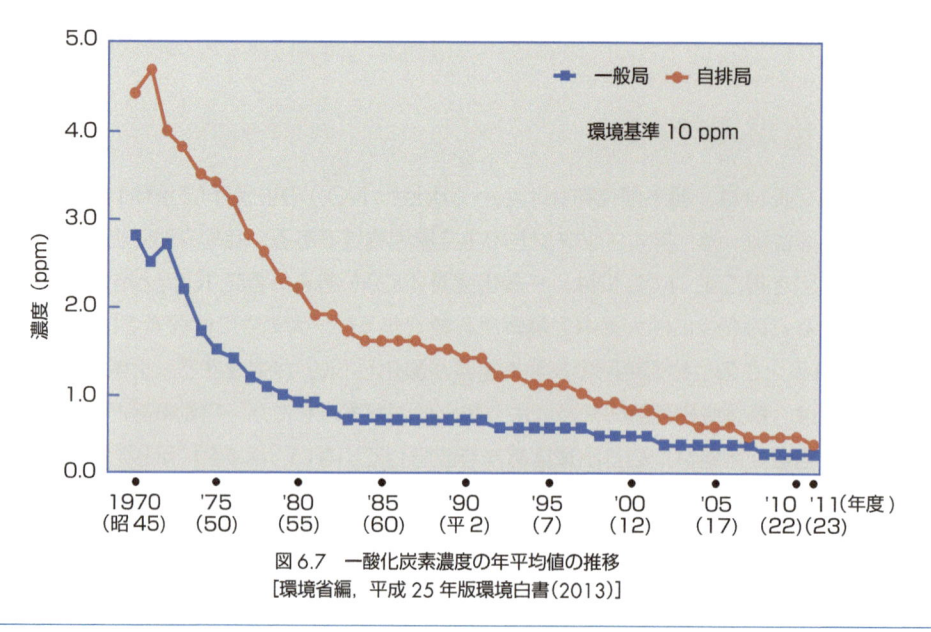

図 6.7 一酸化炭素濃度の年平均値の推移
[環境省編，平成 25 年版環境白書(2013)]

整備不良の暖房器具や湯沸かし器,炭火や練炭などの密閉空間での使用や,雪などで車のマフラーがふさがれるなどでも死亡事故が起こる.

## D. 光化学オキシダント($O_x$)

工場や自動車などから排出された窒素酸化物($NO_x$)と炭化水素類などが,太陽光中の紫外線と光化学反応を起こし酸化性物質を生成する.これは光化学オキシダント($O_x$)と呼ばれ,主成分はオゾン,そのほかにペルオキシアシルナイトレート(PAN)などが含まれる.二次生成物であることが他の汚染物質と異なる.光化学オキシダントの生成には,原料となる汚染物質以外に,強い日射,弱い風,高い気温などの気象条件も必要となる点が特徴的であり,7～9月に顕著となる.高濃度の光化学オキシダントは、目やのどの粘膜を強く刺激するなどの健康被害を引き起こす.環境基準の達成率は極めて低く(ほぼ0%),特に大都市部では光化学オキシダント注意報などの発令される日もあり(国内で年間50～100件発令),引き続き警戒が必要である.この原因は,種々の産業活動からさまざまな種類の揮発性有機化合物(volatile organic compounds : VOC)が大気中に放出されていることや,自動車などの移動発生源からの原因物質の発生抑制がまだまだ不十分であること,ヒートアイランド現象などの複合的要因と考えられているが,克服するにはまだまだ時間がかかりそうである.

## E. 浮遊粒子状物質(SPM)

大気中に浮遊する粒子状物質は,燃焼で生じるススなどのばい煙,風で巻き上がる土壌粒子,作業などにより発生する粉じん,ディーゼル排気粒子(diesel exhaust particulates : DEP)などが発生源である.これらの粒子状物質は,人の呼吸器系に沈着し,慢性気管支炎や肺気腫などを引き起こす.環境基準で示される浮遊粒子状物質は,SPM(suspended particulate

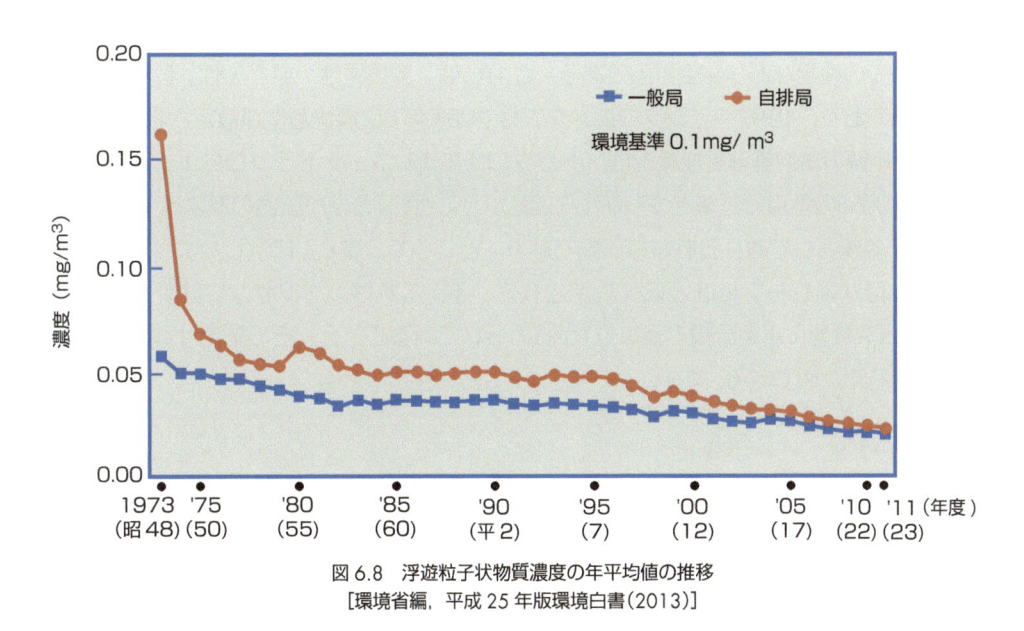

図6.8 浮遊粒子状物質濃度の年平均値の推移
[環境省編,平成25年版環境白書(2013)]

matter)とも称され,大気中に浮遊する粒子状物質であってその粒径が 10 μm 以下のみを集めた粒子である.この SPM は日本でのみ使われているが,これは**表 6.1** に示したように 1973 年から設定されており,各国に先駆けて粒子サイズ規制の重要性を認識していたことの名残ともいえる.類似する分類に PM 10 があり,こちらは世界的に使われている(米国での基準設定 1987 年).これは,10 μm の粒子を 50%捕集できる装置で採取される粒子であり,10 μm よりやや大きい粒子も若干含まれる.SPM をこの表示に当てはめると PM 7 程度である.

1970 年代の発生源は,工場ばい煙や自動車排ガスなどのいわゆる煙が主であったが,粉じん除去装置,自動車触媒などの技術革新により,現在は当時と比べると改善されたといえる.**図 6.8** に示したように平均値はゆるやかな改善傾向にある.ただし,環境基準の達成率は 70〜99%であり,今後も注意を要する.また,近年では黄砂の飛来規模が過放牧や耕地の拡大などの影響により増加しているとの指摘もあり,広域的な視点からも観察する必要がある.

## F. 微小粒子状物質(PM 2.5)

微小粒子状物質は,PM 2.5 とも呼ばれ,粒子径が 2.5 μm 以下の粒子を 50%捕集できる装置で採取される粒子をいう.粒子径が小さいほど呼吸器の奥まで到達する可能性が高く有害となる.近年,大規模な調査で PM 2.5 濃度と死亡率との間に有意な相関が見いだされるなど,有害性を示す根拠の蓄積が進み,1997 年からいくつかの国で環境基準として用いられ,2009 年に日本でも設定された.2010〜2011 年の環境基準達成率は 30%程度と低い.これは,SPM の達成率よりも低く今後の課題である.

## G. ベンゼン,トリクロロエチレン,テトラクロロエチレン,ジクロロメタン

これらは,「有害大気汚染物質(ベンゼン等)に係る環境基準」で設定され,金属部品などの脱脂溶剤,ドライクリーニング溶剤,溶媒などと有機溶媒などとしての性質を利用する産業などで用いられ,大気中に揮発し微量存在する.前述した化石燃料の燃焼に関連した物質ではなく,洗浄液や溶媒としての使用などが発生原因である.これらは,変異原性,発がん性,肝臓への影響などが懸念されており,1997 年(ジクロロメタンは 2001 年)に環境基準が設定された.2008〜2012 年の 5 年間の環境基準達成状況は,トリクロロエチレン,テトラクロロエチレン,ジクロロメタンは 100%の地点で基準をクリアしており,ベンゼンのみが国内のおよそ 400 地点中 0〜3 地点ほどで超過しておりおおむね良好である.ところで,**表 6.1** に示したようにベンゼンの環境基準値はほかよりも 2 桁ほど低く設定されている.これは,ベンゼンには明らかな発がん性(国際がん研究機関による分類で最高位)が認められていることと,その閾値はないとしてリスク評価が行われたためである.

## H. ダイオキシン類

ダイオキシン類の環境基準は**表 6.1** に示すように 1999 年に設定された.2008〜2012 年の 5 年間の環境基準達成状況は 100%である.一般毒性のほかに遺伝毒性,生殖毒性など多岐にわたる毒性を有する.ダイオキシンは,C, H, O, Cl と自然界にありふれた元素で構成されており,

落ち葉を燃焼させるだけでも微量生成する有害な有機化合物である．**表 6.1** に示した環境基準の数値中の TEQ とは，毒性当量（toxic equivalent）を表しており，異性体が多く塩素の付加位置の違いなどにより毒性が異なるため，最も毒性の高い 2,3,7,8 テトラクロロジベンゾダイオキシンに換算した濃度であることを意味している．ダイオキシン類に関する詳細は 13 章で述べる．

## I. アスベスト

スレート材，ブレーキライニング，ブレーキパッド，防音，断熱，保温材などに使用されてきた繊維状ケイ酸塩鉱物のアスベスト(石綿)は，体内に吸収されると，気管支や肺胞の組織に石綿の細長い結晶が突き刺さった状態で沈着し，長い潜伏期間（中皮腫で平均 35 年）を経て，じん肺（石綿肺），悪性中皮腫，肺がんを引き起こす．近年，石綿による健康障害が急増したため，2006（平成 18）年には「石綿被害者救済法」が成立した．

> **コラム** ロンドン型スモッグとロサンゼルス型スモッグ
>
> スモッグは smoke と fog の合成語であり，ロンドン型スモッグを表す語であった．1950 年代の冬のロンドンでは，石炭が産業用のみならず一般家庭でも暖房用として多量に使用されており，スス（ばい煙）や二酸化硫黄が多量に発生していた．また，ロンドンは霧の発生が多い都市であり，霧と二酸化硫黄から硫酸塩を含んだ微粒子が生成し，これらが肺の奥まで到達し，急性の呼吸障害などを引き起こし，数千人が死亡する事件となった．ロンドン型スモッグは黒いススが大量に含まれることから黒いスモッグとも呼ばれる．
>
> 一方，工業化の進行とともに燃料が石炭から石油中心に移行すると，自動車の排気ガスなどから発生する二酸化窒素，炭化水素，二酸化硫黄などが原因となり生成する光化学オキシダントが問題となってきた．この濃度が高くなると光化学スモッグとなり，これをロサンゼルス型スモッグと呼ぶ．これは，日差しの強い晴れた昼間に発生し，都市部は白いモヤがかかったようになるため白いスモッグとも呼ばれる．
>
> 図 6.9　東京の晴れの日(左)とスモッグの日(右)

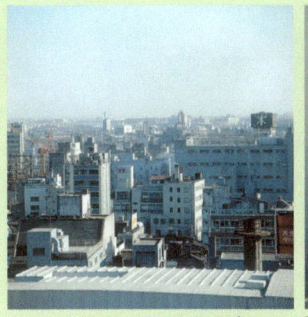

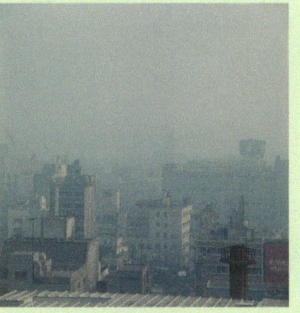

# 7. 水と水質汚濁

　水は人を含め地球上の生物の生命維持に必須の物質で，人の体重としてはその約50〜60%を占めている．さらに，生命の維持だけではなく，生活用水，産業用水および公共用水として私たちの生活維持に欠かせないものである．水は地球上に14億km$^3$ほど存在し，水圏（海水，河川水，地下水など），気圏（水蒸気，雲，雨など），および地圏を絶えず循環し，地球の環境や生態系にも大きく影響している．つまり，地球環境保全，生命および生活のためには，安全な水の維持および有効利用が重要である．汚染水を摂取すると，さまざまな健康障害が引き起こされるだけではなく，汚染水の環境中への排出は環境破壊を引き起こす (**図7.1**)．

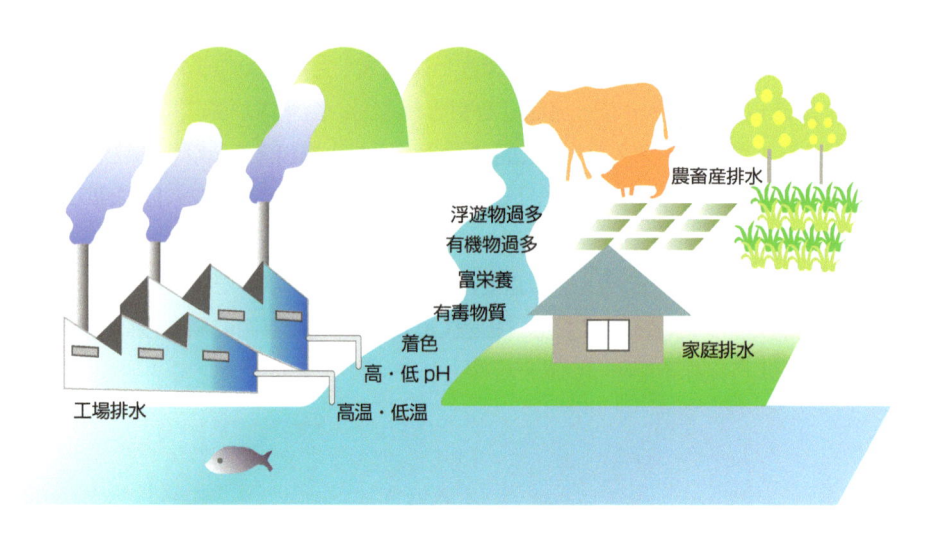

図7.1　各種排水による水質汚濁とその影響

## 7.1　上水

　地球上の水循環の中で，私たちは飲用および生活に必要な水を消費している．そのため，自然界の水は清浄され上水として使用され，下水となり浄化されたのち自然界に戻されている．

## A.　上水道と普及率

　わが国の水道は，1950年代から急速に普及し1980（昭和55）年に人口比普及率90%を越えた．以降も徐々に上昇し続け，現在97.9%（2016（平成28）年度）を達成し，年間157億m$^3$もの水道水が供給されている．水道はその規模により，上水道，簡易水道，専用水道に分類される．それらの多くが市町村や県などの地方自治体により運営され，「水道法」に基づき水質基準に適合した安全な水が常時安定して供給されている．近年，施設設備の老朽化，人口減少による水道利用料の減少，大規模災害にも強靱（きょうじん）な水道の必要性などが問題となってきており，「新水道ビジョン」が策定され，水道事業の民間委託も含め，将来を見据えた水道計画が立てられている．

## B.　水道原水

### a. 原水の種類と特徴

　わが国の上水道の水源は，ダム・河川水・湖沼水などの表流水で2/3以上を占め，中でもダムに依存する割合が約1/2である．水源はこれらのほかに，井戸水，伏流水（地下水）がある．表流水は大量に取水しやすいため水道原水として利用しやすいが，有機物質による自然汚染や人為的汚染を受けやすいため水源管理が重要である．一方，水源の約1/5を占める地下水は表流水に比べ有機物質や細菌などによる汚染が少ないが，地質により硬水になる場合もある．

### b. 水道原水の汚染と健康障害

　飲料水による健康被害としては，病原微生物によるものと有害物質によるものがある．病原微生物としては，赤痢，腸チフス，コレラなどの細菌によるもの，A型肝炎，ポリオなどウイルスによるもの，さらにはクリプトスポリジウム原虫や回虫，十二指腸虫などの寄生虫も健康被害を起こす原因となる．一方，有害物質としては，もともと土壌に含まれるヒ素やカドミウム，水銀をはじめとする重金属類のほか，人為的汚染であるPCBやDDTなど残留性の高い有機ハロゲン化合物や有機リン系をはじめとする農薬などによる汚染がある．さらには近年IT産業で使用され毒性，蓄積性が問題となっているパーフロロオクタンスルホン酸類（PFOS, PFOA）による河川水の汚染やドライクリーニングの溶媒由来のトリクロロエチレンおよびテトラクロロエチレンによる地下水の汚染も問題となっている．

## C.　水の浄化法

　原水を飲料水にするためには浄水が必要となる．原水の水質，汚染状態によって処理は異なるが，基本的には，浮遊物質の沈殿，不純物のろ過（緩速ろ過あるいは急速ろ過），塩素などによる消毒という3段階からなる**（図7.2）**．地下水や伏流水のように清浄度の高い原水では，塩素処理のみで飲用される一方，都市部など汚染度の激しい原水では，オゾンなどを用いた高度浄水処理が実施されるなど，水質に合わせた浄化方法が採用されている．一般的浄水工程を**図7.3**に図示した．

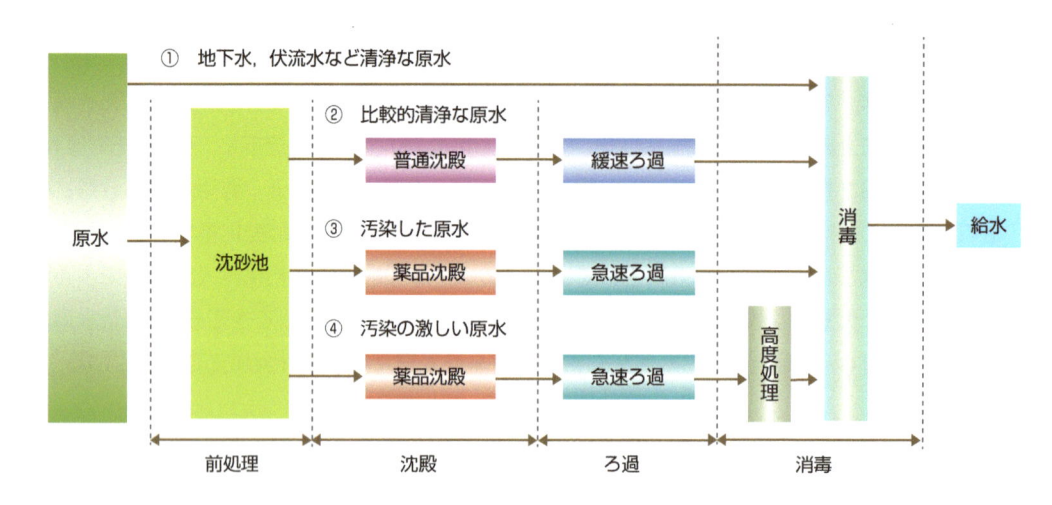

図 7.2　上水道の浄水フローチャート

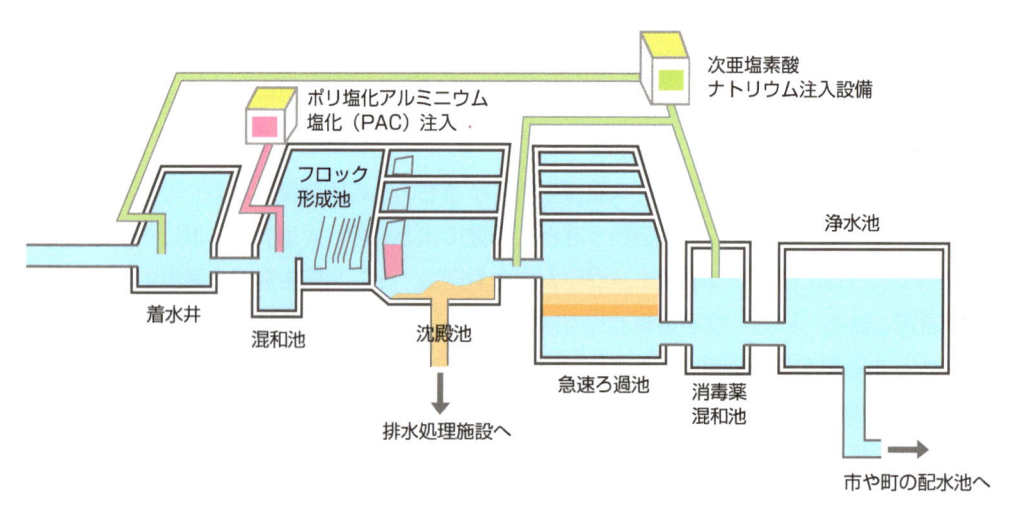

図 7.3　浄水場での主要浄水工程
[福岡地区水道企業団ホームページより改変]

## a. 沈殿

　原水は河川水などを粗スクリーン，細スクリーンにかけ，大きなごみ類などを取り除き取水されたものである．取水後は，まず沈砂池で重量の大きな砂などを沈殿させた後，沈殿池で浮遊物質などを沈殿させ，ろ過によって清浄化される．この沈殿の過程に，普通沈殿法と薬品沈殿法がある．

**(1) 普通沈殿法**　普通沈殿法では，沈砂池を通過した原水を沈殿池で平均流速 30 cm/分以下で保持し，3～24 時間かけて浮遊物質を沈殿させる．

**(2) 薬品沈殿法**　薬品沈殿法では，沈殿池に凝集剤を注入し，沈殿しにくい微細なコロイド状物質（1 nm～1 μm）を凝集塊（フロック，floc）として沈殿除去する．

72　　●　7. 水と水質汚濁

凝集剤として使用されるのは，硫酸アルミニウム $Al_2(SO_4)_3 \cdot nH_2O$（硫酸ばん土）やポリ塩化アルミニウム（polyaluminum chloride：PAC）などのアルミニウム塩で，原水中のアルカリ分やアルカリ剤として生石灰を加えることで中性付近に調整されると不溶性の水酸化アルミニウムのコロイドを生成する．

$$Al_2(SO_4)_3 + 3\,Ca(HCO_3)_2 \rightarrow 2\,Al(OH)_3 + 3\,CaSO_4 + 6\,CO_2$$

　水酸化アルミニウムコロイドは正電荷を帯びており，負電荷を帯びたコロイド粒子を電気的に中和してフロックを形成する．生成したフロックは水中の無機物質，有機物質，細菌やその他微生物をも吸着して沈殿する．PAC は電荷中和性の高い溶解性重合アルミニウムで，コロイド生成のための pH や水温調整の必要がなく凝集力が強いため，わが国の浄水場で繁用されている．

### b. ろ過法

**(1) 緩速ろ過法**　普通沈殿によって処理された後，砂層（700~900 mm）と砂利層（400~600 mm）で構成されたろ過池を 3~5 m/ 日の緩慢な速度で通過させる浄化方法である．砂層表面には好気性微生物などで構成される生物膜が生成し，これにより原水中の有機物質やアンモニアなどが分解され，懸濁性物質は物理的吸着により除去される．費用も安価で浄化もよいが，ろ過速度が遅く効率が悪く広い敷地が必要など短所もあり，大量の原水処理には不向きである．

**(2) 急速ろ過法**　汚染度が高い都市部河川などの原水に適用されている．薬品沈殿法により浮遊物質をフロック形成により除去した後，その上澄水を砂層（600~700 mm）と砂利層（400~600 mm）で構成されたろ過層を用いて，100 ～ 150 m/ 日の速度（緩速ろ過法の 30~50 倍）でろ過する方法である．緩速ろ過法のように生物膜による分解浄化はなく，沈殿で除去できなかった小さなフロック粒子の吸着とろ取が行われる．このため，細菌や臭気の除去率が低いなど水質は劣るが，ろ過速度が速く，広い面積を必要とせず大量の原水処理が可能であるため，都市部浄水場の大部分がこの方法を取っている．

### c. 消毒

　ろ過工程により，大部分の細菌や有機物質は除去されるが完全ではない．さらに，給配水中の病原微生物による汚染を防止するためにも最終段階で殺菌・消毒が行われる．水道水の殺菌処理には，塩素，二酸化塩素，次亜塩素酸塩類，オゾン，紫外線などが用いられるが，日本の水道では塩素剤を用いるように規定されている．

**(1) 塩素消毒の利点と欠点**　塩素消毒は殺菌作用が迅速・確実で，微量でも効果が高く安価なため対費用効果がよい．また残留性が高いため，殺菌効果が給水栓水まで持続するなど利点が多いが，クロラミン生成による塩素臭が生じ，原水中のフェノール類と反応して悪臭のあるクロロフェノールが生成することもある．また，原水中のフミン質（土壌中腐植質）と結合して発がん性を有するトリハロメタン類が生成するなどの短所もある．

**(2) 遊離残留塩素と結合残留塩素**　水に注入された塩素（$Cl_2$）は（1）式のように，加水分解により次亜塩素酸（HClO）を生成する．次亜塩素酸は弱酸であるため pH の上昇に伴い（2）式のように $H^+$ と次亜塩素酸イオン（$ClO^-$）に解離する．

$$Cl_2 + H_2O \rightleftarrows HCl + HClO \quad (1)$$
$$HClO \rightleftarrows ClO^- + H^+ \quad (2)$$

水中のHClO，ClO⁻は遊離残留塩素と呼ばれ殺菌力を有する．これらのうち，HClOはClO⁻より殺菌効果がはるかに強いため，殺菌力はHClOの存在率の高いpH 4～5でもっとも強くなり，pHが高くなると殺菌効果が低下する．なお，塩素の殺菌作用は，次亜塩素酸の酸化力により菌体膜が破壊され酵素を失活させるからといわれている．

水中にアンモニア，アミン類，アミノ酸などの窒素化合物が存在すると，(3)～(5)式のようにHClOと反応してクロラミン（$NH_2Cl$，$NHCl_2$，$NCl_3$）を生成する．

$NH_3$ + $HClO$ ⇌ $NH_2Cl$ + $H_2O$ (3)
$NH_2Cl$ + $HClO$ ⇌ $NHCl_2$ + $H_2O$ (4)
$NHCl_2$ + $HClO$ → $NCl_3$ + $H_2O$ (5)

クロラミンの生成量は，アンモニアとHClOの量比とpHや温度にも影響を受け，時間とともに変化する．中性付近でHClOが過剰でなければ，式(3)で生成するモノクロラミン（$NH_2Cl$）として安定に存在するが，HClOが多くなると式(4)の反応が起き，ジクロラミン（$NHCl_2$）が生成する．この反応は酸性のほうが速く，アルカリ性では遅い．さらに，十分量のHClOがあると式(5)のトリクロラミン（$NCl_3$）が生成するが，pH 5以下の酸性域での生成が多い．$NH_2Cl$と$NHCl_2$はHClOを生成するので，この両者を結合残留塩素という．結合残留塩素は遊離残留塩素に比べ，安定性は高いが殺菌力は1/20～1/100と弱い．

**(3) 残留塩素濃度**　日本の水道法での塩素処理に関する基準として，給水栓水の遊離残留塩素が0.1 mg/L（結合残留塩素の場合は0.4 mg/L）以上の濃度にするように規定されている．日本の浄水場では通常遊離残留塩素に基づく消毒が行われているので，給水栓水にはクロラミンはほとんど含まれない．また，次項で述べるように残留塩素は発がん性を有するトリハロメタンなどを生成しやすいことより，上限として1 mg/L以下に維持することが規定されている．

**(4) 塩素消毒副生成物**　原水中にはさまざまな有機物などが含まれ，塩素処理により副生成物が非意図的に生成することがある．なかでも，土壌中の腐植質に由来するフミン質（フミン酸やフルボ酸）との反応物であるトリハロメタン類は発がん性や変異原性を有する．トリハロメタンはメタンの4個の水素のうち3個がハロゲンで置換された物質を指し，クロロホルムを始め生成量の多い4種のトリハロメタン類（クロロホルム，ブロモジクロロメタン，ジブロモクロロメタン，ブロモホルム）を合わせて総トリハロメタンという **(図7.4)**．臭素を含むトリハロメタンは，水中の臭化物イオンが次亜塩素酸により酸化されて次亜臭素酸（HBrO）となり，フミン質などと反応して生成する．水道水の総トリハロメタン基準値は0.1 mg/L以下と規定されている．また，MX（3-chloro-4-(dichloromethyl)-5-hydroxy-2[5H]-furanone）という強力な発がん性・変異原性物質が生成していることも明らかとなっている **(図7.4)**．これらのほか，ハロアルデヒド，抱水クロラール，ハロ酢酸なども検出されている．トリハロメタン類は低沸点性で，水道水の煮沸により除去できる．

**(5) 高度浄水法**　原水の汚染が著しい地域では，水道水の水質向上のため高度浄水処理が行われている．高度処理には，曝気による有害な揮発性物質の除去，オゾンによる酸化分解処理，活性炭を用いた異臭物質の吸着除去，そして薬品凝集沈殿後の中間塩素処理などがある．これらの処置により，近年大都市部の上水道の水質はかなり改善されている．

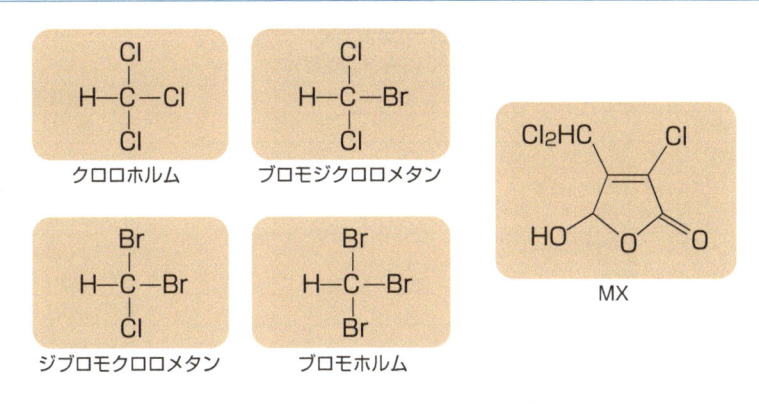

図7.4 トリハロメタン類とMXの構造

**(6) クリプトスポリジウム対策** クリプトスポリジウム原虫は，人のほかイヌ，ネコ，ニワトリなどの動物にも感染する人畜共通感染性病原体である．感染すると3〜6日で，激しい下痢，腹痛，発熱，嘔吐などの症状を呈して，死亡することもある．塩素処理に抵抗性のため，水道水が原因とみられる集団感染が報告されているので，原水の清浄化など対策が急がれている．

## D. 水道水の水質基準

水道水の水質は，水道法に基づく水質基準に関する厚生労働省令（2003（平成15）年5月30日改正）に規定されている．基準項目があり，水質基準を補完するものとして，水質管理目標設定項目および要検討項目がある．これら項目および基準値は2003年に大幅な改正がなされ，その後も最新の科学的知見に照らして逐次改正されている．本項では，2013年時点での項目および基準を記載している．

### a. 基準項目（50項目）

すべての水道水は，水道法に定めた水質基準に適合するものでなければならない．基準項目として，安全性・衛生状態の確保を定めた健康に関連する項目（1〜30）と機能的条件を定めた水道水が有すべき性状に関する項目（31〜50）の合計50項目が規定されている（**表7.1**）．健康に関する項目では，生涯に渡って連続的に摂取しても人の健康に影響が生じないように安全性を考慮して基準値が設定されている．細菌による汚染，無機・重金属関連化合物，有機塩素化合物などの汚染物質が規制されている．水道水が有すべき性状に関する項目では，色，濁り，臭気などの性状と，水道水質管理上留意すべき物質が設定されている．これら項目はすべての水道水に適用され，水質検査が義務づけられている．

### b. 水質管理目標設定項目（27項目，農薬類を1項目として含む）

水質基準として設定するほどの濃度で検出されていないが，今後，水道水中で検出される可能性があるものなど，水質管理において留意する必要がある項目が設定されている．農薬類，有機物等（過マンガン酸カリウム消費量），ニッケルおよびその化合物，亜硝酸態窒素，ジクロロアセトニトリル，抱水クロラールなどである．

表 7.1 水道水の水質基準(50 項目)
水道法(2013 年 4 月改訂)より

| | 項　目　名 | 水質基準値 |
|---|---|---|
| 1 | 一般細菌 | 100 個/mL 以下 |
| 2 | 大腸菌 | 検出されないこと |
| 3 | カドミウムおよびその化合物 | 0.003 mg/L 以下 |
| 4 | 水銀およびその化合物 | 0.0005 mg/L 以下 |
| 5 | セレンおよびその化合物 | 0.01 mg/L 以下 |
| 6 | 鉛およびその化合物 | 0.01 mg/L 以下 |
| 7 | ヒ素およびその化合物 | 0.01 mg/L 以下 |
| 8 | 六価クロム化合物 | 0.05 mg/L 以下 |
| 9 | シアン化物イオンおよび塩化シアン | 0.01 mg/L 以下 |
| 10 | 硝酸態窒素および亜硝酸態窒素 | 10 mg/L 以下 |
| 11 | フッ素およびその化合物 | 0.8 mg/L 以下 |
| 12 | ホウ素およびその化合物 | 1 mg/L 以下 |
| 13 | 四塩化炭素 | 0.002 mg/L 以下 |
| 14 | 1,4-ジオキサン | 0.05 mg/L 以下 |
| 15 | シス-1,2-ジクロロエチレンおよびトランス-1,2-ジクロロエチレン | 0.04 mg/L 以下 |
| 16 | ジクロロメタン | 0.02 mg/L 以下 |
| 17 | テトラクロロエチレン | 0.01 mg/L 以下 |
| 18 | トリクロロエチレン | 0.01 mg/L 以下 |
| 19 | ベンゼン | 0.01 mg/L 以下 |
| 20 | 塩素酸 | 0.6 mg/L 以下 |
| 21 | クロロ酢酸 | 0.02 mg/L 以下 |
| 22 | クロロホルム | 0.06 mg/L 以下 |
| 23 | ジクロロ酢酸 | 0.04 mg/L 以下 |
| 24 | ジブロモクロロメタン | 0.1 mg/L 以下 |
| 25 | 臭素酸 | 0.01 mg/L 以下 |
| 26 | 総トリハロメタン | 0.1 mg/L 以下 |
| 27 | トリクロロ酢酸 | 0.2 mg/L 以下 |
| 28 | ブロモジクロロメタン | 0.03 mg/L 以下 |
| 29 | ブロモホルム | 0.09 mg/L 以下 |
| 30 | ホルムアルデヒド | 0.08 mg/L 以下 |
| 31 | 亜鉛およびその化合物 | 1 mg/L 以下 |
| 32 | アルミニウムおよびその化合物 | 0.2 mg/L 以下 |
| 33 | 鉄およびその化合物 | 0.3 mg/L 以下 |
| 34 | 銅およびその化合物 | 1 mg/L 以下 |
| 35 | ナトリウムおよびその化合物 | 200 mg/L 以下 |
| 36 | マンガンおよびその化合物 | 0.05 mg/L 以下 |
| 37 | 塩化物イオン | 200 mg/L 以下 |
| 38 | カルシウム, マグネシウムなど(硬度) | 300 mg/L 以下 |
| 39 | 蒸発残留物 | 500 mg/L 以下 |
| 40 | 陰イオン界面活性剤 | 0.2 mg/L 以下 |
| 41 | ジェオスミン | 0.00001 mg/L 以下 |
| 42 | 2-メチルイソボルネオール | 0.00001 mg/L 以下 |
| 43 | 非イオン界面活性剤 | 0.02 mg/L 以下 |
| 44 | フェノール類 | 0.005 mg/L 以下 |
| 45 | 有機物(全有機炭素(TOC)の量) | 3 mg/L 以下 |
| 46 | pH 値 | 5.8 以上 8.6 以下 |
| 47 | 味 | 異常でないこと |
| 48 | 臭気 | 異常でないこと |
| 49 | 色度 | 5 度以下 |
| 50 | 濁度 | 2 度以下 |

#### c. 要検討項目（48項目）

毒性評価が定まらない，または水道水中での検出実態が明らかでないなどの理由で，水質基準や水質管理目標設定項目に分類できなかったもので，今後，必要な情報・知見の収集に努めていくべきものが設定されている．ダイオキシン類，過塩素酸などである．

#### d. 総農薬として検討対象とする農薬（102項目）

農薬については，規定以上に多く検出されるものがないため，水質基準が設定されていなかった．しかし，総量として検討すべきものとの考えで，それぞれの農薬について，検出値を目標値で割った値の和が1を超えないこととする総農薬方式が導入された．対象となる農薬については，各水道事業者などがその地域の状況を勘案して適切に選定することを基本としているが，検出状況，使用量などを勘案し，チウラム，ジマジン，チオベンカルブなど水道水中で検出される可能性の高い農薬がリストされている．この農薬類の評価値が水質管理目標設定項目の一つとなっている．

## 7.2 下水

下水とは，「下水道法」で「生活もしくは事業（耕作の事業を除く）に起因し，もしくは付随する廃水（以下，汚水という）または雨水をいう」と定義されている．つまり，下水は人間活動で汚染されたし尿も含む生活排水，工場などの事業所から排出される産業排水およびおもに都市部の雨水のことである．下水が未処理で環境中に排出されると水質汚濁の原因となるため適正な処理が必要である．下水を浄化処理する施設として，下水道が設けられている．下水道は「下水を排除するために設けられる排水施設（かんがい排水施設をのぞく），これに接続して下水を処理するために設けられる処理施設（し尿浄化槽を除く），またはこれらの施設を補完するために設けられる施設の総体をいう」と定義されている．

### A. 下水道と普及率

日本の上水道普及率は1980年には90%を越え，現在ほぼ全国で完備しているといえるが，下水道処理人口普及率（総人口に対する下水処理人口の割合）は77.8%（2015年現在）で，欧米諸国（ドイツ93%，英国97%，オランダ98%など）よりかなり低い．また，都市部での普及率は高いが郊外や農村地帯では低く，地域による普及率の差が著しい．そこで，普及率の向上のため，公共下水処理場から遠方の農村部集落や特定の団地や集合住宅などは，地域での排水処理施設の設置や合併処理浄化槽（し尿と雑排水を同時に処理する）設置の推進が行われている．

下水道には，公共下水道，流域下水道，都市下水道の3種がある．公共下水道は終末処理場を有する地方公共団体（おもに市町村）が管理する下水道で，おもに市街地の下水を回収・処理する．流域下水道は，2つ以上の市町村の下水を排水する終末処理場を伴った下水道で，都道府県が管理することが多い．都市下水道は，市街地の雨水などを排除するもので，おもに市町村が管理する下水管，溝などで，終末処理場はない．

## B. 下水処理法

　下水道で集められた下水は，下水処理場（下水道法では終末処理場と呼ぶ）で浄化処理を受け，河川や海域に排出される．下水の基本的処理法には，物理的処理をする一次処理（沈殿），生物的処理をする二次処理（活性汚泥法など），そして化学的・生物的処理を主とする三次処理（高度処理）がある．日本の多くの下水処理場では，一次処理と二次処理が行われている**（図 7.5）**．

### a. 一次処理

　下水に含まれる浮遊物質や砂などを物理的に除去する工程である．

　下水処理場の流入水の取り入れ口に位置し，粗大浮遊物質を格子スクリーンで取り除く．下水を沈砂池内を流速 0.2~0.3 m/ 秒程度で進行させ，取水された下水に含まれる砂などを除去する．最初沈殿池で沈砂池通過後の下水を 1.5 ～ 3 時間ほど滞留させ，沈砂池で除去できなかった有機性の浮遊物質の 30 ～ 50％を除去する．

### b. 二次処理

　微生物による有機物質の分解除去を行う工程である．

**活性汚泥法**　曝気槽で下水に空気を曝気し，好気性微生物の生育を促進し，下水中の有機物質を分解させる処理方法．好気性微生物の集団に浮遊物や汚泥が吸着し，凝集塊（フロック）が形成される．この凝集塊で有機物の酸化分解などが起き，さらにフロックが大きくなることで沈降性を持ち，次の最終沈殿池で活性汚泥は沈殿して浄化された上澄みとなる．活性汚泥の中には，多種多様な生物が生息しているが，良好な活性汚泥には好気性菌のほか，線虫，繊毛虫，輪虫などの原生生物がバランスよく成育している．最終沈殿池で分離された活性汚泥の一部は返送汚泥として曝気槽に戻され，残りは嫌気性処理施設で処理されたのち処分される．

　活性汚泥法は浄化率が高く短時間で処理でき，広い面積も必要でなく臭気も少ないなどの利点が多く，日本の多くの下水処理場で採用されている．処理条件が良いときで，下水 BOD（生物化学的酸素要求量）の 90％以上が除去できる．

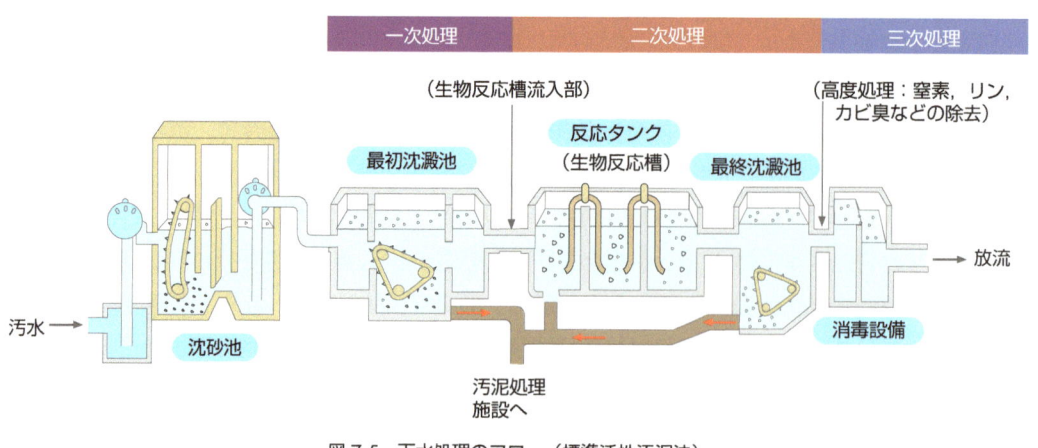

図 7.5　下水処理のフロー（標準活性汚泥法）
反応タンクでは空気を混入する

### c. 三次処理（高度処理）

　三次処理とは，二次処理までで除去しきれない有機物および富栄養化の原因なる窒素，リンなどの栄養塩類を除去するためのもので，高度処理とも呼ばれている．三次処理は処理コストが高価なため，下水処理排出水に対応して導入されている．

**(1) 有機物の除去**　凝集沈殿法や活性炭吸着法が行われる．凝集沈殿法は硫酸アルミニウムや硫酸鉄などの無機系凝集剤やポリアクリルアミドのような高分子凝集剤を用いて，安定で除去しにくいコロイド状無機物や有機物を凝集させたのち沈殿させる方法である．活性炭吸着法は疎水性の活性炭表面に下水中の可溶性汚濁物質や有機リンなどを吸着させて除去する方法である．

**(2) 窒素除去**　下水中のアンモニア性窒素はアルカリ性にして曝気することにより，アンモニアガスとして除去する．また，生物学的硝化脱窒素法として，微生物を使い，好気的条件と嫌気的条件を組み合わせることにより，アンモニア性窒素を亜硝酸，硝酸性窒素へと変換し，最終的に，窒素にして除去する．

**(3) リンの除去**　凝集沈殿法で沈殿させるほか，生物的処理として，嫌気好気活性汚泥法が用いられる．これは，ポリリン酸蓄積細菌が嫌気下ではリンを放出するが，好気下では放出した以上のリンを取り込む性質を利用して活性汚泥にリンを取り込ませる方法である．

表 7.2　一律排出水基準（健康項目）

| 有害物質の種類 | 許容限度 |
| --- | --- |
| カドミウムおよびその化合物 | 0.1 mg/L |
| シアン化合物 | 1 mg/L |
| 有機燐化合物（パラチオン，メチル パラチオン，メチルジメトンおよび EPN に限る） | 1 mg/L |
| 鉛およびその化合物 | 0.1 mg/L |
| 六価クロム化合物 | 0.5 mg/L |
| ヒ素およびその化合物 | 0.1 mg/L |
| 水銀およびアルキル水銀その他の水銀化合物 | 0.005 mg/L |
| アルキル水銀化合物 | 検出されないこと |
| ポリ塩化ビフェニル | 0.003 mg/L |
| トリクロロエチレン | 0.3 mg/L |
| テトラクロロエチレン | 0.1 mg/L |
| ジクロロメタン | 0.2 mg/L |
| 四塩化炭素 | 0.02 mg/L |
| 1,2-ジクロロエタン | 0.04 mg/L |
| 1,1-ジクロロエチレン | 1 mg/L |
| シス-1,2-ジクロロエチレン | 0.4 mg/L |
| 1,1,1-トリクロロエタン | 3 mg/L |
| 1,1,2-トリクロロエタン | 0.06 mg/L |
| 1,3-ジクロロプロペン | 0.02 mg/L |
| チウラム | 0.06 mg/L |
| シマジン | 0.03 mg/L |
| チオベンカルブ | 0.2 mg/L |
| ベンゼン | 0.1 mg/L |
| セレンおよびその化合物 | 0.1 mg/L |
| ホウ素およびその化合物 | 海域以外 10 mg/L<br>海域 230 mg/L |
| フッ素およびその化合物 | 海域以外 8 mg/L<br>海域 15 mg/L |
| アンモニア，アンモニウム化合物亜硝酸化合物および硝酸化合物 | 100 mg/L* |
| 1,4-ジオキサン | 0.5 mg/L |

＊アンモニア性窒素に 0.4 を乗じたもの，亜硝酸性窒素および硝酸性窒素の合計量

表 7.3　一律排出水基準(生活環境項目)

| 生活環境項目 | 許容限度 |
|---|---|
| 水素イオン濃度(pH) | 海域以外 5.8〜8.6<br>海域 5.0〜9.0 |
| 生物化学的酸素要求量(BOD) | 160 mg/L<br>(日間平均 120 mg/L) |
| 化学的酸素要求量(COD) | 160 mg/L<br>(日間平均 120 mg/L) |
| 浮遊物質量(SS) | 200 mg/L<br>(日間平均 150 mg/L) |
| ノルマルヘキサン抽出物質含有量<br>(鉱油類含有量) | 5 mg/L |
| ノルマルヘキサン抽出物質含有量<br>(動植物油脂類含有量) | 30 mg/L |
| フェノール類含有量 | 5 mg/L |
| 銅含有量 | 3 mg/L |
| 亜鉛含有量 | 2 mg/L |
| 溶解性鉄含有量 | 10 mg/L |
| 溶解性マンガン含有量 | 10 mg/L |
| クロム含有量 | 2 mg/L |
| 大腸菌群数 | 日間平均 3000 個 /cm$^3$ |
| 窒素含有量 | 120 mg/L<br>(日間平均 60 mg/L) |
| リン含有量 | 16 mg/L<br>(日間平均 8 mg/L) |

## C.　下水の排水基準

　公共下水道には一般家庭からだけでなく，工場など事業所からの排水も流入している．事業所から公共下水道へ流出する下水の排除基準は終末処理場（下水処理場）を管理する地方自治体によって規定されている．一方，下水処理場への流入水および処理後の排出水の水質基準は下水道法で一律排水基準として規定されている．内容として，健康項目で有害物質 28 項目（**表 7.2**），生活関連項目で pH などの水質 15 項目(**表 7.3**)の基準を規定している．

# 7.3　水質汚濁

## A.　水質汚濁の発生源

　河川や湖沼など表流水には汚染物質が混入しても浄化する能力がある．これを水の自浄作用といい，物理学的作用，化学的作用および生物学的作用がある．
・物理学的作用：希釈，沈殿，拡散，ろ過など
・化学的作用：溶存酸素による可溶性金属イオン類の酸化による沈殿など
・生物学的作用：微生物によるおもに有機物質の好気的，嫌気的分解など
　しかし，浄化能力を超える汚染物質の流入によって水質が悪化することがあり，これを水質汚濁と呼んでいる．水質汚濁の原因として生活排水，産業排水，農畜産排水および自然排水がある．
・生活排水：おもに下水道未整備地域の一般家庭排水で有機物や洗剤に含まれるリンなどを多

く含む
- 産業排水：工場など事業所からの排水で特異的な汚染物質を含む．現在は事業所ごとの排出基準があり水質汚濁への寄与は低下している
- 農畜産排水：有機物，肥料などの窒素，リン類を多く含む
- 自然排水：おもに，雨水による市街地，山野および農地からの出水．地域特異的な土壌成分を含む

## B. 水質汚濁による富栄養化

水中のリン，窒素，炭素などの栄養塩類濃度が高まることを富栄養化という．富栄養化により栄養塩類と光合成で生育する植物プランクトンの異常増殖が起こる．藻類の中には，カビ臭であるジオスミンや 2-メチルイソボルネオールなどを産生するものもあり異臭の原因となる．また，藻類の腐敗による溶存酸素低下が原因となり水生生物の致死を引き起こすこともある．

> **コラム　富栄養化と赤潮**
>
> 1960〜70 年代，高度成長により日本の各地に工場が建設され大量の汚濁水を排出し始めた．また，都市部を中心に急速な人口増加が起きたが公共下水道の整備率は低く，し尿が直接河川などに排出されるなど，河川，湖沼や海域の水環境が急速に悪化した．特に気温が高くなる夏場には，湖沼や瀬戸内海，東京湾，大阪湾など広域的な閉鎖性海域で，赤潮と呼ばれる特異的プランクトンの大発生が起き，水の汚濁や低酸素化による水生生物の死滅などがみられはじめた．赤潮発生は養殖産業への影響が大きく，莫大な被害と損害が生じた．また，死滅したプランクトンや水生生物の腐敗により悪臭も発生した．赤潮の原因プランクトンの中には毒性を持つものもあり，毒素が魚介類に蓄積し人への健康被害が起きることもある．赤潮発生の最も大きな原因は水域の富栄養化で，特に植物プランクトンの生育に必要なリンおよび窒素分の増加が，プランクトンの爆発的な増殖を促進させている．さらに，河川や海岸が人工岸壁となり，栄養塩類を消費する生物を育成する干潟が少なくなったことも原因とされている．海域では赤潮以外に青潮も発生している．これは底質に蓄積した栄養塩類や有機物質が微生物で分解されることにより酸素消費が進み貧酸素状態を起こし，それにより発生する硫化水素など硫黄化合物のため海域が青くみえることに由来する．赤潮や青潮の発生を防ぐために，工場排水などの排水基準を厳しくしたり，洗剤に含まれるリン酸塩を少なくするなど環境基準を整備するなどのほか，人工干潟の作成などの対策が行われ，現在では発生は低下してきている．

## C. 水質汚濁の指標

以下の指標に関して水域の汚濁の環境基準が設定されている.

### a. pH
河川, 湖沼など淡水域では通常 pH 6~8 で, 海域では pH 8 付近である. 人為的汚染物質の流入や土壌により影響を受ける.

### b. 浮遊物質 (suspended solid : SS)
不溶性物質で直径 2 mm 以下の懸濁物質のことで, 濁りの指標として測定される. 試料をそのまま蒸発乾固した重量からろ過後に蒸発乾固した重量を引いた値で表す. SS が高くなると, 水の透明度の低下, 水生植物の光合成妨害や魚介類のエラ呼吸障害などが起きる.

### c. 溶存酸素 (dissolved oxygen : DO)
水に溶存している酸素濃度 (mg/L) のことで, 清浄な表流水では 7~9 mg/L である. 有機物質による汚染があると生物に好気的に分解され, その時溶存酸素が消費されるため低下する. 魚類の生育には 5 mg/L 以上必要である. 測定法としてウインクラー法がある.

### d. 生物化学的酸素要求量 (biochemical oxygen demand : BOD)
好気性微生物が水中の有機物を分解するときに消費する酸素量 (mg O/L) を表すもので, 有機物による汚染を数値化したものである. おもに, 河川での有機物質汚濁の指標とされている. アンモニアや亜硝酸のような無機物質も微生物による酸化を受け DO を消費するので値に含まれることがある. 測定は, 20℃, 5 日間の微生物分解で消費される DO で表される. BOD が高値の場合は, 水の有機物汚染が大きい.

### e. 化学的酸素要求量 (chemical oxygen demand : COD)
水中の有機物などを酸化剤によって酸化分解するときに必要な酸化剤の量を酸化に必要な酸素量 (mg O/L) として表したもので, 湖沼や海域での有機物質汚濁の指標とされている. 湖沼や海域には DO に影響する光合成プランクトンや植物性プランクトンが生息するため, BOD でなく COD が用いられている. 測定法として, 酸性高温過マンガン酸法, アルカリ性過マンガン酸法, 重クロム酸法などがある. アルカリ性過マンガン酸法は塩化物イオンの影響を受けにくいので海域での環境基準の試験法に採用されている. COD が高値の場合は水の汚れの程度が大きい.

### f. n-ヘキサン抽出物
n-ヘキサンによって抽出される鉱物油, 動物油, 植物油など不揮発性油分の量を表し, 海域などでの油分による汚染を知る指標として用いられている.

### g. 全窒素および全リン
水中の有機態と無機態の窒素化合物の総量が全窒素, リン化合物の総量が全リンである. これらは栄養塩類で, 水域の富栄養化の指標として用いられる.

### h. 大腸菌群
大腸菌はし尿由来の微生物で, し尿による水域の汚染の程度を示す指標として用いられる. 大腸菌群とは, グラム陰性無芽胞桿菌で乳糖を分解して酸と二酸化炭素を発生する好気性または通性嫌気性菌を指す.

i. その他：有害物質類

　生活環境や健康に影響を及ぼす有害物質として，重金属類（銅，亜鉛，鉄，マンガン，クロム，カドミウム，ヒ素，鉛，水銀など）や PCB をはじめとする有機塩素系化合物，有機リン系化合物，アルキル水銀，フェノール類などの環境基準値が規定されている．これらは一部土壌由来のもの（ヒ素，カドミウムなど）を除き，産業排水混入による汚染が多い．

## D.　水質汚濁にかかわる環境基準

　水質汚濁を防止して，健全な水環境を維持し生態系を保護することにより，人の健康や地球環境が維持されている．環境基本法に基づく水環境保護のための環境基準には，「人の健康の保護に関する環境基準（健康項目）」と「生活環境の保全に関する環境基準（生活環境項目）」がある．これらの環境基準は，河川や海域などを管理する地方自治体により，定期的に測定・監視されている．また，1995 年より「水道水源法」により水道水源水域におけるトリハロメタン生成能の測定が行われている．さらに，2000 年には「ダイオキシン類対策特別措置法」が施行され，ダイオキシン類の環境基準値も規定されている．

### a. 人の健康の保護に関する環境基準

　人の健康を保護する基準は地域による違いがないため，日本国内のすべての公共用水域（河川，湖沼および海域）において「人の健康の保護に関する環境基準（健康項目）」が適用されている（**表 7.4**）．この健康項目では，重金属，有機塩素系化合物，農薬などの 27 物質に関して環境基

表 7.4　人の健康の保護に関する環境基準（健康項目）

| 項目 | 基準値 |
| --- | --- |
| カドミウム | 0.003 mg/L 以下 |
| 全シアン | 検出されないこと |
| 鉛 | 0.01 mg/L 以下 |
| 六価クロム | 0.05 mg/L 以下 |
| ヒ素 | 0.01 mg/L 以下 |
| 総水銀 | 0.0005 mg/L 以下 |
| アルキル水銀 | 検出されないこと |
| PCB | 検出されないこと |
| ジクロロメタン | 0.02 mg/L 以下 |
| 四塩化炭素 | 0.002 mg/L 以下 |
| 1,2-ジクロロエタン | 0.004 mg/L 以下 |
| 1,1-ジクロロエチレン | 0.1 mg/L 以下 |
| シス-1,2-ジクロロエチレン | 0.04 mg/L 以下 |
| 1,1,1-トリクロロエタン | 1 mg/L 以下 |
| 1,1,2-トリクロロエタン | 0.006 mg/L 以下 |
| トリクロロエチレン | 0.03 mg/L 以下 |
| テトラクロロエチレン | 0.01 mg/L 以下 |
| 1,3-ジクロロプロペン | 0.002 mg/L 以下 |
| チウラム | 0.006 mg/L 以下 |
| シマジン | 0.003 mg/L 以下 |
| チオベンカルブ | 0.02 mg/L 以下 |
| ベンゼン | 0.01 mg/L 以下 |
| セレン | 0.01 mg/L 以下 |
| 硝酸性窒素および亜硝酸性窒素 | 10 mg/L 以下 |
| フッ素 | 0.8 mg/L 以下 |
| ホウ素 | 1 mg/L 以下 |
| 1,4-ジオキサン | 0.05 mg/L 以下 |

準が設定されているが，なかでも健康影響の大きい全シアン，アルキル水銀，PCBは検出されないこととされている．

また，1993年より「人の健康の保護に関連する物質ではあるが，公共用水域等における検出状況等からみて，直ちに環境基準とはせず，引き続き知見の集積に努めるべき物質」として，クロロホルムやトルエンなどを含む要監視項目が設置された．その後項目の改正があり，2009年より26項目の指針値が規定されている．

#### b. 生活環境の保全に関する環境基準（生活環境項目）

水域の環境や生物の保全を目的として，河川，湖沼，海域の3つ公共用水域をさらに利用目的により分類して，規制項目および基準値を設定している．pH，BODあるいはCOD，DO，大腸菌群，SS（海域は除く）などの基準値が規定されている．また，湖沼や海域では，富栄養化の指標である全窒素および全リンの基準値が規定されている．さらに，全水域で水生生物保全環境基準として，全亜鉛と環境ホルモンであるノニルフェノールの基準値も新たに設定されている．さらに，2013年には洗剤成分である直鎖アルキルベンゼンスルホン酸およびその塩も加えられた．

## E. 汚染の現状と対策

環境省が全国の公共用水域水質測定結果をまとめて毎年公表している．2011年の結果では，健康項目全体の環境基準達成率は98.9%で，基準値超過がカドミウム，鉛，ヒ素などでみられているが，おもな原因としては自然由来が最も多い．このことより，公共用水域に関してはほぼ環境基準が達成されているといえる．

生活環境項目のうち有機物質汚染の指標であるBODあるいはCODは，河川での環境基準達成率が全国で93.0%である（**図7.6**）．これは下水道普及率との関連が高いと考えられる．一方，湖沼では53.7%，海域では78.4%と河川より達成率が低いが，20年ほど大きな変化はみられ

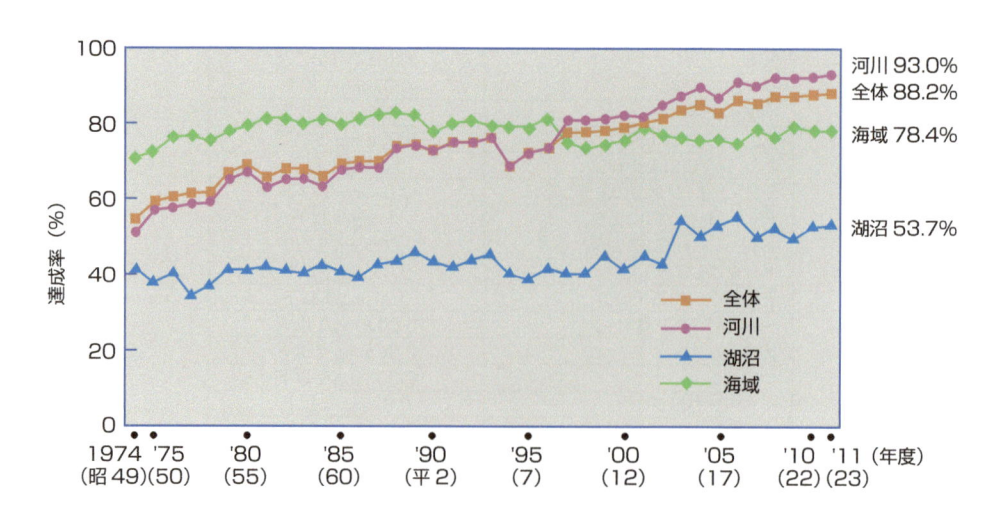

図7.6 環境基準達成率（BODまたはCOD）の推移
［資料：環境省，平成23年度公共用水域水質測定結果］

ないことより，流入する汚染だけでなく生育生物の影響などが考えられている．有機物質汚染の大きな原因となる植物プランクトンや藻類などの生育に関連する栄養塩類である全窒素および全リンに関しては，湖沼で47.9%，海域で84.8%と達成率が低い．特に閉鎖水域である湖沼での富栄養化がCOD基準達成率の低下に関連しているといえる．

「水質汚濁防止法」により工場・事業所排水の規制が進み，水環境の汚染対策は一般家庭排水が対象となってきている．今後は下水道など終末処理の高度化や水循環の適正化などで，湖沼や海域などの有機汚濁，富栄養塩類の低下を目指していかなければならない．

> **コラム 医薬品による水環境汚染**
>
> 1990年頃より，欧米を中心に河川から医薬品成分が検出されるという報告が多数出され問題となりはじめた．驚くべきことに，河川水，下水の流入流出水だけではなく，飲料水からも医薬品類がng~µg/Lの濃度で検出されている．検出された医薬品類は多種多様で，人用だけではなく動物家畜用医薬品類のほか，一般的に使用されている洗剤，シャンプー，化粧品，芳香剤など生活関連製品に含まれる化学物質も含まれることより，これらは「医薬品および生活関連化学物質」(pharmaceuticals and personal care products : PPCPs)による汚染といわれている．医薬品類は生理作用を目的として合成されており，微量でも作用を起こすことが懸念される．また，人への健康影響だけでなく水生生物を始め生態系への影響も考えられる．実際，抗うつ薬のオギザゼパムが河川水から検出される濃度で魚類の行動異常を起こすなど，生態系への影響が多く報告されている．医薬品汚染の最も大きな原因は，私たちが毎日服用する医薬品がし尿などを通して環境中に流出したものである．下水処理での除去率は医薬品の化学的性質によって異なり，除去されきらず環境中に排出されているものも多い．さらに，農薬と異なり医薬品は環境動態試験が行われておらず，環境中で動物や植物などにより生物濃縮したり，太陽光や土壌菌などの環境因子により毒性のある物質に変換することが懸念される．このような医薬品による環境汚染を防止するために，米国やEUでは新規医薬品申請に環境毒性試験の実施も必要になってきている．日本では，現在検討中であるが，同様の規制が行われる予定である．

# 8. 土と土壌汚染，地盤沈下

## 8.1　土と土壌汚染

　良好な土壌は，食卓に上がる農作物を育むことを考えると，人の健康の維持増進に間接的に寄与している観点から極めて重要である．その土壌が有害物質に汚染されたなら，汚染地域住民のみならず，その地域で生産された農作物を摂取した国民の健康を害する可能性がある．わが国において土壌汚染による被害が社会的問題として大きく取り上げられるようになったのは，明治初期の足尾銅山鉱毒事件が原点といわれている．足尾銅山から重金属を含む鉱山廃水が渡良瀬川に流入した結果，川に生息する魚類に異常を引き起こした．それだけではなく，たびたび繰り返される洪水によって重金属を含む河川水や堆積物が広大な農耕地へと流出し，農作物に多大なる被害をもたらした．明治後期には，神岡鉱山（現在の岐阜県飛騨市）の廃水による富山県神通川の汚染および流域の土壌汚染が原因となり，農作物が減収し，汚染農作物を摂取した人々に原因不明の奇病が発生した．これは，のちにカドミウム過剰摂取による骨軟化症（いわゆるイタイイタイ病）であることが明らかとなった．そのほか，大正時代には宮崎県土呂久鉱山でのヒ素汚染が知られている．このように，わが国における土壌汚染の被害は，鉱山からの重金属排水の河川への流水に始まり，土壌を介して農作物被害および人の健康被害へと繋がっている．

### A. 土と土壌汚染とは

　土壌汚染とは，「基準値を超えた特定有害物質が土壌中に存在する状態」をいう．土壌汚染経路としては，人為的活動によって生じた汚染と，自然現象によって生じた汚染に大別される．この2つの土壌汚染は，いずれも人の健康に影響を及ぼす可能性があるため，土地の所有者あるいは汚染原因者は汚染土壌を除去するなどの措置を講ずる必要がある．

　土壌汚染に対応するための法律としては，1970（昭和45）年に「農用地の土壌の汚染防止等に関する法律」（農用地土壌汚染防止法）が公布された．農用地土壌汚染防止法は，「農用地の土壌の特定有害物質による汚染の防止及び除去並びにその汚染に係る農用地の利用の合理化を図るために必要な措置を講ずることにより，人の健康をそこなうおそれがある農畜産物が生産され，又は農作物等の生育が阻害されることを防止し，もつて国民の健康の保護及び生活環境の保全に資す

る」ことを目的としている．これにより，農用地に限った規制ではあるが，銅，カドミウム，ヒ素が特定有害物質として規制対象に定められた．これらはいずれも鉱毒事件（足尾銅山鉱毒事件，神岡鉱山イタイイタイ病，土呂久鉱山ヒ素中毒）の関連物質である．市街地の汚染に関しては，当時，農用地に対する対応が急務であったこと，市街地の汚染状況が把握できていなかったことから，対応が遅れていた．しかしながら，近年，市街地においても，過去に蓄積した有害物質による土壌汚染問題が顕在化するようになり，1991（平成3）年「土壌の汚染に係る環境基準（土壌環境基準）」が告示された．その後，土壌汚染に対する法整備が社会的に強く望まれ，2002（平成14）年に「土壌汚染対策法」が成立，翌2003年に施行された．土壌汚染対策法は，「土壌汚染の状況の把握に関する措置及びその汚染による人の健康被害の防止に関する措置を定めることにより，土壌汚染対策の実施を図り，もって国民の健康を保護する」ことを目的としている．

## B. 土壌汚染による健康影響

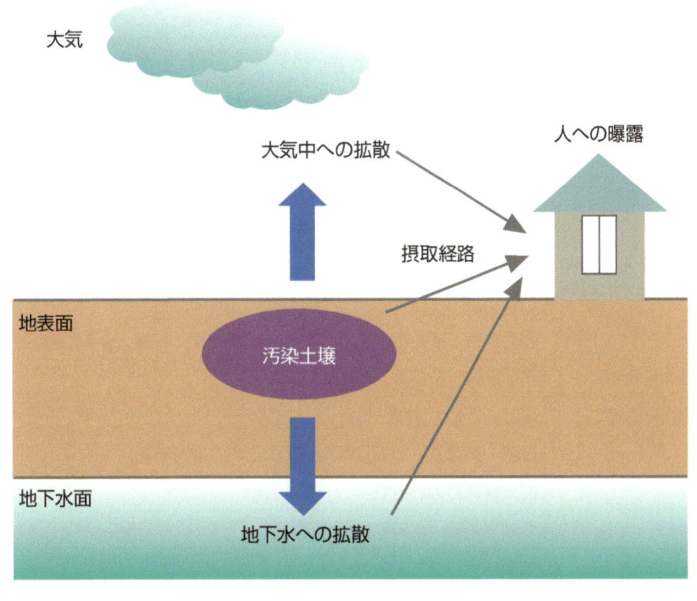

土壌汚染物質は，私たちの生活環境中に拡散し，人々に健康被害を及ぼす（**図8.1**）．汚染物質の拡散パターンは，汚染物質そのものの化学的性質に大きく依存している．土壌汚染対策法では，人の健康を害する可能性のある化学物質（特定有害物質）に基準値が設けられており，大きく3つの化合物グループに分けることができる．揮発性有機化合物（VOC，第一種特定有害物質），重金属など（第二種特定有害物質），および農薬やポリ塩化ビフェニル（PCB）など（第三種特定有害物質）である．第一種特定有害物質には，ベンゼンおよび10種の塩素系脂肪族炭化水素が指定されており，これらは揮発性が高いため汚染源の一部は大気中に拡散する．また，塩素系脂肪族炭化水素は分解されにくいため，地下水中にも溶け込み地下水汚染を引き起こす．第二種特定有害物質としては，重金属類（9種）が分類されている．これらの多くは人や動植物にとって必須

図8.1 土壌汚染物質の拡散と人の曝露経路

微量元素であるが，過剰に摂取した場合に中毒症状が生じる．重金属類のうち，一部は雨水とともに地下水へと浸透するが，土壌に吸着されやすく地下水汚染を起こしにくいと考えられる．したがって，土壌汚染対策法では，土壌溶出量とともに土壌含有量に基準を設けている．第三種特定有害物質のうち，農薬としてはトリアジン系除草剤（シマジン），カルバメート系殺虫剤（チオベンカルブ），ジチオカルバメート系殺虫剤（チウラム）および有機リン系殺虫剤（パラチオン，メチルパラチオン，メチルジメトン，EPN）が指定されている．農薬は，直接作物や土壌に散布するため広範囲に拡散しやすい．

土壌汚染対策法で指定されている 26 物質とその代表的な毒性を表 8.1 に示す．

表 8.1　土壌汚染対策法の指定有害物質による毒性

| | 特定有害物質 | 健康影響 |
|---|---|---|
| 第一種特定有害物質 | クロロエチレン | おもな共通する毒性<br>急性毒性：中枢神経障害，腎・肝障害<br>慢性毒性：皮膚炎，肺水腫 |
| | 四塩化炭素 | |
| | 1,2-ジクロロエタン | |
| | 1,1-ジクロロエチレン | |
| | シス-1,2-ジクロロエチレン | |
| | 1,3-ジクロロプロペン | |
| | ジクロロメタン | |
| | テトラクロロエチレン | |
| | 1,1,1-トリクロロエタン | |
| | 1,1,2-トリクロロエタン | |
| | トリクロロエチレン | |
| | ベンゼン | 急性毒性：中枢神経障害<br>慢性毒性：造血機能障害，再生不良性貧血，白血病 |
| 第二種特定有害物質 | カドミウムおよびその化合物 | 急性毒性：消化器症状，呼吸器症状，間質性肺炎<br>慢性毒性：呼吸器障害，腎障害（おもに近位尿細管機能の異常） |
| | 六価クロム化合物 | 鼻中隔穿孔，肺がん，アレルギー性皮膚炎 |
| | シアン化合物 | 急性毒性：めまい，頭痛，嘔吐，脈拍促進，呼吸停止，死亡<br>慢性毒性：眼の刺激 |
| | 水銀およびその化合物 | 無機水銀：腎障害（近位尿細管上皮障害）<br>有機水銀：中枢神経障害（求心性視野狭窄，ハンターラッセル症候群），先天性異常 |
| | セレンおよびその化合物 | 急性毒性：粘膜刺激，頭痛，呼吸不全<br>慢性毒性：神経障害 |
| | 鉛およびその化合物 | 無機鉛：貧血，消化器症状，神経症状，腎障害，腹部疝痛<br>有機鉛：中枢神経障害 |
| | ヒ素およびその化合物 | 急性毒性：接触性皮膚炎，結膜炎，上気道刺激<br>慢性毒性：手足の角化，体幹部等の黒皮症・白斑，多発性神経炎 |
| | フッ素およびその化合物 | 粘膜刺激，皮膚炎，貧血，肺気腫 |
| | ホウ素およびその化合物 | 嘔吐，下痢，頭痛 |
| 第三種特定有害物質 | シマジン | 肝臓・神経系・心血管系障害のおそれ，胎児毒性 |
| | チオベンカルブ | 肝・腎障害のおそれ |
| | チウラム | 咽頭通，咳，皮膚炎，腎障害 |
| | ポリ塩化ビフェニル（PCB） | 塩素痤瘡，発疹，異常色素沈着 |
| | 有機リン化合物 | ムスカリン様症状，ニコチン様症状，交感神経症状，中枢神経症状 |

## C. 土壌汚染にかかわる環境基準，現状，対策

### a. 環境基準

　農用地土壌汚染防止法では，銅，カドミウム，ヒ素の基準値が定められており，これを超える汚染が見られる場合，都道府県知事が対策地域を指定する．カドミウムについては米に含まれるカドミウム量が米 1 kg につき 0.4 mg 以上，銅については土壌に含まれる銅量が土壌 1 kg につき 125 mg 以上，ヒ素については土壌に含まれるヒ素量が土壌 1 kg につき 15 mg 以上，これらの条件を満たす場合，適切な措置を講ずる必要がある．カドミウムだけが米に含まれる量で規制されているのは，イネがマンガンを取り込む過程で土壌中のカドミウムを取り込んでしまうためカドミウムが米に蓄積しやすいこと，また，日本人はおもに米からカドミウムを摂取していることが関係している．

　土壌汚染対策法により定められている特定有害物質の基準値を**表 8.2** に示す．特定有害物質に

表 8.2　土壌汚染対策法の土壌溶出量基準と土壌含有量基準

| | | 土壌溶出量基準<br>(検液 1 L 中) | 土壌含有量基準<br>(土壌 1kg 中) |
|---|---|---|---|
| 第一種特定有害物質（揮発性有機化合物） | クロロエチレン | 0.002 mg 以下 | |
| | 四塩化炭素 | 0.002 mg 以下 | |
| | 1,2-ジクロロエタン | 0.004 mg 以下 | |
| | 1,1-ジクロロエチレン | 0.02 mg 以下 | |
| | シス-1,2-ジクロロエチレン | 0.04 mg 以下 | |
| | 1,3-ジクロロプロペン | 0.002 mg 以下 | |
| | ジクロロメタン | 0.02 mg 以下 | |
| | テトラクロロエチレン | 0.01 mg 以下 | |
| | 1,1,1-トリクロロエタン | 1 mg 以下 | |
| | 1,1,2-トリクロロエタン | 0.006 mg 以下 | |
| | トリクロロエチレン | 0.03 mg 以下 | |
| | ベンゼン | 0.01 mg 以下 | |
| 第二種特定有害物質（重金属など） | カドミウムおよびその化合物 | カドミウム 0.01 mg 以下 | カドミウム 150 mg 以下 |
| | 六価クロム化合物 | 六価クロム 0.05 mg 以下 | 六価クロム 250 mg 以下 |
| | シアン化合物 | シアン不検出 | 遊離シアン 50 mg 以下 |
| | 水銀およびその化合物 | 水銀 0.0001 mg 以下，かつアルキル水銀不検出 | 水銀 15 mg 以下 |
| | セレンおよびその化合物 | セレン 0.01 mg 以下 | セレン 150 mg 以下 |
| | 鉛およびその化合物 | 鉛 0.01 mg 以下 | 鉛 150 mg 以下 |
| | ヒ素およびその化合物 | ヒ素 0.01 mg 以下 | ヒ素 150 mg 以下 |
| | フッ素およびその化合物 | フッ素 0.8 mg 以下 | フッ素 4,000 mg 以下 |
| | ホウ素およびその化合物 | ホウ素 1 mg 以下 | ホウ素 4,000 mg 以下 |
| 第三種特定有害物質（農薬など） | シマジン | 0.003 mg 以下 | |
| | チオベンカルブ | 0.02 mg 以下 | |
| | チウラム | 0.006 mg 以下 | |
| | ポリ塩化ビフェニル(PCB) | 不検出 | |
| | 有機リン化合物* | 不検出 | |

＊パラチオン，メチルパラチオン，メチルジメトン，EPN に限る

よる土壌の汚染状態がこれらの値を超過した場合，その地域は「要措置区域」あるいは「形質変更時要届出区域」に指定される．要措置区域とは，土壌汚染の摂取経路（人々が特定有害物質に曝露されうる経路）があり，健康被害が生ずるおそれがあるため，汚染の除去などの措置が必要な区域のことを示す．一方，形質変更時要届出区域とは，土壌汚染の摂取経路がなく，健康被害が生ずるおそれがないため，汚染の除去などの措置が不必要な区域（摂取経路の遮断が行われた地域を含む）のことを示す．したがって，要措置区域であったとしても，摂取経路が遮断されれば，形質変更時要届出区域となる．

### b. 現状

2011（平成 23）年度までに都道府県・政令市が把握した土壌汚染事例の累計は，調査事例が 13,954 件，基準不適合事例が 7,022 件である．2011（平成 23）年度には，土壌汚染調査事例は 1,961 件であり，そのうち 943 件が基準不適合事例である**（図 8.2）**．土壌汚染事例件数の推移からわかるように，2002（平成 14）年度の土壌汚染対策法の施行が大きな機会となり，土壌汚染事例件数が増加している．

土壌汚染の特定有害物質別の要措置区域等指定件数を**図 8.3** に示す．2011（平成 23）年度には，重金属類による基準不適合事例件数が極めて多く，ついで VOC による件数が多い．農薬および PCB による不適合事例件数はまれである．原因物質別では，VOC はテトラクロロエチレン，トリクロロエチレン，シス -1,2- ジクロロエチレンの順に多く，重金属類は鉛およびその化合物，フッ素およびその化合物，ヒ素およびその化合物の順に不適合件数が多かった．この傾向は，2011（平成 23）年度に限ったものではない．

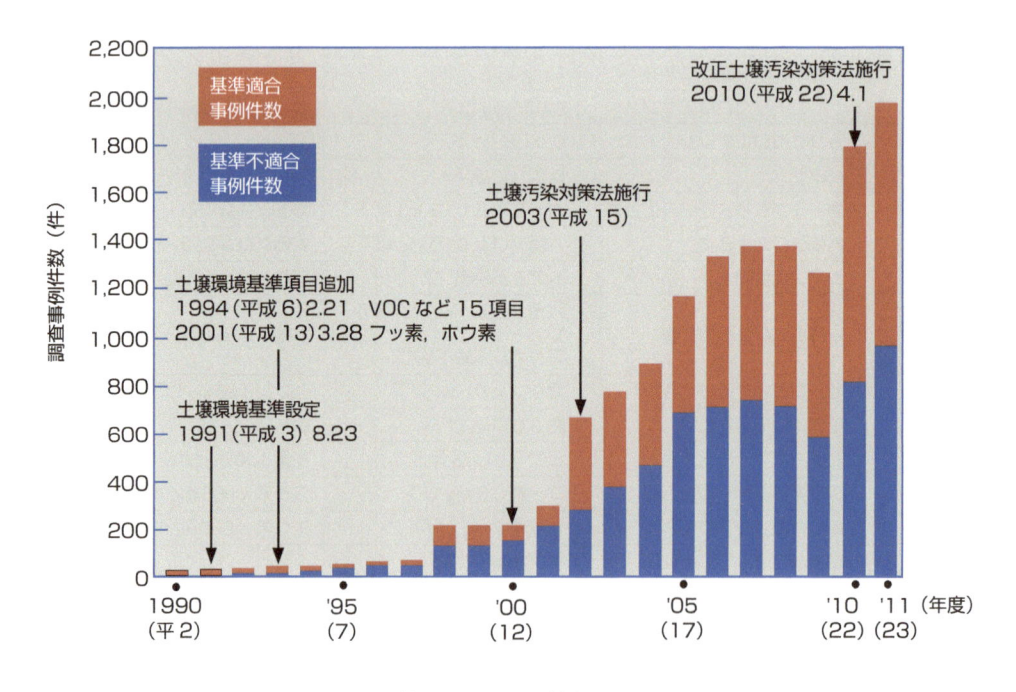

図 8.2 土壌汚染調査事例と基準不適合事例件数
[資料：平成 23 年度土壌汚染対策法の施行状況及び土壌汚染調査・対策事例等に関する調査結果，p.55]

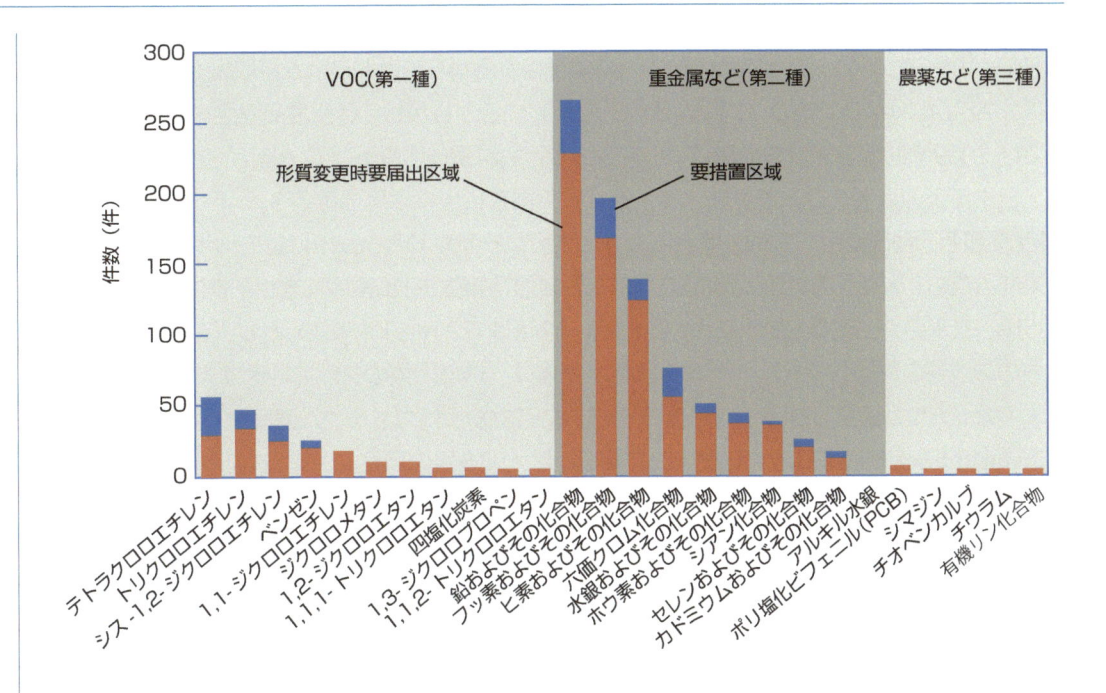

図 8.3　特定有害物質別の要措置区域等指定件数（2011（平成 23）年度，複数回答有）
［資料：平成 23 年度土壌汚染対策法の施行状況及び土壌汚染調査・対策事例等に関する調査結果, p.35］

### c. 対策

　土壌汚染対策法の目的の一つは，汚染を無くすのではなく，汚染された土壌を適切に管理していくことにある．したがって，土壌汚染基準不適合のため都道府県知事などにより要措置区域に指定された場合，その土地の所有者などは汚染状況および利用目的に応じて適切に対応する必要がある．通常は，土壌汚染の摂取経路を，汚染されていない土壌やコンクリートなどで物理的に遮断する対策工法（封じ込め）がとられる．しかし，特別な場合には，汚染された土壌を浄化や除去する工法（土壌汚染の除去）がとられる．一方，形質変更時要届出区域の指定を受けた場合は，健康被害を生じるおそれがないため，汚染の除去などを講じる必要はない．

> **コラム　米のカドミウム汚染**
>
> 　カドミウムは世界で年間約 2 万トン生産され，電池電極，顔料，プラスチックの安定剤などに利用されている．わが国では最盛期には年間 6 億個を超えるニッカド電池（7 千トン以上のカドミウムを含有）が製造され，国内外に出荷されてきた．このため，カドミウム汚染は，製錬所だけでなく，カドミウム含有製品の製造工場や廃棄焼却施設の周辺でも生じた．
> 　FAO/WHO 合同食品添加物専門家委員会（JECFA）は，2003 年にカドミウムについて，人が一生涯摂取しても腎臓機能に障害を起こさないと推定される暫定耐容週間摂取量

[PTWI] を 7 μg/kg/ 週と定めている．日本人の食品からのカドミウム摂取量（2010 年度）は，2.5 μg/kg/ 週であり，PTWI 値を下回っている．しかし，欧州食品安全機関（EFSA）では 2009 年に耐容週間摂取量(TWI)を 2.5 μg/kg/ 週に切り下げている．

日本産米のカドミウム濃度は，農水省などの調査によれば流通量の 3 ～ 4%が 0.2 mg/kg を超え，他国に比べて高い傾向にある．食品からのカドミウム摂取量の約半分は米に由来するため，米の汚染対策は特に重要である．「食品衛生法」に基づく規格基準は，1970 年以降，玄米のカドミウムを 1.0 mg/kg 未満（精米は 0.9 mg/kg 未満）とし，これを超えるものの流通を禁止してきた．一方，農林水産省は，環境汚染の有無を判断する指標として米のカドミウム濃度（0.4 mg/kg）が定められたことから，カドミウム濃度が 0.4 mg/kg 以上 1.0 mg/kg 未満の玄米をも農家から買い上げ，非食用の用途に供するなどの措置を行ってきた．

国際的には，2006 年に FAO/WHO 合同食品規格計画（コーデックス委員会）が，食品（精米，小麦，穀類，ばれいしょ，豆類など）のカドミウムの最大許容濃度を定めた．精米の基準は，当初 0.2 mg/kg が提案されたが，わが国の反対などにより最終的には 0.4 mg/kg とされた．その後わが国では食品衛生法に基づく米の規格基準を改正し，玄米および精米ともに 0.4 mg/kg 未満とした．しかし，米の規制基準は，EU，中国，韓国では 0.2 mg/kg，オーストラリアとタイでは 0.1 mg/kg に設定されている．わが国の基準の妥当性についてはさらに検討する必要がある．なおわが国では，米以外の食品についての規格基準は設定されていない．

食品のカドミウム汚染については，土壌と農産物の汚染の実態を詳しく把握するとともに，農産物中のカドミウム低減対策をさらに進める必要がある．

### コラム　カドミウムが蓄積しない米の開発

農耕民族である日本人は歴史的に主食である米を介して土壌由来のさまざまな必須微量元素を摂取してきている．カドミウムはおもに消化管から吸収され吸収率は 1 ～ 6%と低いが，その生物学的半減期（生体内代謝・排泄により体内に取り込まれた量が半減するまでの期間）は 10 ～ 30 年といわれている．そのため，体内のカドミウム量は年齢とともに増加することが知られている．体内に取り込まれたカドミウムは腎臓においてメタロチオネイン（チオール基に富むタンパク質でカドミウムを捕捉・無毒化する）を誘導し，結合して存在する．メタロチオネインが捕捉できる程度のカドミウム量であれば毒性は現れないが，その捕捉能を超える量に曝されると腎障害などの慢性毒性が現れる．

こういった背景の日本において，2012 年，カドミウムが蓄積しない米の開発に東京大学のグループが成功した（Ishikawa *et al*., *PNAS*, 109, 19166-19171, 2012）．この研究で

は，コシヒカリの種子に重イオンビームを照射し，遺伝子変異を人為的に導入した．それらの照射種子から収穫された種子を栽培したところ，カドミウムがまったく蓄積しない苗を特定した．この苗について詳しく調べると，根からマンガンを取り込むために働いているタンパク質(OsNRAMP5)の遺伝子に突然変異が見つかった．つまり，カドミウムはマンガンの取り込み経路をうまく利用して，イネに蓄積していたのである．このイネは，マンガンの取り込み量が減少するが，生育・収量・味には何ら影響しなかった．このカドミウムが蓄積しない米が実用化されれば，日本人が歴史的に抱えてきたカドミウムの慢性毒性という問題を克服することができると考えられる．

## 8.2 地盤沈下

　地下水は，われわれが生活するうえで重要な水源の1つであり，古くから活用されてきた．その使用量は，自然の涵養量(雨水や河川水などの地下浸透により地下水となる量)に見合う程度であった．しかしながら，近代化が進むにつれて，深井戸からの涵養量を上回る量の地下水が汲み上げられた結果，地盤沈下現象が見られるようになった．

### A. 地盤沈下とは

　地盤沈下とは，涵養量を上回る過剰な地下水採取により，主として粘土層が収縮することで生じる現象である(図8.4)．

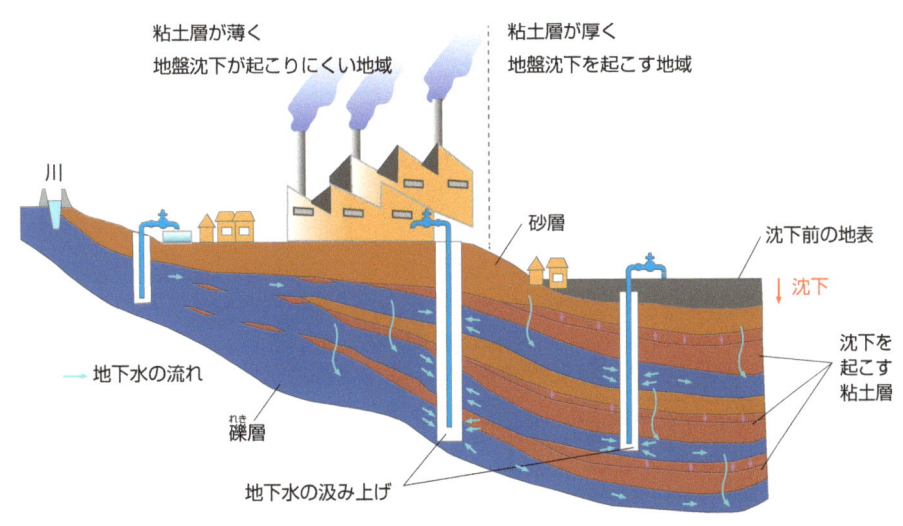

図8.4 地盤沈下のしくみ
ある場所で過剰に地下水を汲み上げると，周囲の粘土層の水が礫層へと流れ，粘土層が収縮する．礫層は帯水層として広い範囲にわたりつながっており，水を流しているため，他の地域で地盤沈下を起こす．

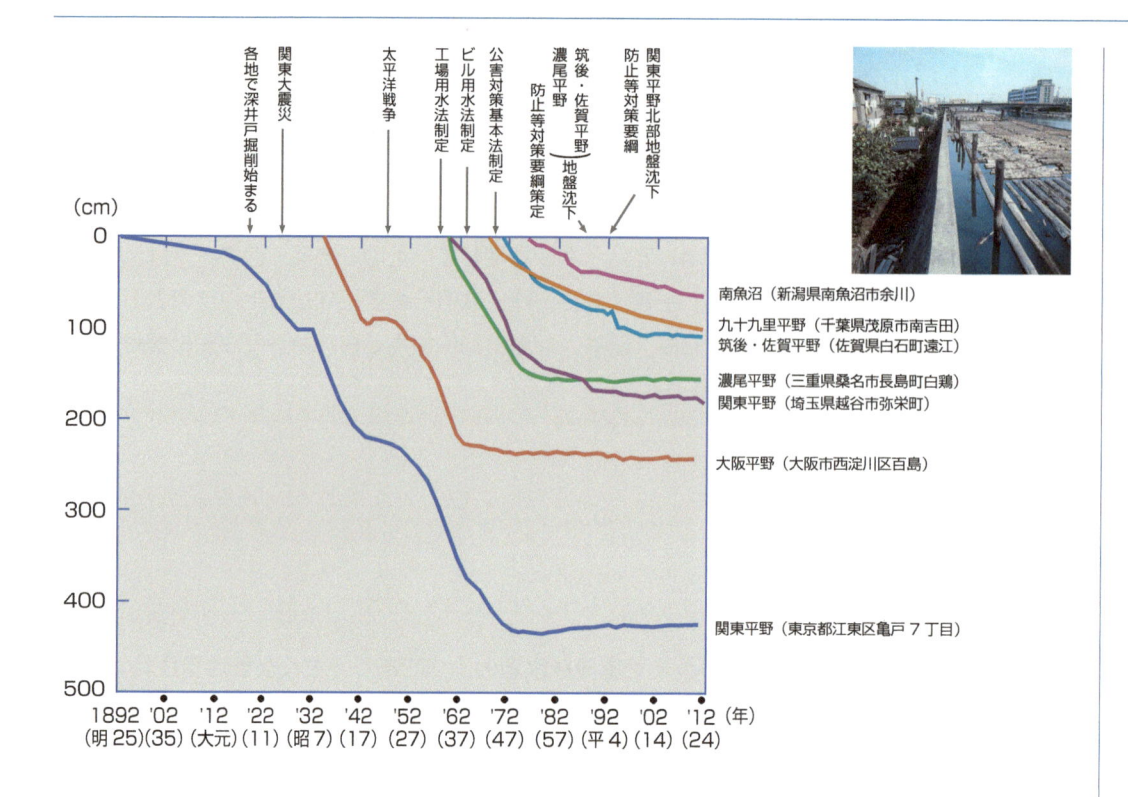

図 8.5　代表的地域の地盤沈下の経年変化
[資料：平成 23 年度全国の地盤沈下地域の概況, p.30]

代表的な地域の地盤沈下の経年変化を図 8.5 に示す．東京都江東地区では大正初期，大阪市西淀川区では昭和初期から地盤沈下現象が顕在化した．その後，地盤沈下が急速に進行するにつれて，建物が破損したり防波堤が沈下して高潮の被害が出るなど社会問題化した．1945（昭和20）年ごろになると，戦災により地下水採取量が減少して一時的に沈下は停止したが，1950（昭和25）年ごろになると経済の復興とともに再び地盤沈下が進行した．1955（昭和30）年以降，地盤沈下は新潟平野，濃尾平野，筑後・佐賀平野をはじめとして全国各地で見られるようになった．

## B. 現状，対策

### a. 現状

全国の地盤沈下の状況を図 8.6 および図 8.7 に示す．全国で年間 2 cm 以上沈下した地域は 1997（平成 9）年以降 5～9 地域，4 cm 以上沈下した地域は 0～2 地域であり，地盤沈下の進行は穏やかであった．しかし，2011（平成 23）年においては，年間 2 cm 以上沈下 14 地域，4 cm 以上沈下 11 地域であり，顕著に増加している．また，年間沈下面積は 1997（平成 9）年以降 1～461 km$^2$ であったが，2011（平成 23）年にはおよそ 5,900 km$^2$ であり，これらはいずれも東日本大震災による影響であると考えられている．

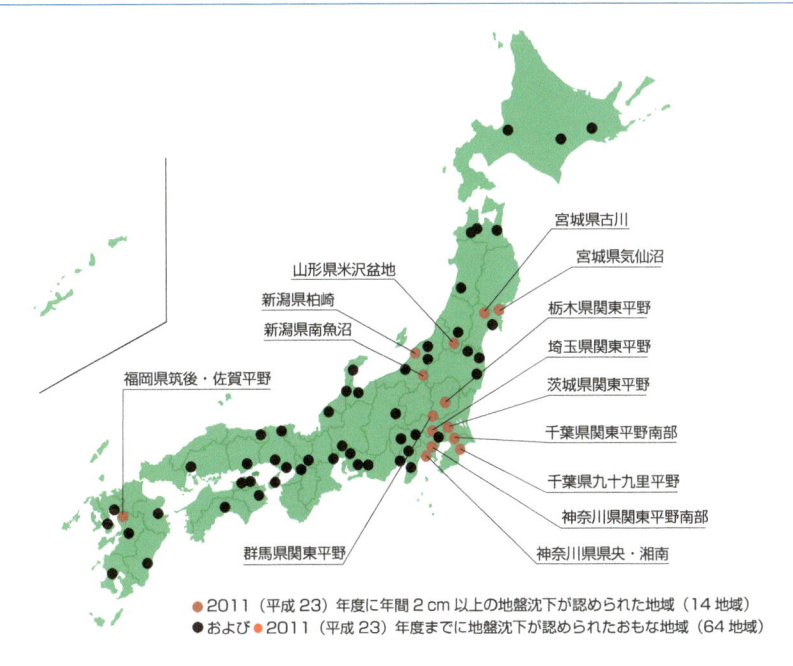

図 8.6 2011（平成 23）年度全国の地盤沈下の状況
［資料：平成 23 年度全国の地盤沈下地域の概況, p.1］

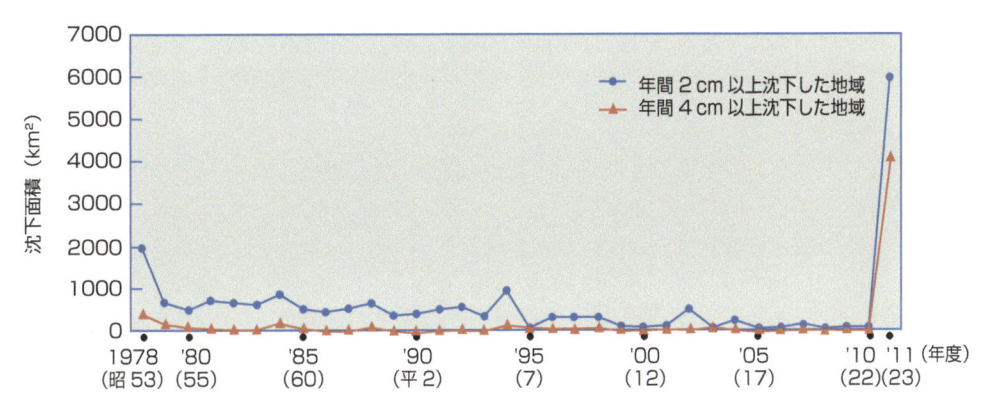

図 8.7 2011（平成 23）年度全国の地盤沈下の状況
［資料：平成 23 年度全国の地盤沈下地域の概況, p.4］

### b. 対策

　地盤沈下の多くは，震災を除けば地下水の過剰な採取による地下水位の低下が主要因である．沈下量はわずかであっても年々積算されていくため，長期的に見れば建物の損壊や洪水被害の拡大など，重大な影響を及ぼすことが懸念される．沈下した地盤は回復しないため，いかに沈下を抑制するかが重要な対策といえる．そこで地盤沈下への対策として，地下水採取規制などを目的とした法律「工業用水法」，「建築物用地下水の採取の規制に関する法律」がある．

　工業的な利用を目的とした地下水の過剰取水を制限するために，1956（昭和 31）年に「工業用

水法」が施行された．この法律は，「特定の地域について，工業用水の合理的な供給を確保するとともに，地下水の水源の保全を図り，もつてその地域における工業の健全な発達と地盤の沈下の防止に資すること」を目的としている．現在までに宮城県，福島県，埼玉県，千葉県，東京都，神奈川県，愛知県，三重県，大阪府，兵庫県の10都府県，17地域において地域指定されている．

「建築物用地下水の採取の規制に関する法律」は「特定の地域内において建築物用地下水の採取について地盤の沈下の防止のため必要な規制を行なうことにより，国民の生命及び財産の保護を図り，もつて公共の福祉に寄与すること」を目的として1962（昭和37）年に施行された．高潮や出水などによる災害が発生するおそれのある地域は，政令が指定することにより，その地域の一定規模以上の建築物用井戸について許可基準を定めて許可制とし，地盤沈下の防止を図っている．現在までに大阪府，東京都，埼玉県，千葉県の4都府県，4地域において地域指定されている．

その他，多くの地方公共団体は独自に条例を定めて，地下水採取による地盤沈下の防止を図っている．

# 9. 音と騒音，振動

## 9.1 音と騒音

### A. 音の性質と騒音

　音は，人にとって非常に重要な役割を持っている．言葉という音で意思の疎通を図ったり，情報の共有を行ったりしている．また，音楽，鳥や虫の声，草木が風にそよぐ音，川の流れや打ち寄せる波の音よって心理的なここちよさを得ることができる．一方で，サイレン，非常ベル，警報機などの音によって人は危険から遠ざかることができ，これらの音を聞くことで生命を守っている．人は，さまざまな音を耳の中の鼓膜(直径約 1 cm，厚さ約 0.1 mm)という器官で感じ取っている．音の正体は，空気が振動することで大気圧が変化し，この大気圧の変化が空気中を四方八方に伝播したものである．鼓膜は，この空気振動を感知することができる器官である．

　しかし，音の感じ方は主観的なものであり，そのすべてが人にとって必要な音，ここちよい音とは限らない．ある人にとっては必要としない音や必要以上に大きな音があり，このような音を聞いた時，人は不快な思いをする．一般的に，好ましくない音，ない方がよい音，不快にさせる音，必要な音を妨げる音などを総称して，騒音という．

　音は大気圧が変化することによって生じるが，これは，空気がわずかに疎な部分(薄い部分)と密な部分(濃い部分)が生じていることを意味している．この時，空気が疎な部分は大気圧がわずかに下がっており，密な部分は大気圧がわずかに上がっている．しかし，次の瞬間，空気が疎な部分は密の状態に変化し，そして密であった部分は疎の状態に変化する．このように空気の疎密状態，つまり大気圧は常に一定ではなく，たえず微小変化している．この大気圧の微小な圧力変化を音圧といい，単位 Pa(パスカル)で表す．Pa は $N/m^2$ であり，$1 m^2$ に加わる力が何 N(ニュートン)であるかを表していることから，音圧は音の物理量としての強弱を表している．人の耳がかろうじて聞こえるぐらいの小さな音の音圧は $2 \times 10^{-5}$ Pa ($20 \mu Pa$)であり，この音圧よりも小さい音は聞こえない．一方で，一般的に人が聞いた時に苦痛と感じるような耳が痛くなるほどの音の音圧は約 60 Pa といわれている．

　人の耳がかろうじて聞こえるぐらいの小さな音の音圧 $2 \times 10^{-5}$ Pa と，耳が痛くなるほどの

音の音圧約 60 Pa には，約 $10^6$ 倍の差がある．しかし，人が生活している地上の大気圧約 100,000 Pa を考えると，非常に小さな圧力変化域の話である．音の快と不快を音圧の大小から判断することは可能であるが，音圧を表す数字の桁数が非常に大きくなることは，かえってわかりにくい．音圧が変化した時に，人の聴覚は，この音圧変化を対数比例の形で感じている．この原理を利用して次のとおりに定義される音圧レベルの式 (1) で，音圧が変化した際の音の大きさをわかりやすい形で表している．式 (1) より，人の耳がかろうじて聞こえるぐらいの小さな音の音圧 $2 \times 10^{-5}$ Pa の場合の音圧レベル $L_p$ は 0 dB，耳が痛くなるほどの音の音圧約 60 Pa の場合の音圧レベル $L_p$ は 130 dB と表される．

$$L_p = 20 \log_{10} \frac{P}{P_0} \quad \cdots (1)$$

  $L_p$：音圧レベル（単位 dB デシベル），$P$：音圧実効値（単位 Pa パスカル），$P_0$：音圧基準値（$2 \times 10^{-5}$ Pa）

音とは，大気の疎密状態が伝播していくことで生じる．空間中のある 1 点で考えると，…→疎→密→疎→密→…という空気の振動現象であり，この振動回数を計測することが可能である．空気が 1 秒間に振動する回数を周波数といい，単位 Hz（ヘルツ）で表す．音には，さまざまな周波数の音が存在しているが，人はすべての周波数の音を実際に聞くことはできない．人の耳が音として感知できる周波数は 20 〜 20,000 Hz であり，この範囲以外の周波数を持つ音は，聞こえない．人の耳が感知できない音のうち，20 Hz 以下の音を超低周波音，20,000 Hz 以上の音を超音波音という．

物理的な法則から，振動している物体はエネルギーを持っている．音は大気の振動であるから，音もエネルギーを持っている．空間を音が通過していく時に，進行方向に対して垂直な単位面積（1 m²）を単位時間（1 秒間）に通過する時のエネルギーを音の強さとして定義し，単位 W/m²（W：ワット）で表す．音の強さは，音圧と同様に人の聴覚においてその変化を対数比例の形で感じていることから，次のとおりに定義される音の強さレベルの式 (2) で，音の強さが変化した際の音の大きさを表している．

$$L_J = 10 \log_{10} \frac{J}{J_0} \quad \cdots (2)$$

  $L_J$：音の強さレベル（単位 dB デシベル），$J$：音の強さ（単位 W/m²），$J_0$：音の強さ基準値（最少可聴値 0 dB）

音圧 $P$ と音の強さ $J$ の間には (3) 式が成り立っている．$\rho c$ は約 400 Pa と定数になることから，(3) 式は (4) 式のとおりに表され，音圧レベル $L_p$ と音の強さレベル $L_J$ は同じ値になる．また，$J_0$ は (5) 式のとおりに表され，この時の $J_0 = 10^{-12}$ W/m² が，人間の耳がかろうじて感じることができる一番小さい音の強さ（最少可聴値 0 dB）に相当する．

$$J = \frac{P^2}{\rho c} \quad \cdots (3)$$

$\rho$：空気密度($1.226 \text{ kg/m}^3$)，$c$：音の伝搬速度($331.5 \text{ m/s}$ 0℃ 1気圧)

$$L_J = 10 \log_{10} \frac{J}{J_0} = 10 \log_{10} \frac{P^2/\rho c}{P_0^2/\rho c} = 20 \log_{10} \frac{P}{P_0} = L_p \quad \cdots (4)$$

$$J_0 = \frac{P^2}{\rho c} = \frac{(2 \times 10^{-5})^2}{400} \fallingdotseq 10^{-12} \text{ W/m}^2 \quad \cdots (5)$$

以上のことを簡単にまとめる．音は空気の波である．音圧や音の強さは，単位はdB(デシベル)を用い，人が聞こえるのは0〜130 dBの範囲である．音の高さは音波の振動数（周波数）で決まり，単位はHz（ヘルツ）で表される．低い音は振動数が少なく，高い音は振動数が多い．例えば男性の声が前者とすると女性の声が後者となる．人が聞こえる音の振動数は20〜20,000 Hzの範囲である．しかし，これらと人が聴覚で感じる音の大きさとの関係性は単純ではない．実際は，音圧レベルが同じで周波数が異なる2つの音の大きさ（音の聞こえ方）は，完全に同じではなく，異なって聞こえる．しかも，音の大きさには個人差があるので，すべての人がすべての音を同じように聞いているわけではない．つまり，感覚としてとらえる音を的確に(定量的に)測定することは困難である．しかし，騒音という問題がある以上は，音の大きさをできるだけ的確に表現する必要がある．これを可能にした計測機器が騒音計であり，この騒音計を利用して我々は音の大きさを騒音レベルとして表している．生活の場での騒音レベルを**表9.1**に示す．

騒音計は日本工業規格（JIS）による規格が定められており，そして人が聴覚で感じとる音の大きさと音の物理的な強さの関係を補正するA，B，Cの3種の聴覚補正回路が内臓されている．これらのうち，人の聴覚がとらえる音の変化に一番近似しているものがA回路であり，これをA特性と呼び，騒音計で騒音を計測する場合はこのA特性で計測する(**図9.1**)．

表9.1　騒音レベルと生活の場所

| dB（A） | 場所の実例 |
|---|---|
| 120 | 飛行機のエンジン近く |
| 110 | 自動車のクラクションの前方近く |
| 100 | ガード下の電車通過時 |
| 90 | 騒々しい工場の中，カラオケ店内 |
| 80 | 地下鉄車内，ピアノの近く |
| 70 | 騒がしい街角 |
| 60 | 多人数の会話，騒がしい事務所の中 |
| 50 | 静かな事務所の中 |
| 40 | 静かな公園，図書館の中 |
| 30 | ささやき声 |
| 20 | 木の葉のふれあう音 |

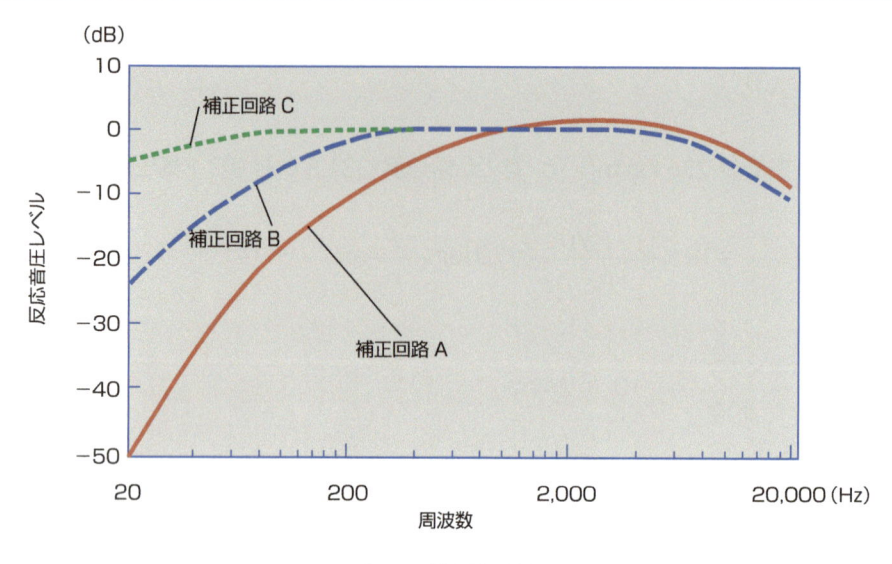

図9.1 騒音計の特性

## B. 騒音の健康影響

　長時間大きな音（物理的な尺度での強い音）を聞いた直後は，しばらく音が聞こえづらくなる．また，大きな音が出る工場などで長年働いている人は，労働年数が長くなるにつれて耳の聞こえが悪くなることはよく知られている．前者を一時的難聴といい，しばらく時間が経過すると回復する．一方，後者を騒音性難聴といい，一時的難聴とは異なって回復することはない．騒音による難聴は，耳が音を感覚としてとらえることができなくなることを意味するが，すべての音が一度に聞こえなくなるわけではない．ある特定の周波数の音が特異的に聞こえづらくなるところから始まる．難聴の程度を知る機械をオージオメータといい，この機械を使うことでどの周波数の

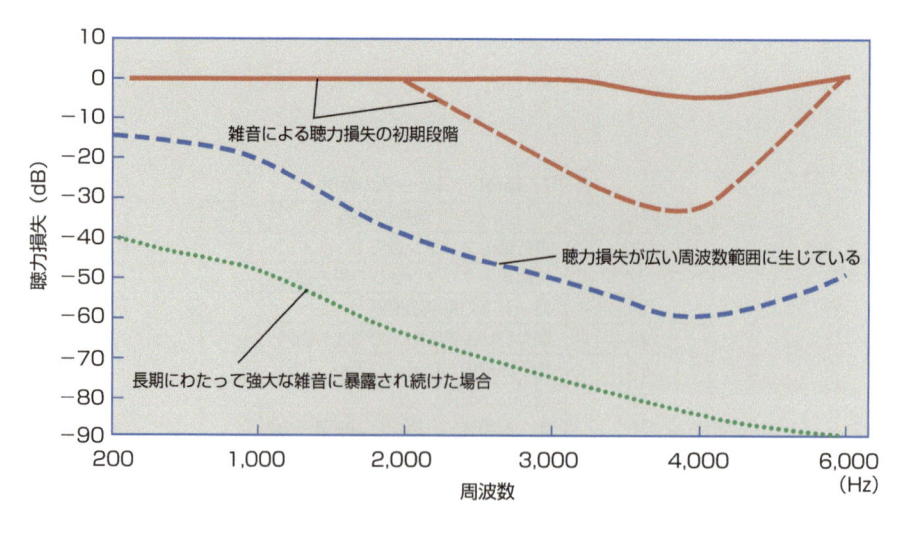

図9.2　騒音による聴力損失

表 9.2 騒音によって受ける健康影響

| dB（A） | 影響 |
|---|---|
| 130 | 耳に疼痛，鼓膜損傷のおそれ |
| 85 以上 | 騒音性難聴（騒音に繰り返し曝露され数年以上経過後） |
| 80 以上 | 一時的難聴（大きい音の音楽を聞いた場合など） |
| 65〜90 | 消化機能低下，血圧上昇，脈拍増加，全身疲労 |
| 40〜65 | 睡眠妨害，集中力低下，会話妨害<br>聴音妨害(50 以上，限界 70) |

音が聞こえにくくなっているかという難聴レベルを測定することができる．図 9.2 は，騒音性難聴に多く見られる聴力レベルのオージオメータパターンの一例である．この図 9.2 は，周波数 4,000 Hz の音から聴力レベルが低下している，つまり，4,000 Hz を中心にくさび状に聞こえづらくなり始めることを表している．音楽の周波数基準は 4,186 Hz であり，これを $c^5$ ということから，騒音性難聴を $c^5$-dip という．なお，高齢になることによって耳が聞こえづらくなる老耳性難聴は周波数が高い高周波音側から聴力レベルが低下してくるので，図 9.2 で示したような 4,000 Hz 聴力レベルが低下する谷型のパターンではなく，右肩下がりのパターンを示す．

騒音によって受ける影響は高い騒音レベルのみならず，低い騒音レベルも無視できない（表 9.2）．

## C. 騒音にかかわる環境基準，現状と対策

騒音にかかわる環境基準として，表 9.3 のとおりに，地域内に存在する施設の種類ごとに，昼夜の時間帯別に環境基準が定められている．なお，地域の類型は，都道府県知事がそれらの当てはめを指定する（市の区域内については市長が指定する）．道路が存在する地域については，これを考慮した表 9.4 のとおりの環境基準が定められている．また，航空機騒音，鉄道騒音，建設作業騒音については，別に環境基準が定められている．

表 9.3 騒音の環境基準

|  | 昼間 | 夜間 |
|---|---|---|
| AA | 50 dB | 40 dB |
| A および B | 55 dB | 45 dB |
| C | 60 dB | 50 dB |

| AA | 療養施設・社会福祉施設などが集合して設置された静穏を要する地域 |
|---|---|
| A | 専ら居住の用に供される地域 |
| B | 主として居住の用に供される地域 |
| C | 相当数の住居と合わせて商業工業の用に供される地域 |

表 9.4 道路に面する地域の騒音環境基準

|  | 昼間 | 夜間 |
|---|---|---|
| A 地域のうち 2 車線以上の車線を有する道路に面する地域 | 50 dB | 40 dB |
| B 地域のうち 2 車線以上の車線を有する道路に面する地域<br>C 地域のうち車線を有する道路に面する地域 | 55 dB | 45 dB |
| 幹線道路を担う道路に近接する空間の特例 | 60 dB | 50 dB |

2010（平成22）年度の一般地域における騒音の環境基準達成状況は81.6%，地域の騒音状況を代表する地点では82.6%，騒音にかかわる問題を生じやすい地点などで73.7%となっている．2010（平成22）年度の道路に面する地域における騒音の環境基準達成状況は，全国5,758千戸を対象とした評価において，昼間または夜間で環境基準を超過していたのは499千戸（対象戸数の8.7%）であった．また，このうち幹線交通を担う道路に近接する空間にある2,398千戸を対象とした同評価は，335千戸（対象戸数の14%）であった．道路以外について，航空機騒音にかかわる環境基準達成状況（2010（平成22）年度）は測定地点の約78%で環境基準を達成しており，長期的にみて改善傾向にある．また新幹線鉄道騒音については，東海道，山陽，東北，上越新幹線沿線において一部75 dB以下が達成できていない地点がある．

## 9.2　振動

### A.　振動と周波数

　振動とは，何かが揺れる現象である．振動には，人が感じることができる振動と，感じることができない振動がある．地盤は，人が感じることができない微弱な振動が常に存在している．人が感じることができる振動の例として，たとえば，建物の振動，大型装置が稼働する際に発する振動，自動車や電車が走行している時の振動などがある．このような振動を全身振動という．振動の中には，騒音と同様に，日常生活を送るうえでわれわれが好ましくないと感じる振動，不快に感じる振動がある．場合によっては振動によってものが物理的に被害を受ける場合がある．このような振動を公害振動という．また，長年に渡って，チェーンソーやコンクリート破砕機など大きく振動する工具を使って仕事に従事したことで，手や足など身体の局所に振動の影響が残り，日常生活を送ることに大きな問題が生じることもある．このような振動を局所振動という．

　振動は揺れがさまざまな方向に伝播していく現象であるから，物理的な観点から見た場合，上下運動を持つ波であり，1秒間における上下運動の回数を数えることができる．これを周波数（f）といい，単位Hzで表す（音の周波数と同様）．人が感じる振動はさまざまな周波数の振動であるが，音と同様に，すべての周波数に振動を感じることができるわけではない．人が感じとることができる振動の周波数は，0.1〜500 Hzである．そして，このうち，公害振動として人が不快に感じる振動の周波数は1〜90 Hzが多い．

　公害振動の測定は，JIS規格に定められている振動レベル計を用いて振動レベル（単位dB デシベル）として測定する．振動レベル計は，振動を物理量として感受する振動ピックアップと感受した振動物理量を電気信号化する増幅指示部から構成されている．振動レベル計で測定対象の周波数範囲は，人が不快として感じる振動の周波数の中の1〜80 Hzとなっており，この範囲以外の高域および低域周波数は対象外としている．振動の感じ方は，騒音と同様に個人差がある．振動ピックアップで感受する振動はあくまでも物理量であるので，増幅指示部において，騒音計測時と同様に感覚的な補正を行っており，これを振動レベルとして公害振動の測定値としている．

表 9.5 振動レベルと人の感じ方

| dB | 感じ方 |
|---|---|
| 90 | 立てない，動けない |
| 80 | 恐怖感を感じ始める，身の安全を守ろうと思う |
| 70 | 寝ている人が目を覚ます |
| 60 | 振動を感じ始める |
| 50 | 振動を感じない |

一般的に市販されている振動レベル計での振動レベル計測範囲は 30～120 dB である．たとえば，振動レベルを測定する際の距離に大きく依存してくるが，幹線道路では 40～70 dB という振動レベルの振動が発生している．また，パイルハンマー，パイルドライバー，破壊機，破砕機，プレス機などを使用している建設作業現場や工場などからは，距離が 30 m 以上離れている場合でも振動レベル 60 dB 程度の振動が発生している．

振動レベルと人の感じ方を**表 9.5** に示す．

## B. 振動の健康影響

音は，音圧の変化を耳の中の鼓膜という一つの器官で感じとっている．しかし，振動は鼓膜のように一器官で感じるものではなく，全身に分布している振動受容器（知覚神経の終末が受容器になっている）で感じ取っている．つまり，振動は身体全体で感じとっている．しかも，振動は，立位，座位，臥位などの姿勢，および体の向きによって感じ方が異なる．振動を感じ取るメカニズムは非常に複雑となっており，メカニズムの全解明には至っていない．人は，快，不快に関係なく，振動に長時間曝露されると，さまざまな生理的，心理的，物理的応答が生じる．生理的応答では，知覚神経終末で感受した振動が神経系を通り，視床下部から大脳系，自律神経系，下垂体系の 3 方向に分かれる．大脳系では快，不快，怒りなどの感情の変化を生じさせる．自律神経系では交感神経が緊張する．下垂体系は，ホルモンを出す内分泌器官をつかさどる器官であることから，全身の内分泌系に影響が生じる．心理的応答は，振動の感知によって，快，不快，わずらわしい，耐え難い，邪魔であるという感情が生じ，これが振動による苦情の大元になる．物理的応答は，身体に振動が伝わった時，一緒に身体自体も振動する．その時に，ある周波数の振動が身体に伝わった時に，その振動が減衰する場合と，逆に振動が増幅されて共振する場合がある．共振によって頭，首，肩，腰，下腹部，ひざなどの各部位の振動が激しくなると，生理的，心理的応答が大きくなる．

すでに紹介しているが，長年にわたってピストン，内燃機関，モーターや振動子など局所振動となる工具を使って仕事に従事した人の多くには，振動障害がみられる．具体的には，おもに末梢部の血液循環系，神経系，および骨・筋肉・関節系に障害が起きる．特徴的な症状は，レイノー現象であり，これは寒冷期に全身が冷えると手や足の指で血行不良が生じ，皮膚の色がろう（蝋）のような状態になることであり，「白ろう病」という．症例としては，血管のけいれん，慢性的なしびれ，感覚鈍化，握力低下などであり，病状が進行すると手首や肘，肩といった関節にも同様

の症状を発する．即効性の治療法は存在せず，基本的に症例が収まるまで，振動工具の使用禁止，運動療法，温熱療法，血管拡張薬や鎮静薬を服用して時間をかけて治療を行う．

## C. 振動にかかわる規制基準，現状と対策

振動の環境基準は設定されておらず，「振動規制法」によって特定の工業・事業場，特定建設作業，道路交通振動を対象に規制基準が設けられている．例として，工場振動の規制基準を**表9.6**にあげる．

振動の苦情件数は2009（平成21）年度2,540件，2010（平成22）年度2,882件と増加傾向にある．振動の発生源別では，建設作業振動に対する苦情が約63%，工場事業場振動に関する苦情が約20%を占めている．

表9.6 工場振動規制基準

| | 昼間 | 夜間 | |
|---|---|---|---|
| 第1種区域 | 65 dB | 60 dB | 良好な住居の環境を保全するため特に静穏の保持を必要とする区域 |
| | | | 住居の用に供されているため，静穏の保持を必要とする区域 |
| 第2種区域 | 70 dB | 65 dB | 住居の用にあわせて，商業・工業などの用に供されている区域であって，その区域内の住民の生活環境を保全するため，振動の発生を防止する必要がある区域 |
| | | | 主として工業などの用に供されている区域であって，その区域内の住民の生活環境を悪化させないため，著しい振動の発生を防止する必要がある区域 |

### コラム 感覚公害

　大気汚染，水質汚濁，土壌汚染，地盤沈下，騒音，振動，悪臭は環境基本法において典型7公害と定められている．これらのうち，騒音，振動，悪臭は，人の感覚を刺激すること感覚的，心理的に不快を感じさせることが多いことから，感覚公害と称される．大気汚染，水質汚濁，土壌汚染では，汚染物質などの蓄積によって引き起こされる公害であるが，騒音と振動については汚染物質などの蓄積という現象は存在しない点に大きな違いがある．悪臭については，におい成分の存在によって引き起こされる公害であるが，多くのにおい成分が低濃度で存在しており，空気の流れで容易に拡散するので，におい成分の蓄積によって引き起こされる公害ではない．さらに，振動や騒音は大気や地面を伝播して発生源から遠く離れたところまで伝わり，また既述したとおりにおい成分は風によって遠くまで拡散していくことから，影響有無の明確な境界線を設定できず，比較的広い範囲の住民からの苦情や陳情という形で明らかになってくる．

　また，騒音は鼓膜，振動は全身に存在する感覚器官，悪臭は嗅覚で感知するが，個人差があり，その感度は年齢，性別，健康状態，生活環境，労働環境などの日常的な習慣に大きく影響される．したがって，ある人は騒音，振動，悪臭を感じて何かしらの影響が出ることがあるが，別の人は何も影響を感じないということも起こり得る．さらに，地域の特性や人間関係など，社会的な要素も加わってくることから，人の感覚に基づく感覚公害の解決は非常に困難であり，その対応に長期間を要することが多くなる．

# 10. においと悪臭

## 10.1 においの強さと悪臭

### A. においの強さ

「におい」とは，鼻腔内の嗅覚粘膜（約 3 cm$^2$）という感覚器 (**図 10.1**) によって知覚された刺激のことをいう．嗅覚粘膜の表面には直径約 0.3〜0.5 μm，長さ約 2 μm の繊毛を持つ嗅細胞がある．空気中にはにおいの成分となる分子が多数存在しており，これらが吸気とともに鼻に入ってくる．におい成分は嗅覚粘膜（嗅粘液）に溶け込み，嗅細胞の繊毛に接触する．繊毛上には嗅覚受容体があり，受容体とにおい成分が結合すると嗅細胞が興奮し，ここで生じた刺激が嗅細胞から伸びている軸索を通って脳の嗅中枢へ伝わることで，「におい」を感覚として感じる．この時に多少の個人差があるが，「におい」は「良いにおい」と「悪いにおい」に分けられ，「悪いにおい」を「悪臭」と呼ぶ．

悪臭は，他の公害と比較すると狭い地域に限定して生じる性質を持っているが，それでも不特定多数の人に対して，特に心理的影響を与える．具体的な心理的影響としては，具合が悪くなる，

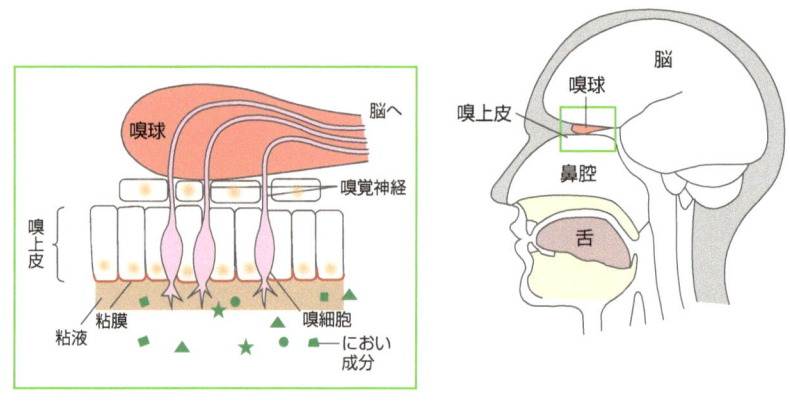

図 10.1 嗅覚

表10.1 臭気強度

| 5 | 強烈なにおい |
| --- | --- |
| 4 | 強いにおい |
| 3 | らくに感知できるにおい |
| 2 | 何のにおいであるかがわかる弱いにおい(認知閾値) |
| 1 | やっと感知できるにおい(検知閾値) |
| 0 | 無臭 |

表10.2 快・不快度尺度

| +4 | 極端に快 |
| --- | --- |
| +3 | 非常に快 |
| +2 | 快 |
| +1 | やや快 |
| 0 | 快でも不快でもない |
| −1 | やや不快 |
| −2 | 不快 |
| −3 | 非常に不快 |
| −4 | 極端に不快 |

不愉快になる,気持ち悪くなる,怒りっぽくなるなどである.また,悪臭が長時間にわたったり,悪臭自体が強烈であったりすると,吐き気を覚え,食欲は減退する,不眠症に陥るなどの生理的な影響も出てくる.

　このように悪臭とは,人を不快にさせたり,嫌悪感を与えたりするものであるが,その化学的側面は,低濃度–多成分の複合臭気であることが多い.また,「におい」の感じ方には個人差があり,そして騒音や振動と同様に,におい成分の量と人間が感じるにおい感覚量は,比例しない関係がある.しかし,「におい」の感じ方は騒音や振動と同様に感覚的な補正を行ったうえで,においの強さを6段階で数値化した「臭気強度」,快または不快を9段階で数値化した「快・不快度尺度」で表している(表10.1,表10.2).

　悪臭の測定方法は,悪臭の元となっているにおい成分の濃度を機器分析によって測定する方法と,人の嗅覚で悪臭の強さを直接評価する嗅覚測定法(官能試験法)がある.機器分析法はいくつかあるが,気体採取バックなどに収集した気体中のにおい成分を適当な方法で前処理(濃縮,誘導体化)し,これをガスクロマトグラフ装置で分析する方法が一般的である.ガスクロマトグラフ分析装置では,窒素などのキャリアガスとともに多成分の混合臭気を分離カラムに導入することで,分離カラム内の充てん物と臭気成分の相互作用で混合成分を一つ一つの成分に分離した後に検出器に導入して濃度を測定する.嗅覚測定法には,三点比較式におい袋法,オルファクトメーター法などがある.嗅覚測定法は人の嗅覚に頼る測定法であるため,嗅覚に関する試験に合格した者だけがその試験を行えることになっている.なお,嗅覚の個人差の問題,加齢とともに嗅覚の衰えなどの問題があることから,嗅覚試験者は年齢に応じて5年または3年おきに再試験を

受ける必要がある．

## B. 悪臭にかかわる規制基準

悪臭は不快感を伴う感覚公害であり，1858年に英国で汚水がテムズ川に流れ込み大悪臭をおこした事例もある．図10.2に英国での悪臭の様子を描いた風刺画を示す．わが国の悪臭の苦情件数は，大気汚染，騒音に次いで多い．悪臭の規制は「悪臭防止法」（1971（昭和46）年）に従って行われる．

悪臭の環境基準は設定されておらず，規制基準が設定されている．規制基準は，環境省令に従って自治体の長が定める．また，具体的な規制値については，臭気強度の2.5〜3.5に対応する各特定悪臭物質の物質濃度または臭気指数の範囲から（表10.3），規制地域の特性に応じて都道府

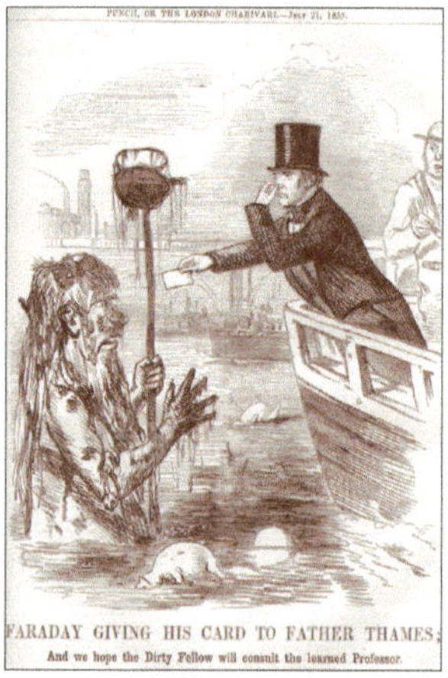

図10.2　タイムズに掲載された悪臭についての風刺画

表10.3　各特定悪臭物質ごとの物質濃度または臭気指数の範囲

| 悪臭物質 | におい | 物質濃度と臭気強度の関係 | | | | | | |
|---|---|---|---|---|---|---|---|---|
| | | 1 | 2 | 2.5 | 3 | 3.5 | 4 | 5 |
| アンモニア | し尿のようなにおい | 0.1 | 0.6 | 1 | 2 | 5 | $1 \times 10$ | $4 \times 10$ |
| メチルメルカプタン | 腐った玉ねぎのようなにおい | 0.001 | 0.0007 | 0.002 | 0.004 | 0.01 | 0.03 | 0.2 |
| 硫化水素 | | 0.005 | 0.006 | 0.02 | 0.06 | 0.2 | 0.7 | 8 |
| 硫化メチル | 腐ったキャベツのようなにおい | 0.001 | 0.002 | 0.01 | 0.05 | 0.2 | 0.8 | $2 \times 10$ |
| 二硫化メチル | | 0.003 | 0.003 | 0.009 | 0.03 | 0.1 | 0.3 | 3 |
| トリメチルアミン | 腐った魚のようなにおい | 0.001 | 0.001 | 0.005 | 0.02 | 0.07 | 0.2 | 3 |
| アセトアルデヒド | 刺激的な青ぐさいにおい | 0.002 | 0.01 | 0.05 | 0.1 | 0.5 | 1 | $1 \times 10$ |
| スチレン | 都市ガスのようなにおい | 0.03 | 0.2 | 0.4 | 0.8 | 2 | 4 | $2 \times 10$ |
| プロピオン酸 | 刺激的な酸っぱいにおい | 0.002 | 0.001 | 0.03 | 0.07 | 0.2 | 0.4 | 2 |
| ノルマル酪酸 | 汗くさいにおい | 0.00007 | 0.0004 | 0.001 | 0.002 | 0.006 | 0.02 | 0.09 |
| ノルマル吉草酸 | むれた靴下のようなにおい | 0.0001 | 0.0005 | 0.0009 | 0.002 | 0.004 | 0.008 | 0.04 |
| イソ吉草酸 | | 0.00005 | 0.0004 | 0.001 | 0.004 | 0.01 | 0.03 | 0.3 |

都道府県知事あるいは政令指定都市市長は，指定地域内において臭気強度2.5〜3.5の範囲内で地域の実状により特定悪臭物質およびその濃度を設定する．

県知事が設定している.

## C. 現状と対策

悪臭の苦情件数は 2003（平成 15）年度をピークに減少傾向であり，2010（平成 22）年度の苦情件数が 15,194 件である．なお，これら苦情件数の中で最も多かったのは野外焼却に関する苦情（全体の約 27%）であった.

悪臭は，低濃度 – 多成分複合臭気であることから，すべての悪臭に適応出る画一的な対策方法は存在せず，悪臭の種類と発生源に応じてそれぞれの対策を講じることが必要である．具体的には，悪臭発生源を特定したうえで，たとえば臭気の少ない原材料への転換，悪臭物質の使用量削減と発生抑制，建屋などからの臭気の漏洩対策，大気拡散や大気希釈による対策，脱臭装置の導入，操業時間の見直しなどを考慮した悪臭防止対策の検討が重要である.

# 11. 廃棄物

　高度経済成長による産業活動の拡大・国民生活の向上などに伴って，大都市圏を中心に排出される廃棄物は膨大な量に上り，特に有害物質や処理の困難な物質を多く含む産業廃棄物が公害の原因ともなっていた．このため，1970（昭和45）年の「廃棄物の処理及び清掃に関する法律」（廃棄物処理法）の制定によって，事業活動から生ずる廃棄物であって，環境汚染の原因になりうる産業廃棄物という区分を新たに設け，事業者の産業廃棄物処理責任が明確化されることとなった（**図11.1**）．

　廃棄物は，大きく事業活動に伴って生じた廃棄物と，家庭から生じた廃棄物に分けられる．事業活動に伴う廃棄物のうち，法令で定める20種類を産業廃棄物（事業者に処理責任），それ以外の廃棄物が事業系一般廃棄物などと呼ばれる．また，家庭から生じた廃棄物は一般廃棄物であり，事業系一般廃棄物ともに区市町村が処理責任を持つ．また，産業廃棄物，事業系一般廃棄物，一般廃棄物のうち，人の健康や生活環境に被害を生じるおそれのあるものを特別管理産業廃棄物，事業系特別管理一般廃棄物，特別管理一般廃棄物として厳重に管理することになっている．

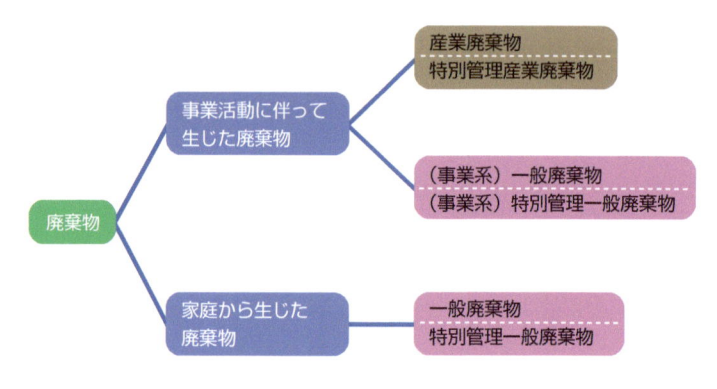

図 11.1　日本における廃棄物の分類

## 11.1　廃棄物の分類と処理

　わが国の廃棄物処理については，「循環型社会形成推進基本法」の（2000（平成12）年6月）制定に伴って，循環型社会形成を基本方針として対策が取られることとなり，**図11.2**に示す循環

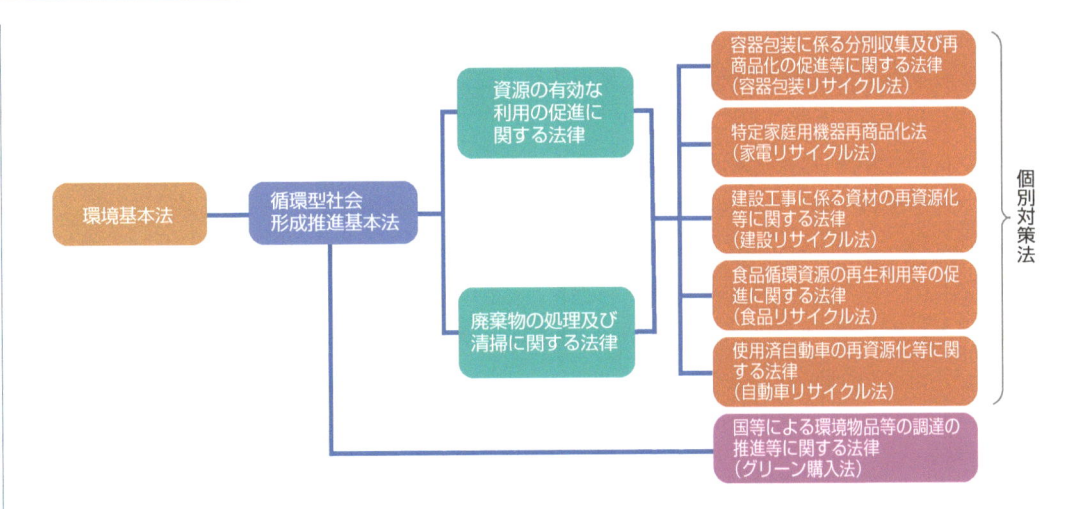

図11.2 循環型社会を推進するための法体系

型社会形成に関する法律体系に基づくこととされた．この法律体系では，環境基本法の基本理念にのっとり，循環型社会の形成について，基本原則を定め，ならびに国，地方公共団体，事業者および国民の責務を明らかにするとともに，循環型社会形成推進基本計画の策定その他循環型社会の形成に関する施策の基本となる事項を定めることにより，循環型社会の形成に関する施策を総合的かつ計画的に推進し，もって現在および将来の国民の健康で文化的な生活の確保に寄与することを目的とした循環型社会形成推進基本法を基本的枠組み法とした．廃棄物の適正処理については，「廃棄物の処理及び清掃に関する法律」，再生利用の推進に関しては，「資源有効利用促進法」がそれぞれ対応し，「容器包装リサイクル法」や，「家電リサイクル法」などが個別対策法として個別物品の特性に応じて規制する仕組みとなっており，グリーン購入法により，需要面から支援することとしている．

　循環型社会形成推進基本法では，廃棄物などのうち有用なものについては，循環資源と位置付けられた．まず，廃棄物の発生抑制（Reduce）を考え，廃棄物として発生したものについては，循環的な利用をすることとされ，**図11.3**に示したような廃棄物の処理の優先順位が示された．廃棄物の再使用（Reuse），廃棄物の再生利用（Recycle），廃棄物からの熱回収（Thermal Recycle）の順に循環的な利用をすることとされ，どうしても廃棄物の処理が必要なものについては，廃棄物の安全化（中間処理）および廃棄物の最終処分（埋立処分）により適正に処理することが求められる．

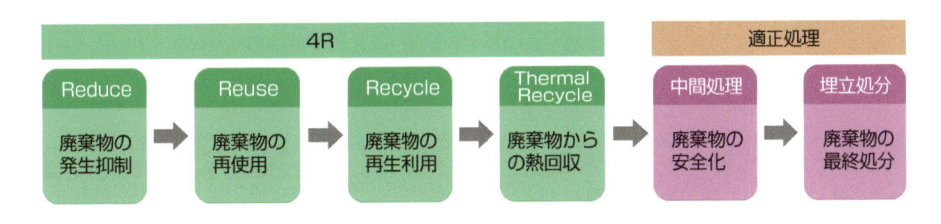

図11.3 循環型社会形成推進基本法による廃棄物処理の優先順位

11.1 廃棄物の分類と処理

廃棄物の再使用 (Reuse) は，循環資源を製品としてそのまま使用すること，循環資源の全部または一部を部品その他製品の一部として使用することであり，たとえば，リターナブル瓶を洗浄して再度使用することがこれにあたる．

廃棄物の再生利用 (Recycle) は，循環資源の全部または一部を原材料として利用することであり，空き缶を原料に戻して再度空き缶を製造することがこれにあたる．

熱回収 (Thermal Recycle) とは，循環資源の全部または一部であって，燃焼用に供することができるもの，またはその可能性のあるものを，熱を得ることに利用することであり，廃棄物を燃焼しその熱を利用してお湯を沸かしたり，発電のためのタービンを回したりすることに利用することがこれにあたる．

## 11.2 廃棄物の現状

### A. 一般廃棄物

2011（平成 23）年度における一般廃棄物のうちごみ総排出量は 4,539 万トンであり，1 人 1 日あたりの排出量は 975 グラムとなる．

ごみの総排出量は 2000（平成 12）年度以降継続的に減少していたが，2011（平成 23）年度は微増となっている．基本方針でベースラインとしている 1997（平成 9）年度の 5,310 万トン

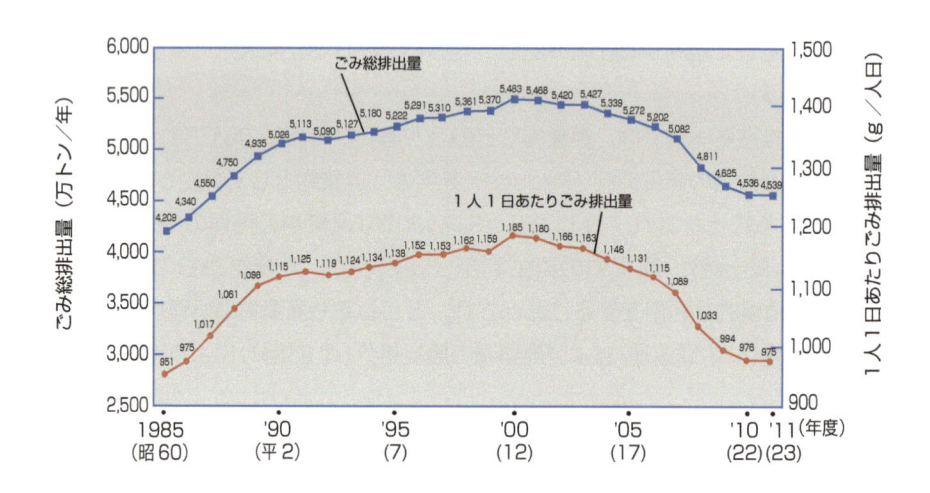

図 11.4 ごみ総排出量と 1 人 1 日あたりごみ排出量の推移

注 1：2005（平成 17）年度実績の取りまとめより「ごみ総排出量」は，廃棄物処理法に基づく「廃棄物の減量その他その適正な処理に関する施策の総合的かつ計画的な推進を図るための基本的な方針」における，「一般廃棄物の排出量（計画収集量＋直接搬入量＋資源ごみの集団回収量）」と同様とした．
注 2：1 人 1 日あたりごみ排出量は，総排出量を，総人口× 365 日または 366 日でそれぞれ除した値である．
[環境省編，平成 25 年版環境白書 (2013)]

を7年連続で下回った**(図 11.4)**.

　ごみの総処理量は 4,284 万トンであり,そのうち,焼却,破砕・選別などにより中間処理された量(中間処理量)は 4,010 万トン,再生業者などへ直接搬入された量(直接資源化量)は 214 万トンで,この両者でごみの総処理量の 98.6%(減量処理率)を占める**(図 11.5)**.

　市区町村などによる資源化と住民団体などによる集団回収とを合わせた総資源化量は 930 万トン,リサイクル率は 20.4% である.総資源化量は 2010(平成 22)年度の 945 万トンと比べ減少し,ごみ総排出量が増加したためリサイクル率は微減となっている.

　なお,2011(平成 23)年度の災害廃棄物処理事業国庫補助金の適用を受けて処理を行った災害廃棄物の量は 436 万トンである.

　2011(平成 23)年度末現在,一般廃棄物最終処分場は 1,772 施設(うち平成 23 年度中の新設は 14 施設(稼働前の 6 施設を含む))となっている.残余容量は 114,396 千 m³ であり,残余容量は減少している.残余年数は全国平均で 19.4 年である.残余年数は減少傾向であったが,23 年度は横ばいに転じている.これは最終処分量の前年度比減少率が小さくなったため,見かけ上は横ばいとなっている.

　平成 23 年度のし尿の処理状況については,総人口 12,715 万人のうち,水洗化人口は 11,769 万人(92.6%)(22 年度 11,719 万人(92.1%))である.うち,浄化槽人口が 2,788 万人(21.9%)(22 年度 2,803 万人(22.0%)),公共下水道人口が 8,981 万人(70.6%)(22 年度 8,886 万人(69.8%))となっている.一方,非水洗化人口は,なお,946 万人(7.4%)(22 年度 1,011 万人(7.9%))である.

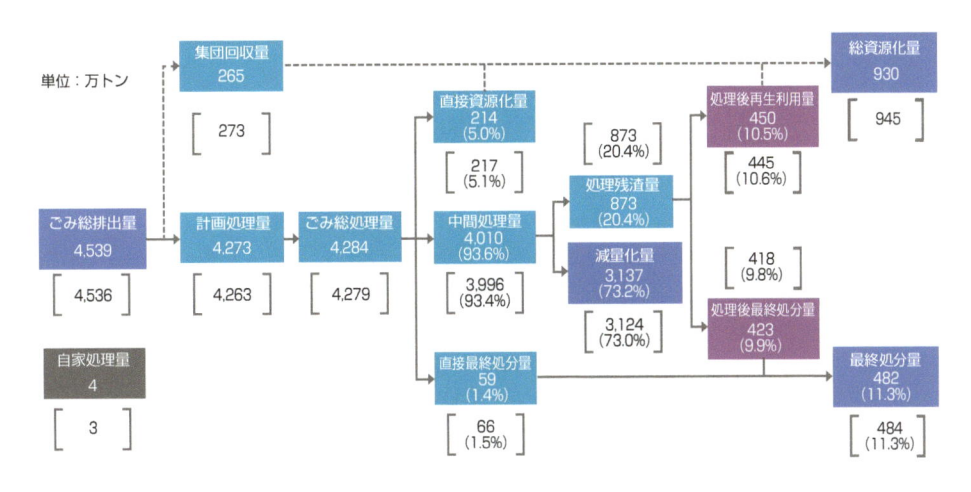

図 11.5　全国のごみ処理のフロー(2011(平成 23)年度)

[ ] 内は,2010(平成 22)年度の数値を示す.数値は,四捨五入してあるため合計値が一致しない場合がある.( )内は,ごみ総処理量に占める割合を示す(2010 年度数値についても同様).

注 1:計画誤差などにより,「計画処理量」と「ごみの総処理量」(=中間処理量+直接最終処分量+直接資源化量)は一致しない.
　2:減量処理率(%)=[(中間処理量)+(直接資源化量)]÷(ごみの総処理量)×100
　3:「直接資源化」とは,資源化などを行う施設を経ずに直接再生業者などに搬入されるものであり,1998(平成 10)年度実績調査より新たに設けられた項目,1997(平成 9)年度までは,項目「資源化等の中間処理」内で計上されていたと思われる.

[環境省編,平成 25 年版環境白書(2013)]

くみ取りし尿及び浄化槽汚泥の計画処理量は合計で 2,273 万 kL（22 年度 2,320 万 kL）である．うち，し尿処理施設または下水道投入によって処理された量は合計で 2,257 万 kL（99.3%）（22 年度 2,302 万 kL（99.3%））である．

し尿処理施設において処理された後に発生する残渣は 112 万トンであり，そのうち，し尿処理施設内またはごみ焼却施設で焼却処分された量は残渣全体の約 64% となる．また，下水道処理が 15% ある．このほかの残渣の一部は，堆肥化などにより再資源化されている．

## B. 産業廃棄物

2010（平成 22）年の産業廃棄物の総排出量は，約 3 億 8,599 万トンとなっており，前年度の約 3 億 8,975 万トンに比べ，約 4 百万トン（約 1.0%）減少している**（図 11.6）**．

産業廃棄物の業種別排出量は，電気・ガス・熱供給・水道業（下水道業を含む）からの排出量が最も多く，約 9,557 万トン（全体の 24.8%）であり，次いで，農業・林業が約 8,509 万トン（同 22.0%），建設業が約 7,321 万トン（同 19.0%），パルプ・紙・紙加工品製造業が約 3,341 万トン（同 8.7%），鉄鋼業が約 2,863 万トン（同 7.4%）であった．これら 5 業種からの排出量が全体の 8 割以上を占めている．

産業廃棄物の種類別排出量は，汚泥が約 16,989 万トン（同 44.0%），動物のふん尿が約 8,485 万トン（同 22.0%），がれき類が約 5,826 万トン（同 15.1%）であった．これら 3 種類からの排出量が全排出量の約 8 割を占めており，前回の調査結果と同様の傾向を示している．

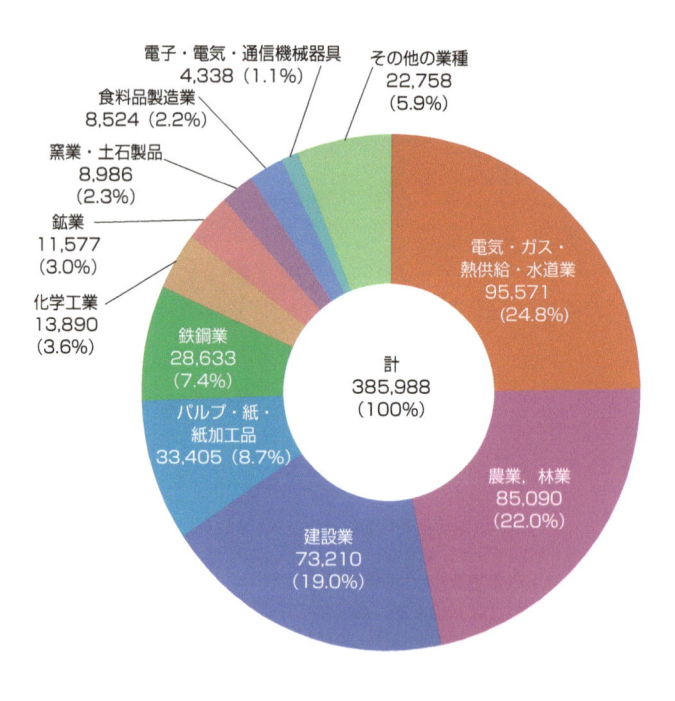

図 11.6 産業廃棄物の業種別排出量（2010（平成 22）年）
[資料：環境省，産業廃棄物排出・処理状況調査報告書]

## コラム　レジ袋有料化

　デパートやスーパー，コンビニなどで購入した商品を持ち帰るために無料で渡されてきた「レジ袋」は，軽くて丈夫なため利便性があり，急速に普及した．現在，「レジ袋」は年間300億枚消費しているといわれているが，その原料はポリエチレンなどの合成樹脂であり，つまり「レジ袋」は石油から作られるプラスチック製品である．レジ袋の製造にあたっては，1枚につき約20 mLの石油を使うため，年間約60万kL（200Lのドラム缶3,000万本分）の石油が使われている計算となる．「レジ袋」の使用をやめることで，それだけの石油が削減されるといえる．また，レジ袋は最終的にはほとんどがごみとして廃棄されており，容器包装全体の量では，容積で家庭ごみの6割を超える．このため，2007年4月に施行された改正容器包装リサイクル法では，「レジ袋」などの容器包装を一定量以上利用する事業者に，容器包装の使用合理化のための目標の設定と，容器包装の有償化，マイバッグの配布など，排出抑制を進めるための取り組みが求められるようになった．これを受け，各地で自治体や市民団体などによるマイバッグ運動が繰り広げられる一方，スーパーなどは，レジ袋辞退者へのポイントやスタンプによる還元制度を実施してきた．しかし，啓発や還元制度では，効果に限界があることが各地のデータで証明されており，その原因は，「レジ袋」が無料で配布されていることにあることは明らかであり，有料化しない限り，「レジ袋」の大幅な削減は期待できない．有料化に伴うレジ袋の削減効果をみると，有料化実施前のマイバッグ持参率（またはレジ袋辞退率）は10%～30%程度の場合が多いかったのに対して，有料化の実施後は，大部分の自治体で80%を超えるまでに改善が見られた．このような店舗では，大部分の買物客がマイバッグを持参したり，レジ袋を持参して繰り返し使用するなどしてレジ袋の受け取りを断る消費行動が見られた．

# 12. 放射線

　放射線は，エネルギーをもち，高速で動いている電磁波や粒子線であり，原子を電離（イオン化）する作用をもつ電離放射線と，もたない非電離放射線に大別される．

　電磁波とは電界と磁界の相互作用により伝播するエネルギーの総称であり，周波数，位相，強度で表される波の性質をもち，周波数が多くなる（波長が短くなる）とエネルギー総量は増加する．電磁波には，紫外線，可視光線，赤外線，マイクロ波，電波などが含まれ，種々の分野で利用されている（表12.1）．

## 12.1 非電離放射線

　非電離放射線とは，照射された生体組織に電離作用を起こさない電磁波の総称である．非電離放射線は原子結合を破壊するエネルギーを持たないため，曝露強度がいかに強くても生体系で電

表12.1　電磁波の種類と利用例

| | | 種類 | 周波数(Hz) | 波長 | 利用例 |
|---|---|---|---|---|---|
| 電磁波 | 非電離放射線 | 超低周波(ELF) | 300 以下 | 1,000 km 以上 | 送配電線，家庭電化製品 |
| | | 極超長波(ULF) | $3 \times 10^{2\sim3}$ | 100～1,000 km | |
| | 電波 | 超長波(VLF) | $3 \times 10^{3\sim4}$ | 10～100 km | 無線航行（オメガ），IH調理器 |
| | | 長波(LF) | $3 \times 10^{4\sim5}$ | 1～10 km | 船舶・航空機ビーコン，IH調理器 |
| | | 中波(MF) | $3 \times 10^{5\sim6}$ | 0.1～1 km | AMラジオ放送，船舶・航空機ビーコン |
| | | 短波(HF) | $3 \times 10^{6\sim7}$ | 10～100 m | 国際放送，アマチュア無線，ラジコン |
| | | 超短波(VHF) | $3 \times 10^{7\sim8}$ | 1～10 m | FMラジオ放送，テレビ放送，航空管制通信 |
| | マイクロ波 | 極超短波(UHF) | $3 \times 10^{8\sim9}$ | 0.1～1 m | テレビ放送，電子レンジ，携帯電話 |
| | | センチ波(SHF) | $3 \times 10^{9\sim10}$ | 1～10 cm | 衛星放送(BS)，衛星通信 |
| | | ミリ波(EHF) | $3 \times 10^{10\sim11}$ | 1～10 mm | レーダー |
| | | サブミリ波 | $3 \times 10^{11\sim12}$ | 0.1～1 mm | 光通信システム，ボディスキャナー |
| | | 赤外線 | $3 \times 10^{12\sim13}$ | 0.8 μm (780 nm)～1 mm (1,000 μm) | 赤外線ヒータ，赤外線リモコン |
| | | 可視光線 | $3 \times 10^{13\sim15}$ | 400～800 nm | 光学機器 |
| | 電離放射線 | 紫外線 | $3 \times 10^{15\sim16}$ | 10～400 nm | 殺菌灯，日焼けサロン |
| | | エックス線 | $3 \times 10^{16}$ 以上 | 10 nm 以下 | 医療機器（X線，CTスキャナー） |
| | | ガンマ線 | | | 放射線治療 |

離作用を起こすことはないが，熱作用などの生物学的影響をもたらす．おもな健康被害として紫外線による人の皮膚の発赤，日焼け，皮膚がんの発生，赤外線やマイクロ波の熱作用が知られているが，近年，低周波や高周波電磁波による健康被害も問題となっている．

## A. 種類

### a. 可視光線

可視光線は太陽光線をプリズムで分離したとき，人の目に色をもった光として見える波長域（400～800 nm）の電磁波である．人の目の網膜にある視細胞の錐状体がこの波長域の光に刺激されることにより紫～赤色を認知することができる．

眼の健康のためには適度な照度が必要である．照度の単位はルクス（lx）で表され，1 lx は 1 カンデラの光源が 1 m 離れた位置を照らす明るさを示す．適当な照度は，100～1,000 lx であり，低照度の場合は視力低下，近視，眼精疲労の原因となる．

### b. 紫外線

紫外線は太陽光線のうち最も波長が短い 10～400 nm の電磁波である．生物に対する影響の違いから，UV-A（320～400 nm），UV-B（280～320 nm），UV-C（190～280 nm）に分類される．波長の短いものほど透過力が低く，290 nm 以下の電磁波は酸素とオゾン層に吸収され地表に到達しない．このため，UV-C はほとんど地表上には到達せず，UV-A と UV-B の一部が地表に到達し，地球上の生物に影響を及ぼしている．UV-A はエネルギーは弱いが，波長が長いため透過力が高く，皮膚深く真皮まで到達する．UV-B はエネルギーが大きく，DNA の吸収波長を含んでいるため，照射量が多くなると DNA の突然変異を起こし，皮膚がんの原因となると考えられている．近年のオゾン層の破壊により UV-B の透過量が増して皮膚がんを増加させていると危惧されている．一方で，UV-B に相当する 290～310 nm は新陳代謝の亢進作用や表皮中のプレビタミン D（7 -デヒドロコレステロール）をビタミン D に変える効果を持つためドルノ線（健康線）と呼ばれ，抗くる病作用をもつなど生体に有効な働きをしている．UV-C は波長が短いのでエネルギーが大きく，生物の DNA に吸収される最も有害な紫外線であるが，大気圏の酸素及びオゾンにより強く吸収を受けるため，地表には到達していない．この波長域内の 250～260 nm 付近は殺菌作用が強いため，254 nm を主波長とする水銀灯が殺菌灯として医療や研究の場で使用されている．このほか，10～200 nm の紫外線は，大気圏で吸収され真空中でしか存在しないので，真空紫外線と呼ばれている．

### c. 赤外線

赤外線は太陽光線のうち 780 nm～1,000 μm の電磁波で，物質に吸収されると熱作用があるので，熱線とも呼ばれる．太陽光が暖かいのは赤外線を含んでいるためであるが，近年問題となっている地球の温暖化は地球を覆う二酸化炭素などの温室効果ガスの量が増え，宇宙へ逃げる赤外線の量が減り，地表面へ再放射される量が過度に増えるために起こっている．熱源からの照射で温かいのも赤外線による放射熱（輻射熱）のためであるが，強い熱源がある場合は過度な放射熱による体温上昇に留意する必要がある．

赤外線は波長により，0.78～4 μm を近赤外線，4～1,000 μm を遠赤外線に分類される．

近赤外線は皮膚表面から数 mm の深さまで浸透するが，遠赤外線は皮膚表面から約 200 μm の深さでほとんど吸収されてしまい，熱に変わる．近赤外線は赤外線通信，赤外線カメラ，リモコンなどに，遠赤外線は赤外線放射型暖房器などに利用されている．

### d. 電波

電波は電磁波のうち光より周波数が低い（波長の長い）ものを指し，電波法では周波数 3 THz（3 テラヘルツ，$3 \times 10^{12}$ Hz）以下，波長では 0.1 mm 以上の電磁波とされている．電波は**表 12.1** に示すように幅広い分野で利用されている．マイクロ波は電波の中で最も短い波長域であることを意味し，一般的には波長 0.1 mm（100 μm）から 1 m，周波数 300 MHz（300 メガヘルツ，$300 \times 10^6$ Hz）から 3 THz の電波を指し，この範囲には，サブミリ波，ミリ波（EHF），センチ波（SHF），極超短波（UHF）が含まれる．マイクロ波は衛星放送，衛星通信，携帯電話などの通信・情報分野での利用以外に，高周波であるため加熱作用を有することからマイクロ波加熱として電子レンジにも利用されている．

近年の高度情報化社会により，われわれの生活環境には低周波から高周波に至る幅広い領域の電波が交錯している．電波（電磁波）が伝わる空間には電界と磁界が生じ，その両方が存在する電磁界と呼ばれる環境にわれわれはさらされていることになる．高周波電磁界は，TV・ラジオ放送，携帯電話などの無線通信や電子レンジなどに用いられる周波数が 10 MHz 〜 300 GHz（300 ギガヘルツ，$300 \times 10^9$ Hz）の電磁界を指している．超低周波電磁界は，家電製品や送電線・変電所などの電力設備に用いられる 50 Hz および 60 Hz を含む周波数が 1 Hz 〜 300 Hz の電磁界を指している．

## B. 影響

### a. 紫外線による健康障害

紫外線は，物理的には若干の電離作用を有し，おおむね 300 nm よりも短波長では人体に有害となる．紫外線は前述のように生理的影響の違いから UV-A，UV-B，UV-C に分類されており，生体への影響はそれぞれ異なっている．UV-A はエネルギーは弱いが，波長が長いため透過力が高く，皮膚深く真皮まで到達してメラニンを酸化し，即時黒化のサンタン（炎症を起こさない程度の日焼け）を起こす．UV-B は皮膚表皮までしか到達せず，皮膚に発赤，腫脹，水泡といったサンバーン（日焼け）を起こしたのち，メラニン色素沈着による遅発黒化のサンタンを起こす．また，エネルギーが大きく，DNA の吸収波長を含んでいるため，DNA の突然変異を起こして皮膚がんの原因となったり，白内障の原因となったりする．UV-C は DNA に吸収される最も有害な紫外線であるが，酸素とオゾン層により強く吸収され地表には到達しないため自然光による曝露はない．しかし，UV-C を含む人工光源下で作業を行い曝露された場合，眼の角膜や結膜に吸収され，表層に炎症を引き起こす．

長年紫外線を浴び続けていると，皮膚のしわやシミ，腫瘍が現れることがある．世界保健機構（WHO）のがん研究機関である国際がん研究機構（IARC）は，紫外線（100 〜 400 nm）をグループ 1（発がん性がある）としている．さらに前述のようにオゾン層の破壊により地上に到達する紫外線が増加していることから，世界保健機関（WHO）では UV インデックス（UV 指数）を活用し

た紫外線対策の実施を推奨している．UV インデックスとは紫外線が人体に及ぼす影響の度合いをわかりやすく示すために，紫外線の強さを指標化したものである．

280 nm 以下の紫外線は角膜を通過せず角膜で吸収されて結膜炎，角膜炎の原因となるが，これより長い波長の紫外線は一部角膜を通過して水晶体で吸収されて白内障の原因となる．また，紫外線曝露を含めた外的刺激により翼状片が起こることも知られている．結膜炎，角膜炎は紫外線の急性曝露によるものであり，白内障，翼状片は紫外線の慢性曝露によるものである．

紫外線にさらされる業務としては，アーク溶接・溶断，ガス溶接・溶断，殺菌，検査などがある．これらの業務に従事し，眼に紫外線が照射されると，大部分が角膜で吸収され紫外線眼炎を起こす．この紫外線眼炎のうち，電気溶接あるいは水銀灯などの特殊電球などによるものは電気性眼炎と呼ばれる．アーク溶接およびガス溶接で発生する紫外線は，曝露の程度により皮膚火傷をきたすこともある．

以上のほか，紫外線の影響として，冬季の雪上作業や雪山登山などで雪眼炎がみられる．

### b. 赤外線による健康障害

赤外線の生体への影響は熱作用であり，おもに皮膚障害，眼障害および熱中症が引き起こされる．皮膚から赤外線が吸収されると末梢血管拡張され，強度の場合は火傷となる．赤外線が眼に入ると水晶体の白濁を引き起こし，白内障の原因となる．また，熱線により体温が上昇すると熱中症が起こることもある．

赤外線にさらされる業務には，製鉄，製鋼，ガラスなどの炉前作業，造塊などの高熱物体取扱作業，赤外線乾燥作業などがある．これらの業務に従事することにより起こる職業病として，網膜火傷，白内障，眼瞼縁炎，角膜炎，調節障害，早期老眼，虹彩萎縮，黄斑変性などの眼疾患または皮膚疾患がある．

### c. 電波による健康障害

これまで電磁波の生体影響として，100 kH までの低周波域では神経などへの刺激作用が，100 kH 超える高周波域では熱作用があることが知られていた．しかし，これらの影響は一時曝露による急性反応であり，現代社会の生活環境において起こる高圧送電線，家庭内の電化製品，医療現場，携帯電話やその基地局からの慢性的な曝露による遺伝子損傷，腫瘍や白血病などのがんなどの健康影響の可能性に関しては未だ明確な結論が出ていない．

2002 年に IARC は超低周波（50〜60 Hz）磁界への長期曝露が小児白血病のリスクが上昇したとする疫学調査の結果を根拠に超低周波の磁界のリスクをグループ 2 B（人に対する発がん性があるかもしれない）に分類した．一方，国際非電離放射線防護委員会（ICNIRP）は，低周波磁界への長期曝露と小児白血病のリスク上昇の因果関係に関して既存のデータでは曝露ガイドラインの根拠とするには非常に弱いとしており，表面電荷の知覚，神経および筋組織の刺激，網膜閃光現象の誘発が唯一の十分に確立された健康への影響であり，ガイドラインの根拠とすることができるとしている．

2011 年に WHO の研究機関である IARC は携帯電話の長期使用による神経膠腫や髄膜腫に対する国際疫学調査の結果を発表し，高周波電磁波を超低周波磁界と同様に 2 B と指定した．WHO は，最近の若年者における携帯電話使用の普及とそれによる生涯曝露の長期化に伴い，

若年者グループに関する今後の研究を推進していく必要があるとしている．

近年，日常生活で電磁界に曝露される機会が増えていることを背景に，刺激作用や熱作用を生じるよりも遥かに低いレベルの電磁界に曝露されることにより頭痛や睡眠障害などの不特定の症状が生じるのではないかという，いわゆる「電磁過敏症」についての関心が高まっている．

レーザー光線は特殊な装置を用いて人工的につくる電磁波をいい，赤外線や可視光線の一種であるが，一般の光線と異なり単一波長で位相の揃った指向性の強い光線である．レーザー光線にさらされる業務には通信，測定，分光分析などがある．これらの業務に従事することにより起こる職業病には，網膜火傷，出血，壊死，網膜剥離などの眼疾患または高出力のレーザー光線を受けて起こる火傷皮膚疾患がある．

マイクロ波は周波数がほぼ通常の無線通信用電波と赤外線との間にある電磁波をいうが，極超短波をマイクロ波と呼ぶこともある．マイクロ波にさらされる作業環境下での業務としては，木材，ゴム，プラスチックなどの加工，通信，医療などの業務がある．100～10,000 MHz のマイクロ波は，眼球の温度上昇を起こし，白内障を起こすことがあり，このような白内障や水晶体の変化は，治療が不可能で永久的な障害とされている．

## 12.2 電離放射線

### A. 放射線の種類

電離放射線とは，物質を電離するエネルギーを持った粒子線または電磁波のことで，一般には単に放射線と呼ばれることが多い．放射線の特性について表 12.2 にまとめる．代表的な放射線にアルファ（$\alpha$）線，ベータ（$\beta$）線，ガンマ（$\gamma$）線，エックス（X）線，中性子線がある．$\alpha$線，$\beta$線，中性子線は粒子線で，これらはさらに電荷を持った$\alpha$線，$\beta$線と，電荷を持たない中性子線に分けられる．また，ポジトロン断層法（PET）に利用される陽電子線，がん治療に用いられる陽子線や炭素線も電荷を持った粒子線である．一方，$\gamma$線や X 線は可視光線，紫外線などと同じ電磁波であるが，遥かにエネルギーが高い．また$\gamma$線と X 線は発生メカニズムが異なり，一般に$\gamma$線のほうがより高いエネルギーを持つ．

不安定な原子核は，自然に放射線を放出して別の原子核に変わっていく．この現象を壊変（崩壊）

表 12.2 放射線の特性

| 放射線 | 本体 | 電荷 | 透過力 | 電離作用 |
|---|---|---|---|---|
| アルファ（$\alpha$）線 | 粒子線<br>（ヘリウム原子核） | ＋ | 極めて低い | 強い |
| ベータ（$\beta$）線 | 粒子線<br>（電子） | － | 中 | 中 |
| ガンマ（$\gamma$）線 | 電磁波 | なし | 高い | 弱い |
| エックス（X）線 | 電磁波 | なし | 中～高い | 弱い |
| 中性子線 | 粒子線 | なし | 高い | 強い* |

＊二次的に発生する重荷電粒子に対して．

表12.3 おもな放射性物質の特徴

| 放射性物質 | おもな放射線 | 半減期* | 健康影響 |
|---|---|---|---|
| ヨウ素(I) 131 | β線，γ線 | 8日 | 甲状腺に蓄積，甲状腺がん |
| セシウム(Cs) 137 | β線，γ線 | 30年 | 筋組織などに蓄積，がん |
| ストロンチウム(Sr) 90 | β線 | 29年 | 骨に蓄積，白血病 |
| プルトニウム(Pu) 239 | α線 | 2万4千年 | 肺(吸入)，肝臓，骨に蓄積，肺がん，肝臓がん，骨肉腫 |

*原子核の数が半分に減衰するまでの時間

といい，壊変して放射線を出す能力を放射能という．また放射線を放出する物質を放射性物質というが，放射性物質を放射能ということもある．原子核が壊変して出て来るおもな放射線はα線，β線，γ線である．α線は原子核から放出されたヘリウム原子核（陽子2個と中性子2個で構成されている）であり，質量が大きく，正電荷を帯びている．β線は原子核から飛び出した高速の電子で，負の電荷を持つ．γ線は原子核から放出された電磁波である．また，中性子線は核分裂などに伴って放出される．

おもな放射性物質の特徴について**表12.3**にまとめる．

放射線は物質を透過する．その透過能力は放射線の種類によって異なり，γ線，中性子線がもっとも高く，β線は中程度，α線の透過力は極めて低く，空気中で数cm程度である．同じ放射線ではエネルギーの高いものほど透過力が強い．放射線を遮ることを遮へいというが，α線は紙1枚で，β線はアルミニウム板などの薄い金属板で遮へいできる．しかし，γ線の遮へいには鉛や厚い鉄板が必要となる．中性子線は水やコンクリートなどで遮へいできる．

ウラン235に中性子をあてると核分裂を起こして，セシウム137，ヨウ素131，ストロンチウム90などを生成し，中性子を2〜3個放出する．この中性子が再びウラン235にあたると分裂は自動的に進行する．これを核分裂連鎖反応という．

## B. 放射線の単位

### a. ベクレル

ベクレル(Bq)は放射能を表す単位で，1 Bqとは1秒間に1個の原子核が壊変することである．

### b. グレイ

放射線により物質が単位質量あたりに吸収したエネルギー量を吸収線量といい，その単位をグレイ(Gy)という．1 Gyは1キログラム(kg)あたり1ジュール(J)のエネルギーの吸収があった場合で，1 Gy = 1 J/kgである．

### c. シーベルト

シーベルト(Sv)は放射線の人体への影響の度合いを表す単位で，放射線防護のための指標として用いられている．放射線の人体影響は，吸収線量が同じでも放射線の種類によって異なる．また放射線を受けた組織や臓器の種類によっても影響の大きさが変わる．このことを考慮して，一つの指標で影響の大きさを表せるように考えられた単位である．人体への影響を表す線量として，等価線量と実効線量があり，単位はともにシーベルトである．

表 12.4 放射線加重係数

| 放射線の種類 | 放射線加重係数 |
|---|---|
| γ線, X線 | 1 |
| β線 | 1 |
| 陽子線 | 2 |
| α線 | 20 |
| 中性子線 | 2.5 〜 20 |

表 12.5 組織加重係数

| 組織・臓器 | 組織加重係数 |
|---|---|
| 骨髄（赤色） | 0.12 |
| 結腸 | |
| 肺 | |
| 胃 | |
| 乳房 | |
| 生殖腺 | 0.08 |
| 膀胱 | 0.04 |
| 肝臓 | |
| 食道 | |
| 甲状腺 | |
| 唾液腺 | 0.01 |
| 皮膚 | |
| 骨表面 | |
| 脳 | |
| 残りの組織・臓器 | 0.12 |

　等価線量は，一つの組織・臓器に対して，放射線の種類による影響の大きさを補正した値で，それぞれの放射線による吸収線量に，放射線加重係数（放射線の種類やエネルギーによる生物的影響の違いを補正するための係数，**表 12.4**）を掛け，放射線ごとの値を足し合わせたものである．たとえばα線から 5 mGy，γ線から 10 mGy を受けた場合，α線の放射線加重係数は 20，γ線は 1 であるため，5（mGy）× 20 + 10（mGy）× 1 = 110（mSv）となる．

　実効線量は，全身に対する影響を表すために考えられた放射線量である．それぞれの臓器・組織が受けた等価線量に，組織加重係数（臓器・組織ごとの影響の違いを補正するための係数，**表 12.5**）を掛けて，全身分を足し合わせて算出される．たとえば肺に 100 mSv，肝臓に 50 mSv，胃に 50 mSv の被曝があった場合，肺と胃の組織加重係数は 0.12，肝臓は 0.04 であり，実効線量は 100（mSv）× 0.12 + 50（mSv）× 0.04 + 50（mSv）× 0.12 = 20（mSv）となる．

　ただし，等価線量や実効線量は現実的には測定することが非常に困難な量である．そこで，サーベイメータや個人線量計などで測定可能な実用量として，1 センチメートル（cm）線量当量，70 マイクロメートル（μm）線量当量が導入されている．1 cm（70 μm）線量当量とは，人体組成を模擬した物質で作られた直径 30 cm の球体を放射線場に置き，その球表面から 1 cm（70 μm）の深さの位置での線量をいう．単位はシーベルトである．日本の法令では，実効線量の算定には 1 cm 線量当量を用い，たとえば皮膚の等価線量の算定には 70 μm 線量当量を用いる．

## C. 放射線の人体影響

### a. 放射線の生体作用

　放射線の生体作用は，放射線のエネルギーによって生体分子が電離・励起されることに基づく．電離作用は放射線の種類やエネルギーにより異なり，電離密度が高い放射線は細胞に重篤な影響を与える．α線や中性子線（二次的に発生する反跳陽子）は，β線やγ線，X 線に比べ高い密度で電離を起こすため，局所的に強い作用をもたらす．

表12.6 組織反応のしきい値

| 影響 | | 臓器／組織 | 影響の発現時間 | 吸収線量(Gy)[*1] |
|---|---|---|---|---|
| 罹病 | 一時的不妊 | 睾丸 | 3〜9週間 | 1％発生率 ～0.1[*2, 3] |
| | 永久不妊 | 睾丸 | 3週間 | ～6[*2, 3] |
| | 永久不妊 | 卵巣 | ＜1週間 | ～3[*2, 3] |
| | 造血系の機能低下 | 骨髄 | 3〜7日 | ～0.5[*2, 3] |
| | 皮膚発赤の主要期 | 皮膚（広い区域） | 1〜4週間 | ＜3〜6[*3] |
| | 皮膚の火傷 | 皮膚（広い区域） | 2〜3週間 | 5〜10[*3] |
| | 一時的脱毛 | 皮膚 | 2〜3週間 | ～4[*3] |
| | 白内障（視力障害） | 眼 | 数年 | ～1.5[*2, 4] |
| 死亡 | 骨髄症候群 治療しない場合 | 骨髄 | 30〜60日 | ～1[*3] |
| | 骨髄症候群 手厚い治療を行った場合 | 骨髄 | 30〜60日 | 2〜3[*3, 5] |
| | 胃腸管症候群 治療しない場合 | 小腸 | 6〜9日 | ～6[*5] |
| | 胃腸管症候群 手厚い治療を行った場合 | 小腸 | 6〜9日 | ＞6[*3, 4, 5] |
| | 間質性肺炎 | 肺 | 1〜7か月 | 6[*3, 4, 5] |

全身γ線被曝後の成人の臓器および組織にかかわる罹病の1％発生率と死亡率に対する，急性吸収線量のしきい値の予測推定値．
* 1　ほとんどの数値は四捨五入してGyに丸められている．範囲は，皮膚については面積依存性が，骨髄についてはさまざまな補助的治療があることを示している．
* 2　ICRP（1984）
* 3　UNSCEAR（1988）
* 4　EdwardsとLloyd（1996）
* 5　ScottとHahn（1989），Scott（1993）
[ICRP「国際放射線防護委員会の2007年勧告」，日本アイソトープ協会(2009)]

　また，放射線が生体分子に損傷をもたらす過程には，直接作用と間接作用という2種類の作用が関与している．直接作用は放射線のエネルギーが直接生体分子に吸収され損傷が引き起こされるものであり，間接作用はいったん生体内の水分子に放射線が吸収され，その結果生じた活性酸素やラジカルによって生体分子が損傷を受けるものである．

　一般に，放射線の組織感受性は，細胞分裂頻度が高いものほど，将来の分裂回数が多いもの，形態的，機能的に未分化なものほど高い．このことから，放射線の生物作用の主要標的はDNAであると考えられる．細胞はDNAに損傷を受けると修復タンパク質によってその傷の修復を行い，損傷箇所が少なければ完全に回復する．しかし損傷が非常に大きいと修復不能となり，細胞は死ぬ．またDNA修復にミスが生じた場合にはアポトーシスが誘導されるが，これが働かないと突然変異が生じる可能性がある．したがって，放射線による生体影響は，細胞死または突然変異のどちらかに起因すると考えられる．

### b. 確定的影響と確率的影響

　ある作用が生体に反応を起こす時，反応を起こすために必要なその作用の最小値をしきい値（閾値）という．放射線の生体影響は，しきい値のある影響「確定的影響」としきい値がないと仮定する影響「確率的影響」の2種類に分類されている．確定的影響は，線量がしきい値以下では症状は生じないと考えられる（正確には個体によって感受性に差があるため，症状の出る線量は異なる）．たとえば，100 mGyを超えると人によっては一時的不妊が見られるが，それ以下では影

響が見られない．表12.6 に，放射線感受性の高い代表的組織に，影響が生じるしきい値を示す．

一方，確率的影響にはしきい値がないので，極めて低い線量であっても発症リスクがある．また，線量と発症リスクの間には比例関係が仮定されている．放射線発がんや遺伝性影響は確率的影響と考えられている．なお，確定的影響では重篤度は線量とともに増加するが，確率的影響では線量増加により発生頻度の増加が見られるが，重篤度は変わらない．

### c. 放射線の健康影響

放射線被曝には，生体が体外から被曝する場合（外部被曝）と，食べ物や呼吸によって体内に取り込まれた放射性物質から被曝する場合（内部被曝）とがある．外部被曝はさらに，全身被曝と局所被曝に分けられる．放射線の健康影響は，放射線の種類によって透過力や電離密度が異なるため，外部被曝では透過力の高い$\gamma$線や中性子線の影響が大きく，内部被曝では電離密度の高い$\alpha$線の影響が大きくなる．また内部被曝の場合，放射性物質の種類によって体内の特定の組織に取り込まれることがあり，局所的に被曝量が大きくなる．たとえばヨウ素131は甲状腺に，ストロンチウム90は骨に蓄積する．その他，被曝期間によって急性被曝と慢性被曝に分類され，同じ線量であれば一度に受ける急性被曝のほうが，長時にわたって被曝する慢性被曝よりも影響が大きい．

以下に，放射線による急性障害，晩発性障害，胎児への障害，遺伝性影響について述べる．

**(1) 急性障害** 急性放射線症は，全身に一度に約1 Gy 以上の放射線を受けた場合に短時間であらわれるもので，その経過は前駆期，潜伏期，発症期，回復期（もしくは死亡）をたどる**（図12.1）**．前駆期は被曝後数時間以内に現れ，嘔吐，頭痛，発熱，下痢，意識障害などがおもな症状であり，線量が高いほど出現までの時間が短く重篤である．その後，一時的に自覚症状がほとんどない潜伏期に入るが，発症期になると被曝線量に依存して血液・骨髄障害（白血球減少，血小板減少），生殖腺障害（永久不妊），皮膚障害，消化器障害，中枢神経・循環器障害（血管神経障害）が現れる．一般に5 Gy 以下の被曝で骨髄障害，消化管障害を治療できれば回復期に向かうが，5 Gy 以上の被曝では回復は極めて困難である．一方，局所性の急性放射線障害として放射線熱傷が知られている．放射線熱傷は，皮膚への局所被曝が約2 Gy 以上で発症し，数時間後

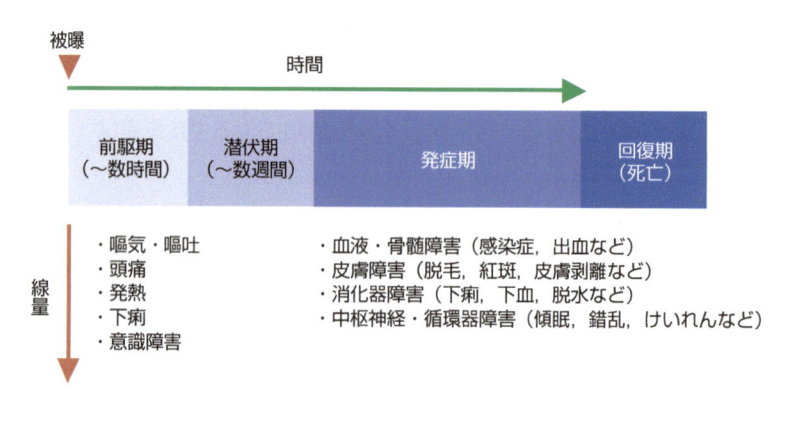

図12.1 急性放射線症の病期

から発赤や痛みを生じる．線量により 1 ～ 2 週間を経て紅斑，脱毛，色素沈着，落屑，水疱，潰瘍，壊死が生じる．

**(2) 晩発性障害**　晩発性障害は，放射線に被曝後，長期間の潜伏期を経て出現するもので，白内障やがんの発生などが知られている．白内障は，水晶体の上皮細胞が放射線により障害を受け，水晶体の混濁や視力障害が起こる．発症にはしきい値（約 0.5 Gy）が認められる．一方，発がん（固形がん，白血病）は確率的影響（被曝量に比例してがん死亡率が上昇し，しきい値は存在しない）と考えられている．国際放射線防護委員会（ICRP，放射線防護の基本的な枠組みと防護基準を勧告することを目的とする非営利団体）は，低線量被曝の影響について，積算線量 100 mSv あたりがん死亡率が約 0.5％ 上昇するとしている．これは 1,000 人が 100 mSv 受けた場合，放射線に起因するがんで生涯 5 人が死亡すると計算される．なお，この 100 mSv には自然界から受ける放射線量は含まれない．一方，原爆被曝者を主とした疫学調査では，被曝量が約 100 mSv を超えると線量に依存してがん死亡率が増加することが明らかになっている．しかし，約 100 mSv 以下ではがん死亡率の有意な上昇は確認されていない．白血病は被曝後 2 ～ 3 年から，多くの固形がんではがん好発年齢に達するとリスクが上昇する．また，高線量被曝による発がんリスクは，一般に若年ほど高くなる傾向が知られている．

**(3) 胎児被曝**　胎児は成人より放射線感受性が高い．母胎中の胎児が被曝した場合，妊娠の時期によって現れる障害が異なる．着床前期の被曝では胎芽／胎児死亡がみられ，器官形成期（2 ～ 8 週）では奇形が生じる．ともにしきい値は約 100 mGy である．胎児期 8 ～ 15 週では，300 mGy 以上で重篤な精神発達遅滞が観察される．しかし，これらは確定的影響であるため，胎児被曝線量が 100 mGy 未満では妊娠中絶の理由にはならない．その他，胎児被曝による発がんの増加も認められている．

**(4) 遺伝性影響**　遺伝性影響とは，放射線被曝が世代を経て現れるもので，実験動物を使った研究では代謝異常，軟骨異常などが確認されている．しかし，原爆被曝者の子ども数万人を対象にした調査などからは，現在までのところ影響は認められていない．

## 12.3 放射線の管理・防護

　放射線・放射性物質は自然界にも存在する．地球には宇宙から来る放射線（宇宙線）が降り注ぎ，大地を構成する土壌や岩石には自然起源の放射性物質が含まれている．また人体にも放射性物質が存在している．一方，人工放射線の発生源としては，病気の診断や非破壊検査などに使われる X 線発生装置，加速器などの放射線発生装置，原子炉などがある．また環境中には，過去に行われた核実験や原子力施設の事故などにより放出され，地上に降下した放射性降下物（フォールアウト）も存在する．

　放射線は，発見からわずか 100 年余りの間に医療，工業などさまざまな分野で広く利用されるようになり，医療技術の進歩や産業の発展に大きく貢献してきた．しかしながら，前述の通り放射線は過剰被曝により人の健康に影響を及ぼす可能性があることから，その使用はベネフィッ

ト（便益）とリスクのバランスを考えたうえで慎重に管理されなければならない．ICRP は放射線防護の基本的な考え方として，①正当化（放射線利用による便益が被曝による損失よりも大きいこと），②最適化（被曝量を合理的に達成できる限り低く保つこと），③線量限度（個人が受ける被曝量は勧告された限度を超えないこと）の「三原則」を導入するよう勧告している．

## A. 身の回りの放射線被曝

日常生活で受ける自然放射線の量は世界平均で年間約 2.4 mSv と見積もられている．このうち，宇宙線の被曝は 0.39 mSv とされるが，高地に住む人ではその数倍にもなり，東京－ニューヨーク間を飛行機で往復すると 0.2 mSv 程度被曝する．また，大地には地球形成過程で宇宙から取り込まれた放射性物質が存在し，現在は半減期の長いトリウムやウランなどが残っている．大地からの被曝は 0.48 mSv とされるが，地域によっては 10 mSv を超えることもある．また関西地方は放射性物質を含む花崗岩が多いため，関東地方と比べると自然放射線量が年間で 2～3 割高い．さらに空気中にはラドンが存在し，ラドンは岩石などに含まれるラジウムから生まれる希ガスで α 線を出す．自然放射線はラドンなどの吸入によるものが 1.26 mSv と最も大きい．食べ物にはカリウム 40，炭素 14，ポロニウム 210 などが含まれている．これらの放射性物質は体内に取り込まれ，カリウム 40 などは筋肉に多く存在する．食物などからの被曝は 0.29 mSv となる．

一方，人工放射線源からの被曝量は，病気の診断・治療などの医療に関連するものが圧倒的に多く，増加傾向にある．世界平均では年間約 0.6 mSv，日本平均では年間約 3.88 mSv と報告されている．放射性降下物は年間 0.01 mSv 以下である．**図 12.2** に日本人が自然および人工放射線源からうける年間実効線量を示す．

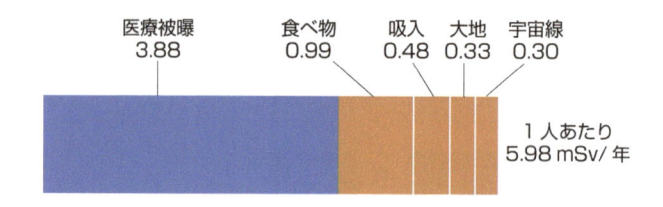

図 12.2　自然・人工放射線源から受ける日本人 1 人あたり年間実効線量(mSv)

医療被曝 3.88　食べ物 0.99　吸入 0.48　大地 0.33　宇宙線 0.30
1 人あたり 5.98 mSv/ 年

## B. 放射線のリスク管理

放射線の被曝管理においては，被曝を職業被曝（放射線作業にかかわる人々の業務上の被曝），医療被曝（患者などが診断や治療などの過程で受ける被曝），公衆被曝（その他の被曝）の 3 つに分けている．放射線障害の防止に関する法令には，「核原料物質，核燃料物質及び原子炉の規制に関する法律」，「放射性同位元素による放射線障害の防止に関する法律」，「電離放射線障害防止規則」「医療法施行規則」などがあり，これらの法律などは ICRP の勧告を基に制定されている．

**(1) 職業被曝の防護・管理基準**　表 12.7 に放射線業務に従事する職業人（放射線業務（診療）従事

者）にかかわる線量限度を示す．実効線量限度は確率的影響の生涯リスクを抑制する目的で，等価線量限度は確定的影響の防止を目的としたものである．5年間につき100 mSvという実効線量限度は，就労期間を50年として，生涯線量が1 Svを越えないよう定められている．被曝の管理は，外部被曝は個人線量計の装着により，内部被曝はホールボディカウンタや生体試料を用いたバイオアッセイ法で行う．その他，放射線業務従事者などには健康診断や教育・訓練を受けることが義務付けられている．

**(2) 公衆被曝の防護・管理基準**　ICRPは平常時の公衆被曝の線量限度を実効線量で年間1 mSvとしている．ただし，この値は公衆の被曝量を低減するための指標であり，安全と危険の境界を示すものではない．また，自然放射線や医療被曝による線量は含まれていない．わが国でもこの勧告に基づいて管理されている．

　一方，事故などにより環境中に大量の放射性物質が放出されている状況下では，平常時の線量限度は適用されず，緊急時被曝状況，現存被曝状況（事故後の回復や復旧の時期など）における参考レベルの設定が勧告されている．参考レベルとは，それ以上の被曝が生じる場合には線量を低減するための措置が必要な目安量である．ICRPは，緊急時被曝状況の参考レベルは20～100 mSv（急性または年間）の範囲に，現存被曝状況では年間1～20 mSv範囲に設定されるべきであるとしている．2011（平成23）年の東京電力福島第一原子力発電所の事故では，周辺住民の被曝限度として年間20 mSvが選定された．

**(3) 医療被曝の防護・管理基準**　患者と，介護者・介助者および生物医学研究の志願者が受ける被曝が含まれる．医療被曝は，放射線利用による便益が被曝による損失を上回っている限り，線量限度は適用されない．しかし，医療被曝の正当化には定量的な判断方法がないため，実際の現場では不必要と考えられる放射線診断もあることが指摘されている．**表12.8**に放射線診断・治療における被曝線量レベルを示す．

表12.7　放射線業務（診療）従事者にかかわる線量限度

| | |
|---|---|
| 実効線量限度 | 5年間につき100 mSv |
| | 1年間につき50 mSv（100 mSv） |
| | 女性：3か月につき：5 mSv |
| | 妊娠中の女性：出産までの期間に内部被曝について1 mSv |
| 等価線量限度 | 眼の水晶体：1年間につき150 mSv（300 mSv） |
| | 皮膚：1年間につき500 mSv（1 Sv） |
| | 妊娠中の女性：出産までの期間に腹部表面について2 mSv |

（　）は，放射線障害を防止するための緊急を要する作業に従事する場合の線量限度

表 12.8 放射線診断・治療における被曝線量

| 検査・治療 | 線量 |
|---|---|
| 歯科撮影 | 0.002 〜 0.01 mSv |
| 胸部撮影 | 約 0.06 mSv |
| 胃の X 線検査 | 約 3 mSv |
| CT 検査 | 5 〜 30 mSv |
| 核医学検査 | 0.5 〜 15 mSv |
| PET 検査 | 2 〜 10 mSv |
| 心臓カテーテル検査 | 5 〜 10 mSv |
| 乳房 X 線（マンモグラフィ） | 約 2 mGy（乳房線量） |
| がんの根治照射 | 50 〜 70 Gy（治療部位線量） |

# 13. 最近の化学物質による環境問題

## 13.1 化学物質過敏症

### A. 化学物質過敏症とは

　微量の化学物質に接触することで引き起こされる化学物質過敏症（Multiple Chemical Sensitivity）と呼ばれる健康障害が増加している．まず，特定の多量の化学物質に曝露することで，身体が「感作（かんさ）」を受け敏感となり，次に広範囲な化学物質（家庭用品，農薬，室内汚染物質など）に微量で接触することでさまざまな症状がでる**(図 13.1)**．しかもこのときは，「感作」を引き起こした化学物質とはまったく関連のない多くの種類の化学物質によって同様の症状がでるため，アレルギー性のものとは違う．なお，「感作」は微量の化学物質に長期間接触することでも生じる．

　化学物質過敏症は，1987 年，米国の産業医 M.R. カレンによって名付けらた．化学物質の漏洩事故後の患者が，化学物質のにおいによって呼吸困難，胸痛などの症状が起こし，さらに家庭用品などにも反応を起こし，症状を既知の病気にあてはめて説明することができないとした．

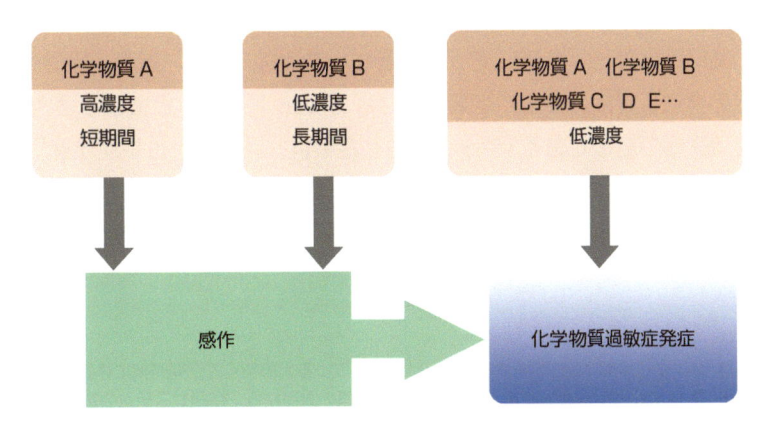

図 13.1　化学物質による感作と化学物質過敏症の発症

## B. 化学物質過敏症の症状と原因物質

化学物質過敏症の症状（米国の患者の場合）は，精神症状（いらいら，不安，抑うつ，記憶障害），自律神経症状（発汗，頭痛，疲労感），循環器症状（どうき），呼吸器症状，消化器症状，皮膚症状，眼・耳・鼻症状など，多様である．

原因物質は，塗料，溶剤，農薬，医薬品，洗剤，香水，印刷用インキ，水道水塩素，たばこの煙，新しい家具類，自動車の排ガスなど多くのものがある．患者はさまざまな化学物質に敏感に反応するため，日常生活に支障がでてくる．対策は，影響を与えていると思われる化学物質をできるだけ生活環境から取り除くことである．室内汚染がある場合は十分な換気によって外部に排出する必要がある．

## C. 化学物質過敏症の課題

化学物質過敏症における「感作」と発症のしくみは解明されていないが，特殊な神経障害が生じるとする説が有力視されている．化学物質過敏症患者では，普通では興奮を起こさないような微量の化学物質でも嗅覚系の刺激が脳の視床下部や大脳辺縁系に伝えられ，その結果免疫系，神経系，内分泌系に異常をきたすという考え方である．

現時点で，化学物質過敏症患者の治療と救済が重要である．化学物質過敏症は，以前は臨床医学上の独立した疾病とは認められていなかったが，日本では2009（平成21）年10月に病院における診療報酬明細書に記載できる病名リストに登録された．化学物質過敏症の治療に健康保険が適用されることになった．今後は，診断技術の向上，治療法方法の確立，新たな患者の発生を防ぐための有害化学物質汚染の低減などが望まれる．

# 13.2 シックハウス症候群

## A. シックハウス症候群とは

近年，住宅の高気密化などが進むに従って，建材・内装材，家具，塗料・接着剤などから放出される化学物質の換気不足による室内空気汚染などと，カビ・ダニなどによる室内空気汚染など，それらによる健康影響の総称である「シックハウス症候群」，「シックビル症候群*」が問題になっている．しかし，「シックハウス症候群」は，医学的に確立した単一の疾患ではなく，「居住者の健康を維持するという観点から問題のある住宅において見られる健康障害の総称」を意味する用語とされている．

---

\* シックビル症候群（シックビルディング症候群）とは，ビルの中にいる人の多くが，同時期に体調不調を訴える現象で，欧米諸国で，1980年代に社会問題となった．省エネルギー対策の観点から，空調システムの運転が抑制されたため換気が不足し，室内空気が汚染されたことが原因の一つと考えられている．「シックハウス症候群」は，「シックビル症候群」から転じた和製造語である．

その症状は，全身にかかわる症状として，めまい，吐き気，嘔吐，頭痛，疲れやすいなど不定愁訴の症状のほか，局所症状として皮膚の紅斑，じんましん，湿疹，かさかさに加え，鼻（刺激感，乾燥，鼻水，口唇の乾燥や咳），眼（チカチカする，涙目），咽頭（のどの乾燥）が知られている．

## B. シックハウス症候群の原因

シックハウス症候群のおもな発症関連因子として，建材や内装材などから放散されるホルムアルデヒドや，トルエンをはじめとする揮発性有機化合物（volatile organic compounds：VOC*）がおもな化学物質として指摘されている．室内環境中で，ホルムアルデヒドなどに高濃度での曝露を受けた場合，粘膜刺激症状などの健康障害を引き起こすことがある．また，トルエンなどの有機溶剤に高濃度での曝露を受けた場合，頭痛やめまい，さらには意識障害といった中枢神経障害を引き起こすことがある．「建築基準法」では，人が一定時間すごす居室に対してホルムアルデヒドと農薬クロルピリホスの規制が設けられている．住宅の高気密化・高断熱化などが進み，これら化学物質による空気汚染が起こりやすくなっている．

シックハウス症候群の発症は個人差が大きく，同じ部屋にいるのに，まったく影響を受けない人もいれば，敏感に反応してしまう人もいる．シックハウス症候群の症状は，どのようなメカニズムで起こるのかまだその全貌は不明であり，室内環境から離れると症状が軽くなったり消えたりする一方，同じところに戻ると再び同じ症状が起こるといったように，室内環境に原因があることが疑われる．

## C. おもな防止対策

### a. 室内における化学物質対策

「建築基準法」に関連して 2003（平成 15）年 7 月より居室内において化学物質（ホルムアルデヒドおよびクロルピリホス）の発散による衛生上の支障がないよう建築材料および換気設備の規制が導入された．ホルムアルデヒドに関する建材，換気設備の規制では，内装仕上げの制限・居室を有するすべての建築物に機械換気設備の設置が義務付けられた．また，天井裏などの下地材をホルムアルデヒドの発散の少ない建築材料とするか，機械換気設備を天井裏なども換気できる構造とするなどの制限が定められた．また住宅の場合，換気回数 0.5 回/h 以上の機械換気設備（24 時間換気システムなど）の設置が必要とされている．厚生労働省のホルムアルデヒドの許容濃度の指針値は 0.1 mg/m$^3$（25℃時の体積濃度 0.08 ppm）であるが，全国住宅における 3 割程度が厚生労働省の指針値を超えているとの報告（2000（平成 12）年）もある．一方で，居室を有する建築物には，シロアリ駆除剤などに用いられていたクロルピリホスを添加した建築材料の使用が禁止されている．

### b. 建築物衛生法による対策

2003（平成 15）年 4 月から「建築物衛生法」において，事務所や店舗などの用途で一定規模以

---

\* 常温・常圧で空気中に簡単に揮発する物質で，WHO（世界保健機関）によって沸点に基づき分類された化学物質の総称である．トルエン，キシレン，エチルベンゼン，スチレン，パラジクロルベンゼン，クロルピリホスなどを指す．室内温度が上がるほど多く発散される．

上の建築物においては，空気環境の調整を行わなければならない物質の基準としてホルムアルデヒドの基準値を 1 m³ につき 0.1 mg 以下（0.08 ppm）とすることと，ホルムアルデヒドの量の測定が義務付けられている．測定は特定建築物の建築，大規模の修繕，大規模の模様替を行った際，その使用を開始した日以後最初に訪れる 6 月 1 日から 9 月 30 日までの間とすることとされている．

### c. 厚生労働省の化学物質の室内濃度の指針値（表 13.1）

厚生労働省では化学物質の室内濃度の指針値を公表している．この指針値は，「ヒトがその濃度の空気を一生涯にわたって摂取しても，健康への有害な影響は受けないであろうと判断される値を算出したもの」であり，シックハウス症候群を引き起こすしきい（閾）値を意味しているものではない．そのため特定の化学物質の室内濃度がこの指針値を超過したとしてもシックハウス症候群の原因として判断することはできない．なお，これらの指針値はヒト吸入曝露における神経行動機能および生殖発生，鼻咽頭粘膜への刺激，ラット・マウス，ビーグル犬の経気道曝露における鼻腔嗅覚上皮，あるいは脳，肝臓および腎臓への影響，妊娠ラット吸入曝露における出生児の中枢神経系発達や生殖器の構造異常などへの影響などの毒性指標に基づいて算出されている．

### d. 建材や内装材由来化学物質以外の環境因子の関与

石油ストーブやガスストーブから放出される一酸化炭素，二酸化炭素，窒素酸化物，たばこの煙にはニコチン，タール，カドミウム，ヒ素，アンモニア，ダイオキシンなど皮膚・粘膜刺激症

表 13.1 シックハウス症候群の原因となる化学物質の室内濃度の指針値とおもな用途と症状

| 揮発性有機化合物 | 室内濃度指針値* | おもな用途 | おもな症状 |
|---|---|---|---|
| ホルムアルデヒド | 100 μg/m³（0.08 ppm） | 合板，パーティクルボード，壁紙用接着剤などに用いられるユリア系，メラミン系，フェノール系などの合成樹脂，接着剤．一部ののりなどの防腐剤 | 目・のど・鼻への刺激 |
| アセトアルデヒド | 48 μg/m³（0.03 ppm） | ホルムアルデヒド同様一部の接着剤，防腐剤など | |
| トルエン | 260 μg/m³（0.07 ppm） | 内装材などの施工用接着剤，塗料など | 倦怠感，吐き気，目・のど・鼻への刺激 |
| キシレン | 870 μg/m³（0.20 ppm） | 内装材などの施工用接着剤，塗料など | |
| エチルベンゼン | 3,800 μg/m³（0.88 ppm） | 内装材などの施工用接着剤，塗料など | 目・鼻・粘膜への刺激，めまい |
| スチレン | 220 μg/m³（0.05 ppm） | ポリスチレン樹脂などを使用した断熱材など | |
| パラジクロロベンゼン | 240 μg/m³（0.04ppm） | 衣類の防虫剤，トイレの芳香剤など | 目・鼻・皮膚への刺激，頭痛，めまい，全身の倦怠 |
| テトラデカン | 330 μg/m³（0.04 ppm） | 灯油，塗料などの溶剤 | 皮膚炎 |
| クロルピリホス | 1 μg/m³（0.07 ppb）<br>小児の場合 0.1 μg/m³（0.007 ppb） | シロアリ駆除剤 | 倦怠感，頭痛，めまい，悪心 |
| フェノブカルブ | 33 μg/m³（3.8 ppb） | シロアリ駆除剤 | 倦怠感，頭痛，めまい，悪心，嘔吐 |
| ダイアジノン | 0.29 μg/m³（0.02 ppb） | 殺虫剤殺虫剤 | |
| フタル酸ジ-n-ブチル | 220 μg/m³（0.02 ppm） | 塗料，接着剤などの可塑剤 | 目・皮膚・気道への刺激 |
| フタル酸ジ-2-エチルヘキシル | 120 μg/m³（7.6 ppb） | 壁紙，床材などの可塑剤 | |

\* 25℃の場合．ppm：100 万分の 1 の濃度，ppb：10 億分の 1 の濃度

状や不定愁訴を誘発する有害な化学物質が含まれる．また，湿度が高いと細菌，カビ，ダニが繁殖しやすく，それがアレルゲンとなり，アレルギーの発生要因ともなりうる．有害化学物質による皮膚・粘膜刺激症状はアレルギー疾患や感染症などの患者でも高頻度に認められる症状である．このことから，建材や内装材由来化学物質以外の有害化学物質や整備されていない空調設備やホコリの多い室内や温度，湿度および気流などの温熱環境因子もシックハウス症候群発症の増悪因子となりうる．

> **コラム** シックハウス症候群の臨床現場での認識：花粉症との相違
>
> 整備されていない空調設備やホコリの多い室内は花粉症の要因となる．花粉症は，スギやヒノキ，ブタクサなどの花粉が原因になり，付着した鼻や目，喉の粘膜でアレルギー反応によって炎症を発生することで，くしゃみや鼻詰まり，鼻水，目のかゆみなどの症状を引き起こす．シックハウス症関連症状は花粉症と違って，非アレルギー性の生体反応であり，鼻水など局所の症状の他に全身倦怠，めまい，頭痛・頭重などの不定愁訴もおもな症状となる．しかし，これら不定愁訴の症状は，各種疾患により生じるほか，温熱環境因子，生物因子（感染症），照度，騒音および振動などのさまざまな物理的環境因子，精神的ストレスなども発症・増悪に関連する．そのため化学物質がかかわる症状の関連因子であると判断するためには，十分な除外診断が必要である．なお，シックハウス症関連化学物質がアレルギー疾患の増悪因子になっている可能性も考えられている．

## 13.3 農薬

世界人口の増加に伴い，食糧需要は年々増加・多様化傾向にあり，農産物，食資源の安定生産，病害虫の駆除，品質の維持，農作業の軽減などのためには，ある程度の農薬を使用することは避けられない．しかし，一方では第二次世界大戦後，科学技術の進歩により化学合成農薬が登場し，それが食品中に残留し人に有害な影響を与えることが問題となった．米国のレイチェル・カールソンは，その著書『沈黙の春』（原題：*Silent Spring*）の中で，化学合成農薬 DDT の人体への影響を指摘し，全世界に農薬の健康や環境に対する影響の懸念が拡がった．そのため，わが国では「農薬取締法」が改定され，「国民の健康の保護」と「国民の生活環境の保全」が目的規定に位置付けられた．また，農薬の登録の際には，農薬の哺乳類に対する慢性毒性試験や農作物や土壌への残留性の試験の結果を提出するようになった．その結果，人への毒性が強く，残留性の高い有機塩素系農薬などの販売が規制されることなった．現在では，農薬の使用方法，残留基準などの設定には科学的根拠に基づき，「農薬取締法」や「食品衛生法」などによって慎重に規定されている．

輸入農産物の多様化，新規登録農薬の増加などに伴い，食品中に残留する農薬の安全性対策は

重要な課題となっている．2002（平成14）年，中国産の輸入野菜にわが国では使用できない農薬が使用され，厚生労働省が輸入自粛を指導したことや2008（平成20）年，輸入冷凍餃子から高濃度のメタミドホスが検出され，それを食べた者らが中毒症状を示したことは記憶に新しい．国内で使用される農薬は，農薬取締法に基づき，登録義務およびその使用基準が，食品中の残留農薬については食品衛生法に基づき残留基準が定められている．しかし，この方式は，毒性の強い農薬をリストに載せて規制するネガティブリスト制度であり，もし残留基準が未だに設定されていない農薬が農作物や食品に混入していたとしても，流通を阻止するための基準が存在しない状況下では，規制することができなかった．そこで，2006（平成18）年，残留基準がリストに定められている農薬以外は，原則，残留を認めないというポジティブリスト制度に移行している．次に農薬の種類と毒性について紹介する．

## A. 有機リン系農薬

　代表的なものに，パラチオン（現在は使用禁止，製造中止），マラチオン，フェニトロチオンなどがあり，おもに殺虫剤として使用されている（**表13.2**）．初期の有機リン系殺虫剤であるパラチオンやテップなどは，害虫のみならず哺乳動物に対しても強い毒性を示し，毒物・劇物取締法で特定毒物に指定され，現在わが国では農薬としての使用が禁止されている．2008（平成20）年，中国製の冷凍餃子による食中毒事件の原因物質であるメタミドホスも有機リン系農薬の一つであり，わが国では農薬として使用が禁止されている．しかし，近年使用されている有機リン系殺虫剤は殺虫効果が強いのみならず，その代謝経路などを考慮することで哺乳動物に対して比較的毒性の弱い，いわゆる選択毒性が高く，より安全なものが主流である．具体的には，現在でも使用されているマラチオンは，昆虫において酸化的に代謝を受けオクソン体となり毒性を示すが，哺乳動物ではカルボキシエステラーゼにより加水分解されるため，比較的毒性が弱い．

　有機リン系農薬の毒性発現機構は，化学兵器として開発されたサリンやソマン（**表13.2**）と同様であり，神経伝達の際に生じるアセチルコリンを分解するアセチルコリンエステラーゼ（AchE）を阻害することに基づく（**図13.2**）．パラチオンを例に説明すると，パラチオンはシトクロムP450により酸化的脱硫されパラオクソンとなり，代謝的活性化された後，AchEのエステル分解部位（セリンの水酸基(-OH)）にパラオクソン（リン酸エステル）が結合し，AchEの酵素活性を消失させる（**図13.3**）．ただし，ジクロルボスのような分子中に硫黄を含まないものは，代謝的活性化を必要としない．その結果，アセチルコリンを加水分解できなくなる．このように哺乳動物では神経シナプス間隙に分解されなかったアセチルコリンが蓄積し，副交感神経や運動神経を異常興奮させ中毒症状を発現する．急性期の臨床症状は，末梢でのコリン作動性症状と中枢神経系の症状である．前者は，副交感神経（ムスカリン様受容体）における症状と神経筋接合部（ニコチン様受容体）の症状に分けられる．このうち，有機リン系農薬中毒に特徴的なものは，縮瞳，分泌物の亢進（流涎，流涙など），筋線維性攣縮である．重篤な症状としては，呼吸不全と意識障害がある．特に，呼吸不全では人工呼吸が遅れると致命的となる．中毒症状は，摂取後，数分から数十分以内に出現することが多い．また，有機リン系農薬の排泄は一般に早く，体内で速やかに分解されるものも多い．フェニトロチオンなどの脂溶性の高いものについては脂肪組織へ蓄積

表 13.2 アセチルコリンエステラーゼ(AchE)を阻害する有機リン系化合物

| 使用禁止農薬および神経ガス | | 現在使用されている農薬 | |
|---|---|---|---|
| パラチオン | (構造式) | フェニトロチオン | (構造式) |
| テップ (TEPP) | (構造式) | マラチオン | (構造式) |
| DFP | (構造式) | フェンチオン | (構造式) |
| メタミドホス | (構造式) | EPN | (構造式) |
| サリン | (構造式) | ヘプタクロル | (構造式) |
| ソマン | (構造式) | ジクロルボス (DDVP) | (構造式) |
| | | ディプテレックス (DEP) | (構造式) |

されると考えられているが,そのほかのものは蓄積による慢性毒性はほとんどみられない.有機リン系農薬による急性中毒にはコリン受容体の拮抗薬であるアトロピンが対症治療薬として使用される.そのほかの解毒剤としては,2-PAM(ヨウ化プラリドキシム)が知られている.これは,AchE酵素に結合したリン酸エステルの解離を促進し,酵素を賦活化するためである(図 13.3).

13.3 農薬

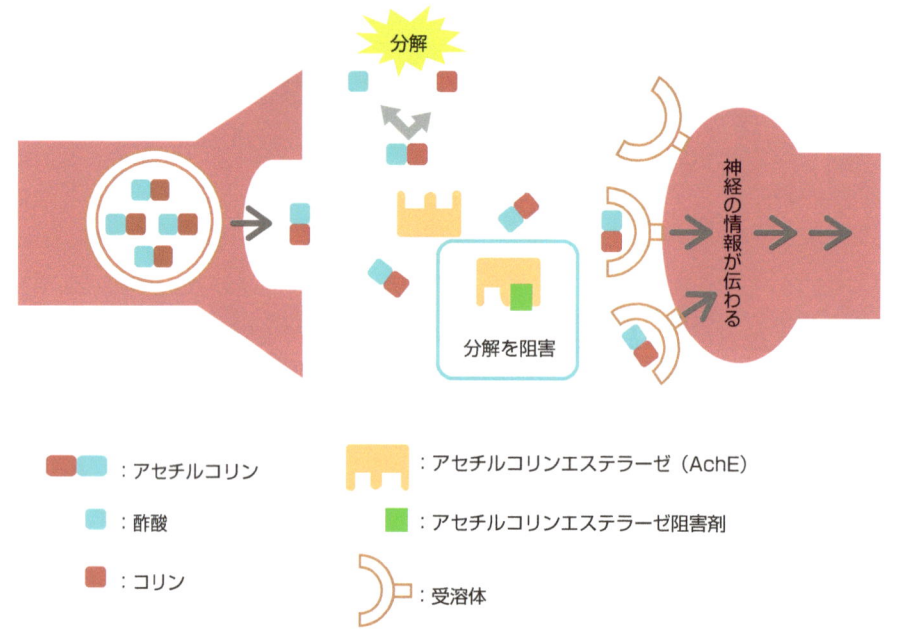

図 13.2 アセチルコリンによるシナプス間隙での神経伝達機構

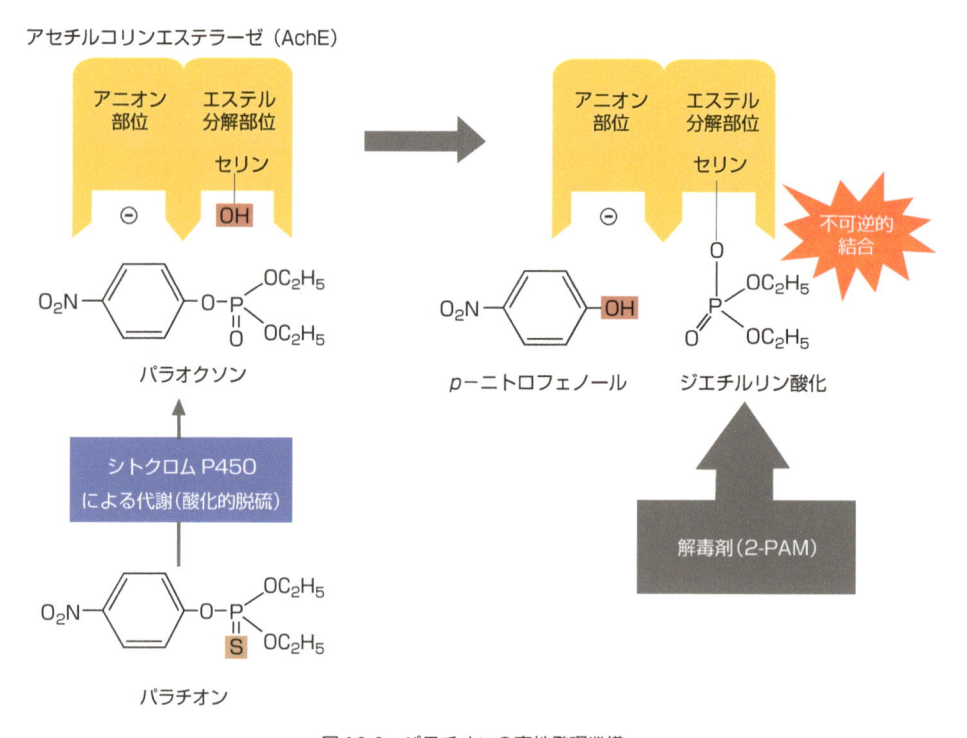

図 13.3 パラチオンの毒性発現機構

## B. 有機塩素系農薬

代表的なものに，ジクロロジフェニルトリクロロエタン（DDT），ベンゼンヘキサクロライド（BHC），有機塩素環状ジエン（ドリン剤）がある．殺虫力，持続性が強く，有機リン系農薬と比べると哺乳動物に対する急性毒性は比較的弱いために，世界中で広く使用されていた．しかし，『沈黙の春』の中で，環境中での残留性が高く，動・植物体内に蓄積され，生物濃縮が起こりやすいことが指摘され，慢性毒性が問題となった．そのため，わが国では第1種特定化学物質（「化学物質の審査及び製造等の規制に関する法律：化審法」に指定され使用が禁止された．しかし，過去に製造されたものが環境中に多量に残っており，残留性有機汚染物質（persistent organic pollutants：POPs）として問題となっている．

### a. ジクロロジフェニルトリクロロエタン（DDT）

DDTは適用害虫が広く，農薬としての殺虫剤のみならずノミやシラミ（発疹チフスの予防）などの衛生害虫の防除剤として，また，第二次世界大戦後に疫病対策やマラリア撲滅に大きく貢献した．しかしながら，DDTは自然環境中では分解されにくく，食物連鎖により体内に入り，ゆっくりと脱塩化水素（HCl）反応を受けDDEに代謝され，DDTおよびDDEともに脂肪組織に蓄積する（図13.4）．DDEはDDTの環境汚染の指標とされている．1971（昭和46）年に農薬としての使用が禁止され，1987（昭和62）年には第1種特定化学物質（化審法）に指定されて製造が禁止された．わが国では，DDTは稲のニカメイチュウには効果が弱いために，水田への散布は少なく，汚染は免れた．開発途上国では，マラリアの防除のためにいまだにDDTが使用されている．鳥類の卵殻形異常を惹起するため，繁殖率が低下し，生態系対して影響を示すことが明らかとなった．また，内分泌撹乱化学物質としても注目されている．

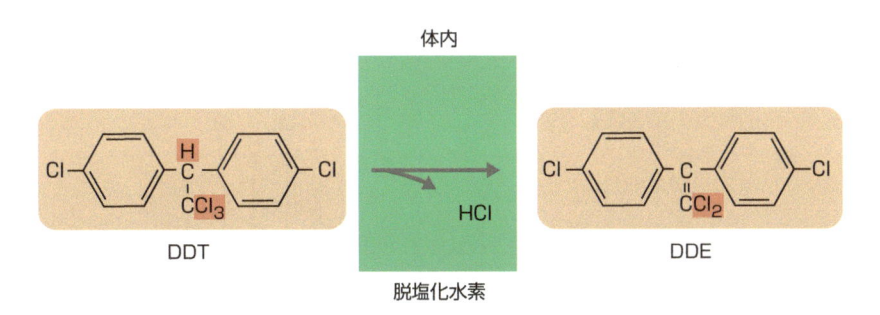

図13.4　ジクロロジフェニルトリクロロエタン（DDT）の生体内代謝

### b. ベンゼンヘキサクロライド（BHC）

正式名称はヘキサクロロシクロヘキサン（HCH）であり，塩素の配位により立体異性体が存在する（図13.5）．そのうち，γ体はリンデンと呼ばれ，速効性の接触毒性（殺虫効果）を示すが，哺乳動物体内から速く代謝排泄されるため慢性毒性は弱い．それに対し，β体は化学的に最も安定で残留性が高く，慢性毒性を考える上で重要である．α，β，γおよびδ体の混合物が農薬として使用され，ウンカ，ニカメイチュウに効果があり，大量に散布された．現在では，農薬とし

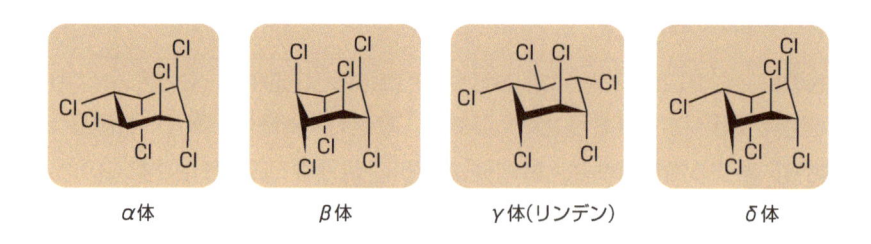

図13.5 ベンゼンヘキサクロライド(BHC)立体異性体の化学構造式

ての使用は禁止されている．

### c. 有機塩素環状ジエン（ドリン剤）

アルドリン，ディルドリン，エンドリンはドリン剤と呼ばれる殺虫剤である（**図13.6**）．アルドリンは化学的酸化や生体内酸化反応によりエポキシ化されディルドリンになる．アルドリンよりディルドリンのほうが強い殺虫作用(毒性)を示す．エンドリンはディルドリンの立体異性体である．これらドリン剤は，1971(昭和46)年に農薬としての使用は禁止され，1987(昭和62)年には第1種特定化学物質(化審法)に指定されて製造が禁止された．

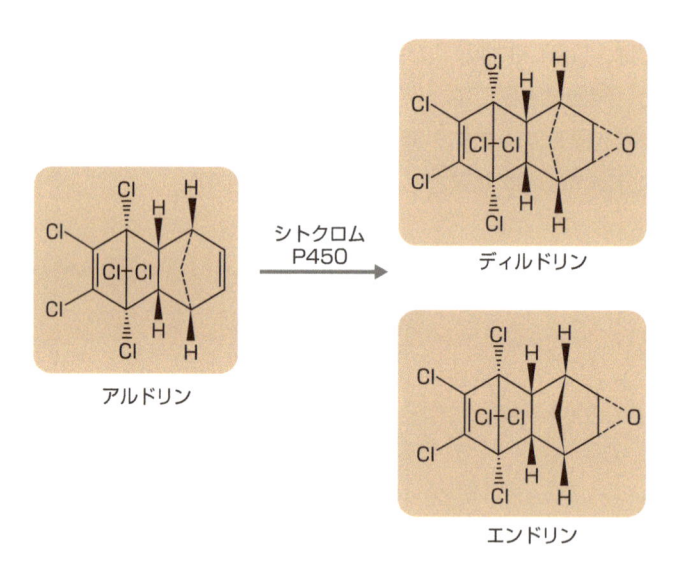

図13.6 アルドリンの生体内代謝

### d. その他の有機塩素系農薬

シロアリ駆除剤として使用されていたドリン剤のクロルデンも第1種特定化学物質に指定されている．同じく，シロアリ駆除剤として使用されていたヘプタクロル(クロルデン類)や外国で用いられた(わが国での使用実績はない)殺虫剤であるトキサフェンやマイレックスが有機塩素系農薬である（**図13.7**）．これらはいずれもPOPsに指定されており，わが国では第1種特定化学物質として，製造・使用が禁止されている．

クロルデン　　　　　　　　　ヘプタクロル

トキサフェン　　　　　　　　マイレックス

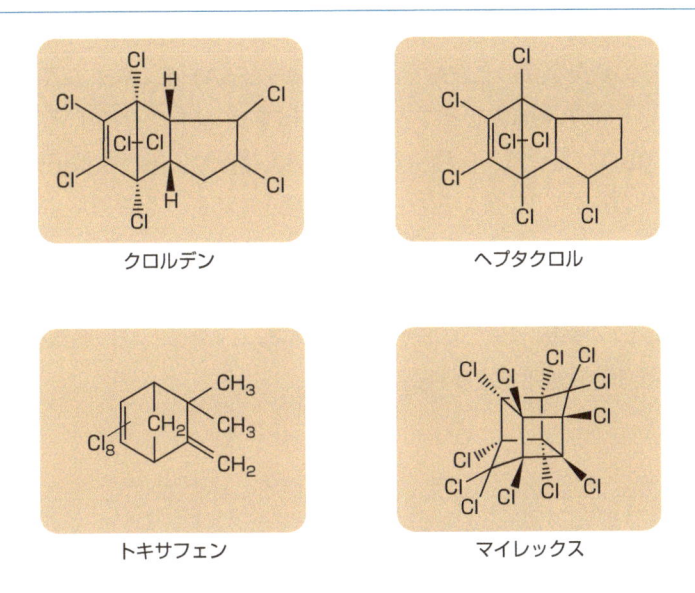

図13.7　有機塩素系農薬の化学構造式

## コラム　ネオニコチノイド系農薬

　2006年以降，養蜂のために飼育されているミツバチがコロニーごと突然姿を消す現象，いわゆる蜂群崩壊症候群 (colony collapse disorder：CCD) が世界中で報告されるようになった．その原因の一つとして，ネオニコチノイド系農薬が注目を集めている．ネオニコチノイド系農薬とは，1990年代にニコチンの化学構造類似物（ニコチノイド）として開発された新しい（ネオ）殺虫剤である．わが国で販売されているものは7種類（アセタミプリド，イミダクロプリド，クロチアニジン，ジノテフラン，チアクロプリド，チアメトキサム，ニテンピラム）である．昆虫神経シナプス後膜上のニコチン性アセチルコリン受容体 (nAChR) に作用し，その神経伝達を撹乱することによって殺虫効果を示す．その特徴は，効果が長時間続くこと（持続性）と植物の根から吸収され植物全体に浸透していき，その葉などを食害する昆虫が駆除されること（浸透移行性）である．

　2013（平成25）年，英国とフランスの2つの研究グループが低用量（ハチが死なない量）のネオニコチノイド系農薬のハチに対する野外調査（フィールドリサーチ）結果を発表した．それは，イミダクロプリドに曝露したマルハナバチの巣箱の重量が減少し（ハチの増殖率が低下したことを示す），さらに普通なら1巣箱あたり平均13匹生まれる新生女王バチが，曝露した農薬の量により2匹または1.4匹に減少していた．なぜ，ハチの増殖率や女王バチの誕生が減るのだろうか．英国の研究グループは，その原因を働きバチが十分な量の餌を巣に持ち帰ることができなったためではないかと考えている．実際，フランスの研究グループは，ミツバチにチアメトキサムを曝露すると働きバチの帰巣率が低下することを報

告している．これらの結果を受け，欧州食品安全機関（EFSA）は，ネオニコチノイド系農薬のリスク評価を行い，予防原則にもとづき，イミダクロプリド，クロチアニジン，チアメトキサムの3剤について，ミツバチを誘引する作物および穀物における種子処理，粒剤処理，茎葉処理での使用を2013年12月1日から2年間禁止することを決めた．これに対し，農薬製造メーカーはネオニコチノイド系農薬がハチの大量死，大量失踪の主たる原因ではないとして，反対を表明している．欧州連合（EU）以外では，ネオニコチノイド系農薬の使用禁止はなされていない．今後，CCDの原因究明とネオニコチノイド系農薬をはじめとする殺虫剤の適正な使用方法の開発が急がれる．

## 13.4 残留性有機汚染物質

化学物質の中には，環境中で分解されにくく（難分解性），生物体内に蓄積しやすく（高蓄積性），さらに地球上で長距離を移動して遠方の国の環境にも悪影響を及ぼし（長距離移動性），かつ人体に有害な（高毒性）ものがある．このような化学物質を残留性有機汚染物質（persistent organic pollutants：POPs）と呼んでいる．これらの化学物質には，ポリ塩化ビフェニル（polychlorinated biphenyls：PCBs）やダイオキシン類，DDTやドリン剤などの塩素系農薬，など22種類が含まれる**（表13.3）**．

表13.3 ストックホルム条約で決められた残留性有機汚染物質一覧

| 廃絶 | 制限 | 非意図的生成物 |
| --- | --- | --- |
| ・アルドリン<br>・α-ヘキサクロロシクロヘキサン<br>・β-ヘキサクロロシクロヘキサン<br>・クロルデン<br>・クロルデコン<br>・ディルドリン<br>・エンドリン<br>・ヘプタクロル<br>・ヘキサブロモビフェニル<br>・ヘキサブロモジフェニルエーテルおよびヘプタブロモジフェニルエーテル<br>・ヘキサクロロベンゼン<br>・リンデン<br>・マイレックス<br>・ペンタクロロベンゼン<br>・ポリ塩化ビフェニル（PCB）<br>・テトラブロモジフェニルエーテルおよびペンタブロモジフェニルエーテル<br>・トキサフェン<br>・エンドスルファン | ・DDT<br>・PFOSとその塩 | ・ヘキサクロロベンゼン<br>・ペンタクロロベンゼン<br>・ポリ塩化ビフェニル（PCB）<br>・ポリ塩化ジベンゾ-p-ジオキシン（PCDD）<br>・ポリ塩化ジベンゾフラン（PCDF） |

PFOS：ペンタフルオロオクタンスルホン酸
3種類（ヘキサクロロベンゼン，ペンタクロロベンゼン，PCB）は重複している．

1990年代から世界の各国が協力してPOPs対策に取り組むための協議が行われ，2001（平成13）年5月，「残留性有機汚染物質に関するストックホルム条約」（POPs条約）が採択された．わが国は翌年8月に締結したが，2004年5月，ようやく発効となり，締結国は2012年2月現在，176か国になっている．この条約は，POPsの削減と廃絶を目的とし，①農薬類（アルドリン，ディルドリン，エンドリン，クロルデン，ヘプタクロル，トキサフェン，マイレックスおよびヘキサクロロベンゼン）およびPCBsの製造と使用の禁止，②DDTの製造と使用の制限（マラリア対策による使用のみ許可），③ダイオキシン類とポリ塩化ジベンゾフラン（PCDFs）類の排出の制限，④PCBsの使用を2025年までに停止し，またその処理を2028年までに完了，⑤開発途上国に対して代替品の開発やPOPs処理に関する支援，を行うことが批准国には，求められている．

## 13.5 ダイオキシン類

### A. PCBとは

　1968（昭和43）年，北九州市と長崎県五島で，いわゆる「カネミ油症」事件が起こった．これは，PCBが混入した食用油による食中毒事件であるが，食用の米ぬか油を加熱脱臭する工程で，熱媒体として使用されていた工業製品のPCB（カネクロール400）がパイプの腐食孔から漏出して米ヌカ油に混入し，これを摂食したことが原因であった．2012（平成24）年3月現在，油症の認定患者総数は2,184名という大規模な食中毒事件となっている．PCBはビフェニル骨格に1～10個の塩素が置換された化合物の総称で，理論的に209種類の同族体がある（図13.8）．また，化学的に非常に安定であること，さらに，油溶性，不燃性，高い絶縁性などの性質を有することから，絶縁油，熱媒体，印刷用インキ，トランスやコンデンサーなどの工業製品に広く使用されていた．

　油症患者の主症状は，にきび様皮疹（クロルアクネ），爪や歯ぐきの色素沈着，眼脂過多，全身倦怠感および頭痛であった．その後の調査で，原因油中にはPCBとともに高毒性のポリ塩化ジベンゾフラン（polychlorinated dibenzofurans：PCDFs，図13.8）が検出され，カネミ油症がPCBとPCDFによる複合的な食中毒であることが明らかとなった．

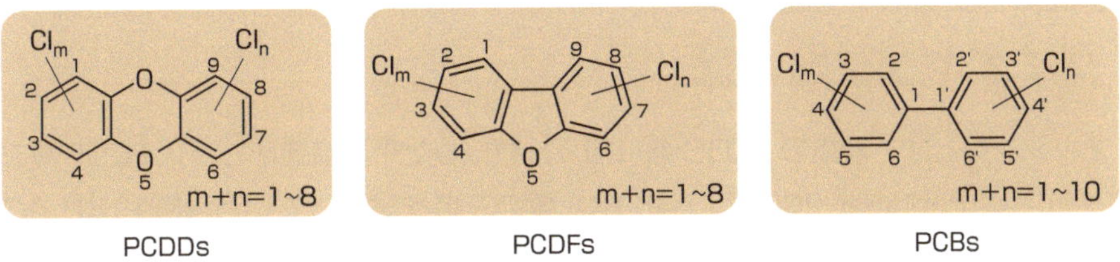

図13.8　ダイオキシン類の化学構造

表 13.4　日本における PCB の暫定的規制値

| 対象食品 | | 規制値(単位：ppm) |
|---|---|---|
| 魚介類 | 遠洋沖合魚介類(可食部) | 0.5 |
| | 内海内湾(内水面を含む)魚介類(可食部) | 3 |
| 牛乳(全乳中) | | 0.1 |
| 乳製品(全量中) | | 1 |
| 育児用粉乳(全量中) | | 0.2 |
| 肉類(全量中) | | 0.5 |
| 卵類(全量中) | | 0.2 |
| 容器包装 | | 5 |

　この事件を契機として，わが国では 1972（昭和 47）年以降 PCB の製造と使用が中止された．さらに 1974（昭和 49）年，PCB は「化学物質の審査及び製造等の規制に関する法律（化審法）」によって，特定化学物質第 1 号に指定された．しかしながら，それまでに世界各国で大量の PCB が環境中に排出されていたため，現在でもなお地球規模の環境汚染物質として魚介類や牛乳などから検出されている．わが国では食品中の PCB について暫定的規制値が設定され，食品の PCB 汚染が厳しく監視されている**(表 13.4)**．

## B.　ダイオキシンとは

　ダイオキシンは，図 13.8 に示すような骨格に，1 ～ 8 個の塩素が置換された化合物，すなわちポリ塩化ジベンゾ-*p*-ジオキシン（polychlorinated dibenzo-*p*-dioxins：PCDDs）の総称で，置換塩素の数および位置の違いにより理論的に 75 種類の同族体がある．このうち，2,3,7,8-四塩化ジベンゾ-*p*-ジオキシン（TCDD）が，最強の毒性を有している．一般に，「ダイオキシン」という場合は 2,3,7,8-TCDD を指すことが多い．

　2,3,7,8-TCDD の人への被曝の事例は，1960 年代のベトナム戦争までさかのぼる．戦争時に米国は大量の枯葉剤（除草剤）を散布したが，その不純物として 2,3,7,8-TCDD が含まれており，米兵をはじめ多くの人が被曝した．また，1976 年，イタリアセベソ市の農薬工場が爆発し，その結果生成された大量の 2,3,7,8-TCDD が環境へ飛散し，人への影響が問題となった．その後，1990 年代には，ごみ焼却炉周辺の大気や土壌などが PCDD で汚染されていることが明らかになり，大きな社会問題となった．実際，ごみ焼却炉において，プラスチックのポリ塩化ビニルなどの塩化物，石油製品および木材中のフェノール化合物を 600℃以下で燃焼した場合，PCDD が生成されることが確認されている．

## C.　ダイオキシン類とは

　ダイオキシン類とは，前述の PCDD 類に加え，類似した平面構造をもった PCDF 類およびコプラナー PCBs（coplanar PCBs：Co-PCBs）類の三者を総称していう**(図 13.8)**．PCDF は，PCDD と同様に非意図的にごみ焼却炉で主に生成されるが，PCBs を高温加熱しても生成される．Co-PCBs は，PCB 異性体のうち，オルト位（2 位，2' 位，6 位および 6' 位）に塩素がまった

く置換されていない PCB で，そのため 2 つのベンゼン環が同一平面上に位置した構造をもっている．これらの化合物は，化学構造が類似しているため，環境中での動態および毒性学的性質も類似している．

## D. ダイオキシン類の生体影響

ダイオキシン類の中で，2,3,7,8-TCDD が最も強い毒性を有している．また，2,3,7,8-TCDD に対する感受性（急性毒性）には大きな動物種差があることが知られている．感受性が最も高いのはモルモットで，$LD_{50}$（半数致死量，経口）1 μg/kg 体重であり，一方，最も低いのはハムスターで $LD_{50}$（経口）5,000 μg/kg 体重といわれる．2,3,7,8-TCDD は，実験動物において，体重減少，胸腺萎縮，肝肥大，脂質代謝異常（脂肪肝，高脂血症），奇形（口蓋裂），精子の減少（生殖毒性）を起こすほか，発がん性，内分泌系や中枢神経系への影響も報告されている．また，サルを用いた実験では，体重増加抑制，眼脂過多，脱毛，子宮内膜症などが観察されている．ただ，人での死亡事例は報告されておらず，中毒症状としてカネミ油症に類似した皮膚症状（クロルアクネ）や，実験動物でも見られた脂質代謝異常，内分泌系への影響，発がん性が報告されている．

## E. 日本人の摂取量とわが国のダイオキシン対策

ダイオキシン類は，難分解性で脂溶性が高いことから，環境中に排出された場合，食物連鎖を通して動物や人の体内に高濃度に蓄積する．環境省では数年ごとに，「日本人におけるダイオキシン類の汚染実態」を調査している．2011（平成 23）年の報告書によると，①日本人の血液中のダイオキシン類濃度は経年的に減少している，②日本人のダイオキシン類の 1 日摂取量は毎年減少している，③通常の生活環境ではダイオキシン類のほとんどは食品を介して摂取される，④食品群別に見ると，特に海洋魚介類からの摂取が全体の 94％（0.78 pg-TEQ/kg/ 日）を占めており，肉・卵類，牛乳・乳製品がこれに続くことなどが明らかになった．現在，ダイオキシン類の耐容一日摂取量（Tolerable daily intake：TDI）は 4 pg-TEQ/kg/ 日と定められている．なお，TDI は人が生涯にわたって継続的に摂取しても健康に影響を及ぼすおそれがない 1 日あたりの摂取量の意味である．

このようなダイオキシン類による環境汚染を防止したり，また除去したりするため，1999（平成 11）年，わが国では「ダイオキシン類対策特別措置法」（ダイオキシン法）が制定された．この法律では，ダイオキシン類に関する施策の基本となる基準を定めるとともに，必要な規制および汚染土壌にかかわる措置などを定めている．われわれの健康を守るための基準として，大気，水および土壌において，ダイオキシン類の環境基準値が設定されている（**表 13.5**）．この基準値の単位は，毒性等量（toxic equivalent：TEQ）を用いて表現される．通常，ダイオキシン類は**表 13.6** に示した 29 種類の化合物の混合物として環境中に存在しており，それぞれ毒性の強さが異なるため，混合物の毒性として表現する必要がある．この TEQ は，各類似化合物の濃度にそれぞれの毒性等価係数（最も毒性が強いとされる 2,3,7,8-TCDD の毒性を 1 とし，その相対値として表した係数，TEF）を乗じた値を合計したものである．

その結果，全国規模でのゴミ焼却施設の改善がなされ，わが国のダイオキシン類の総排出量は，

表 13.5 ダイオキシン類の環境基準

| 測定場所 | 基準値 |
|---|---|
| 大気（年平均） | 0.6 pg TEQ/$m^3$ 以下 |
| 水質（年平均） | 1 pg TEQ/L 以下 |
| 水底の底質 | 150 pg TEQ/g 以下 |
| 土壌 | 1,000 pg TEQ/g 以下 |

TEQ：toxic equivalents（毒性等量）

表 13.6 ダイオキシン類の毒性等価係数

| 化合物名 | TEF |
|---|---|
| ポリ塩化ジベンゾ-$p$-ジオキシン（PCDD） | |
| 2,3,7,8-TetraCDD | 1 |
| 1,2,3,7,8-PentaCDD | 1 |
| 1,2,3,4,7,8-HexaCDD | 0.1 |
| 1,2,3,6,7,8-HexaCDD | 0.1 |
| 1,2,3,7,8,9-HexaCDD | 0.1 |
| 1,2,3,4,6,7,8-HeptaCDD | 0.01 |
| OctaCDD | 0.0003 |
| ポリ塩化ジベンゾフラン（PCDF） | |
| 2,3,7,8-TetraCDF | 0.1 |
| 1,2,3,7,8-PentaCDF | 0.03 |
| 2,3,4,7,8-PentaCDF | 0.3 |
| 1,2,3,4,7,8-HexaCDF | 0.1 |
| 1,2,3,6,7,8-HexaCDF | 0.1 |
| 1,2,3,7,8,9-HexaCDF | 0.1 |
| 2,3,4,6,7,8-HexaCDF | 0.1 |
| 1,2,3,4,6,7,8-HeptaCD | 0.01 |
| 1,2,3,4,7,8,9-HeptaCDF | 0.01 |
| OctaCDF | 0.0003 |
| ポリ塩化ビフェニル（PCB） | |
| ・Non-*ortho*（coplanar） | |
| 3,4,3',4'-TetraCB（#77） | 0.0001 |
| 3,4,4',5-TetraCB（#81） | 0.0003 |
| 3,4,5,3',4'-PentaCB（#126） | 0.1 |
| 3,4,5,3',4',5'-HexaCB（#169） | 0.03 |
| ・Mono-*ortho* | |
| 2,3,3',4,4'-PentaCB（#105） | 0.00003 |
| 2,3,4,4',5-PentaCB（#114） | 0.00003 |
| 2,3',4,4',5-PentaCB（#118） | 0.00003 |
| 2',3,4,4',5-PentaCB（#123） | 0.00003 |
| 2,3,3',4,4',5-HexaCB（#156） | 0.00003 |
| 2,3,3',4,4',5'-HexaCB（#157） | 0.00003 |
| 2,3',4,4',5,5'-HexaCB（#167） | 0.00003 |
| 2,3,3',4,4',5,5'-HeptaCB（#189） | 0.00003 |

TEF：toxic equivalent factor［WHO（2006）］

1997（平成 9）年の 7,700〜8,100 g-TEQ/ 年から，2011（平成 23）年の約 140 g-TEQ/ 年へと激減し，約 98％ の削減に成功している．

> **コラム** エコチル調査
>
> 　2010（平成22）年，環境省は，胎児期から小児期にいたる子ども達の成長・発達に影響を与える環境要因として，化学物質の曝露や生活環境の影響を明らかにするため，「子どもの健康と環境に関する全国調査（エコチル調査）」を開始した．「エコチル」という言葉は，英語のエコロジー（ecology）とチルドレン（children）の頭をとって組み合わせたものである．
>
> 　実際には，10万組の子ども達とその両親につき，母体内にいる時から13歳になるまで，定期的に健康状態を確認し，環境要因が子ども達の成長と発達にどのような影響を与えているかを調べるものである．この調査では，化学物質曝露をはじめとする環境因子が，生殖系，精神神経系，免疫系および代謝・内分泌系へどのような影響を及ぼしているかを調べるだけではなく，遺伝要因，社会要因，生活習慣要因などの多くの要因についても調べる計画になっている．
>
> 　調査の結果，子どもの健康や成長に影響を与える環境要因が明らかになれば，子ども達が健やかに成長できる環境および安心して子育てができる環境が実現できるものと期待されている．

# 13.6 内分泌攪乱化学物質（環境ホルモン）

## A. 内分泌攪乱化学物質（環境ホルモン）とは

　レイチェル・カーソンの『沈黙の春』の出版を契機として，ジクロロジフェニルトリクロロエタン（DDT）などの有機塩素系農薬の使用が制限された．しかし，それから30年以上経っても，世界各地の野生生物において，化学物質が原因と考えられる生殖異常，繁殖異常，免疫不全，成長異常などが報告されていた．シーア・コルボーンらは，これらの問題を重く受けとめ，この原因を考察した．その結果，1996年に著書『*Our Stolen Future*（邦題『奪われし未来』）』を出版し，化学物質の内分泌攪乱作用という新しい概念を提起し，内分泌攪乱化学物質（endocrine disrupting chemicals：EDCs）による生体影響の可能性について言及した．

　1997年に米国環境保護庁（USEPA）は，内分泌攪乱化学物質の定義を「生物の恒常性，生殖・発生，もしくは行動を司っている生体内の天然ホルモンの合成，分泌，輸送，結合，作用あるいは除去に干渉する外因性物質である」とし，本格的な調査研究を開始した．また，日本の環境省（当時の環境庁）は，1998（平成10）年に「環境ホルモン戦略計画（SPEED'98：Strategic Programs on Environmental Endocrine Disruptors）」において，内分泌攪乱化学物質を「動物の生体内に取り込まれた場合に，本来，その生体内で営まれている正常なホルモン作用に影響を与える外因性の物質」と定義し，調査研究を開始した．内分泌攪乱作用という新しい概念のため，各国によっ

て定義の違いはあったものの，2002年に世界保健機関・国際化学物質安全性計画（WHO/IPCS）は，内分泌撹乱化学物質を「内分泌系の機能に変化を与え，それによって個体やその子孫あるいは集団（一部の亜集団）に有害な影響を引き起こす外因性の化学物質または混合物」と定義した．

なお，「環境ホルモン」という用語は，環境中に存在して，生物に対してホルモンのような影響を与えるものという意味で用いられている．

## B. 種類

環境ホルモン戦略計画 SPEED'98 において，内分泌撹乱作用を有すると疑われる化学物質として 67 種がリストアップされた．2000（平成 12）年には SPEED'98 の改訂がなされ 65 種となった．これらの物質は，内分泌撹乱作用の有無，強弱，メカニズムなどが必ずしも明らかになっておらず，あくまで優先して調査研究を進めていく必要性の高い物質群であり，今後の調査研究の過程で増減することを前提にリストアップされたものである．さらに 2005（平成 17）年に環境省は，SPEED'98 における取り組みにより得られた知見を踏まえ，化学物質の内分泌撹乱作用に関する今後の対応方針について ExTEND2005（Enhanced Tack on Endocrine Disruption）を公表した．ExTEND2005 では，SPEED'98 でリストされていた物質は，環境中に存在する濃度ではラットなどの哺乳類に対して明瞭な内分泌撹乱作用を示さなかったとして削除された．現在このリストは，単に調査研究の対象物質として使用されている．内分泌撹乱作用を有すると疑われるおもな化学物質を以下(①〜⑦)に示した．そのうち，おもな化学物質の化学構造式を図 13.9 に示す．これらの化学的特性としては，比較的低分子化合物（分子量約 300）で，残留性有機汚染物質（POPs）と同様に難分解性や生物蓄積性などを示すものもある．

①有機ハロゲン系化合物：ダイオキシン類，ポリ塩化ビフェニル（PCB），DDT，ポリ臭化ジフェニルエーテル（PBDE），ペルフルオロオクタンスルホン酸（PFOS）など
②芳香族工業化学品：ビスフェノール A，アルキルフェノール類（ノニルフェノール，オクチル

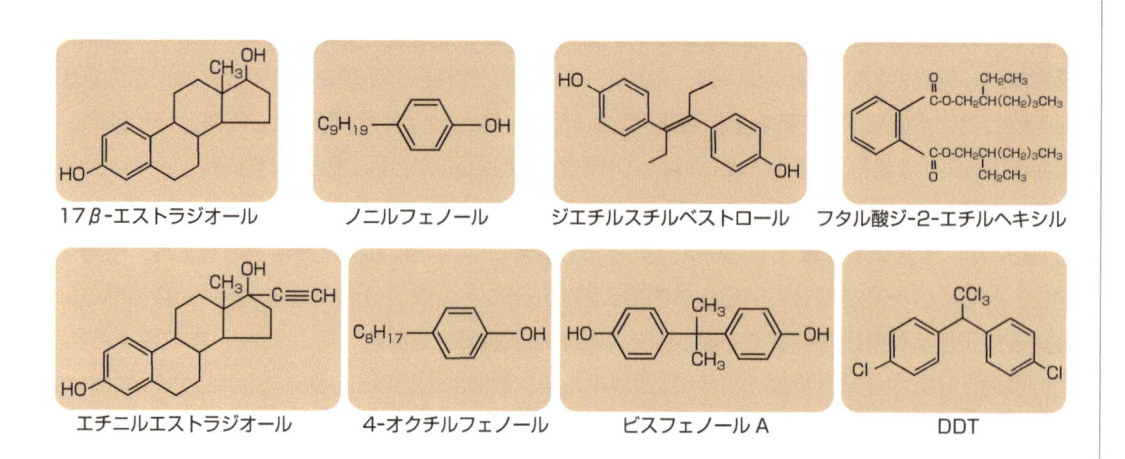

図 13.9 17β-エストラジオールと内分泌撹乱作用を有すると疑われるおもな化学物質の化学構造式

フェノールなど），フタル酸エステル類など
③農薬：トリアジン系除草剤，有機リン系殺虫剤，ピレスロイド系殺虫剤，カーバメート系殺虫剤など
④重金属：有機スズ化合物，水銀，カドミウム，ヒ素など
⑤医薬品：ジエチルスチルベストロール(DES)，エチニルエストラジオール($EE_2$)など
⑥ホルモン：エストロゲン，アンドロゲンなど
⑦植物エストロゲン：イソフラボン類(ゲニステイン，ダイゼニンなど)など

## C. 作用メカニズム

　内分泌腺から分泌されるホルモンは，動物の発生過程での組織の分化や成長，生殖機能の発達，エネルギー代謝，恒常性(ホメオスタシス)の維持などに重要な役割を果たしている．人の体内で分泌されるホルモンとして，エストロゲン(女性ホルモン)やアンドロゲン(男性ホルモン)などが知られている．これらが生体内で機能を発揮するためには，まず標的器官に存在するホルモン受容体(レセプター)と結合する必要があり，その後，遺伝子に働きかけタンパク質を合成する．たとえば，エストロゲンはエストロゲン受容体と結合するが，ホルモンの種類によって結合する受容体が決まっている．このことから，ホルモンと受容体の関係は鍵と鍵穴の関係ともいわれる．しかし，内分泌撹乱化学物質は，内因性ホルモンであるエストロゲンやアンドロゲンなどと構造が類似しているため，生体内においてそれらの受容体に誤って結合することで内分泌系を撹乱する．内分泌撹乱化学物質のおもな作用メカニズムを下記に示す．

### a. ホルモン受容体結合を介する作用メカニズム

　内分泌撹乱化学物質がホルモン受容体に結合して生じる反応によって，本来のホルモンと類似の作用が引き起こされる(**図13.10A**)．おもにエストロゲン受容体の関与が指摘されており，代表的な内分泌撹乱化学物質として，DESや$EE_2$などの合成女性ホルモン，ビスフェノールA，ノニルフェノール，フタル酸エステル，DDT，$o, p'$-DDE，エンドスルファン，植物エストロゲン，水酸化エストロゲン，水酸化PCBなどがある．

　一方，本来のホルモンの作用を阻害する内分泌撹乱化学物質として，$p, p'$-DDE，ビンクロゾリン，フタル酸エステル類などが知られている．これらはアンドロゲン受容体と結合するものの，ホルモン様作用は示さず，逆にアンドロゲンが受容体に結合することを阻害し，抗アンドロゲン作用を示す(**図13.10B**)．

### b. ホルモン受容体結合を介さない作用メカニズム

　ホルモン受容体に直接結合するのではなく，細胞内のシグナル伝達経路に影響を及ぼすことによって遺伝子を活性化し機能性タンパク質の産生などをもたらす作用がある．たとえば，ダイオキシン類はホルモン受容体には直接結合しないが，アリルハイドロカーボン受容体(AhR)などを介して遺伝子を活性化し間接的にエストロゲン作用に影響を与えるとされている(**図13.9A**)．

　テストステロンをエストラジオールに変換する酵素であるアロマターゼを阻害し，エストラジオールの産生が低下することにより，内分泌系に影響を与えるメカニズムも報告されている．

　PCBの代謝物である3,5,3,4-テトラクロロビフェニルの4-水酸化体は，甲状腺ホルモン($T_4$)

A. エストロゲン類似作用のメカニズム
（ビスフェノール A，ノニルフェノール，DDT など）

ER（エストロゲンレセプター）：エストロゲンと結合して，遺伝子（DNA）を活性化させる

内分泌攪乱化学物質が ER と結合することによってエストロゲンと類似の作用がもたらされる。

B. アンドロゲンの作用を阻害するメカニズム

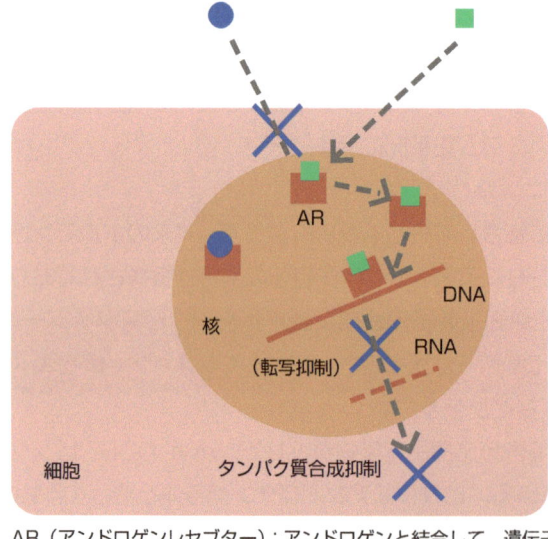

内分泌攪乱化学物質が AR と結合し，アンドロゲンが結合するのを阻害する結果，アンドロゲン作用は作用は阻害される

AR（アンドロゲンレセプター）：アンドロゲンと結合して，遺伝子（DNA）を活性化させる

図13.10 内分泌攪乱化学物質のホルモン受容体を介した作用メカニズム
［環境ホルモン戦略計画 SPEED'98］

と構造が類似しているため，$T_4$ と甲状腺ホルモン結合タンパク質との結合を阻害し，血中 $T_4$ 濃度を低下させると推測されている．

このように内分泌攪乱化学物質によるさまざまな作用メカニズムが報告されているが，発達段階における臨界期（感受性の高い時期）での曝露によって器官形成や内分泌系の正常な機能に不可逆的な悪影響を引き起こす場合がある．たとえば，胎仔期から新生仔期にかけてのマウスにエス

トロゲンを投与すると，その作用は生涯を通して不可逆的となる．

## D. 生態系への影響

野生生物に対する影響と内分泌撹乱化学物質との因果関係については，現在においても議論の余地があるが，これまでに報告されている内分泌撹乱化学物質による野生生物への影響の代表例を**表 13.7**に示した．

一方，生態系への影響評価のためには，実験動物を用いた試験によって内分泌撹乱作用を明らかにする必要がある．SPEED'98 のリストに基づき実施された動物試験では，環境中の濃度を考慮した濃度で，4-ノニルフェノール（分岐型）と 4-t-オクチルフェノールはメダカに対して内分泌撹乱作用を有することが強く推察され，また，ビスフェノール A と o, p'-DDT でもメダカに対して内分泌撹乱作用を有することが推察された．

## E. 疑われる人への影響

これまで内分泌撹乱化学物質による人への健康影響が疑われている例として，①子宮内膜症・

表 13.7　内分泌撹乱化学物質による野生生物への影響

| 生物 | | 場所 | 影響 | 影響との関連が疑われる化学物質など |
|---|---|---|---|---|
| 貝類 | イボニシ | 日本海岸 | 雄性化，個体数の減少 | 有機スズ化合物* |
| | ヨーロッパチヂミボラ | 英国海岸 | 雄性化，個体数の減少 | 有機スズ化合物 |
| | アクキガイ科巻貝 | 北西太平洋沿岸 | 雄性化，個体数の減少 | 有機スズ化合物 |
| 魚類 | ニジマス | 英国河川 | 雌性化，個体数の減少 | ノニルフェノール，人畜由来女性ホルモン |
| | ローチ | 英国河川 | 雌雄同体 | ノニルフェノール，人畜由来女性ホルモン |
| | サケ | 米国五大湖 | 甲状腺過形成，個体数の減少 | 不明 |
| | カダヤシ | 米国フロリダ州河川 | 雌の雄化 | パルプ工場廃水 |
| | ホワイトサッカー | 米国スペリオル湖 | 成熟遅延 | 工場排水 |
| 両生類 | カエル | 北米 | 四肢奇形 | 不明 |
| 爬虫類 | ワニ | 米国フロリダ湖 | 雄のペニスの矮小化，卵の孵化率低下，個体数の減少 | DDT 等有機塩素系農薬* |
| 鳥類 | カモメ | 米国五大湖 | 雌性化，甲状腺の腫瘍 | DDT, PCB |
| | メリケンアジサシ | 米国ミシガン湖 | 卵の孵化率の低下 | DDT, PCB |
| 哺乳類 | アザラシ | オランダ | 個体数の減少，免疫機能の低下 | PCB* |
| | シロイルカ | カナダ | 個体数の減少，免疫機能の低下 | PCB* |
| | ピューマ | 米国 | 精巣停留，精子数の減少 | 不明 |
| | ヒツジ | オーストラリア | 死産の多発，奇形の発生 | 植物エストロゲン（クローバー由来）* |
| | クマ | カナダ | 雌の雄化 | 不明 |

*室内実験などでも検証され，野生生物への影響との関連がほぼ断定されたもの

不妊症の増加，②子宮がん・卵巣がん・乳がんの増加，③精子の数と質の低下，精子奇形率の上昇，④精巣がん・前立腺がんの増加，⑤外部生殖器の発育不全，停留精巣，⑥アレルギー・自己免疫疾患の増加，⑦性同一性障害，IQの低下，⑧多動症・パーキンソン病の増加などがある．また，生殖内分泌系への影響だけでなく，免疫系や（脳）神経への影響も指摘されている．しかし，これらの健康影響には，化学物質の曝露量以外にも，遺伝的背景や生活習慣などさまざまな要因が関係しているため，内分泌攪乱化学物質との因果関係については明らかになっていない．

一方，SPEED'98のリストに基づき実施された哺乳類（ラット）を用いた試験では，いずれの物質も人推定曝露量を考慮した用量で明らかな内分泌攪乱作用は認められていない．

## F. 国内・国外の取り組み

国内では，1998（平成20）年以降，文部科学省，経済産業省，厚生労働省，国土交通省，農林水産省，環境省などによって，内分泌攪乱化学物質に関する総合的な対策の推進が実施されてきた．これら関係省庁の中で環境省は，主として環境保全の観点から対策を講じており，環境ホルモン戦略計画SPEED'98，ExTEND2005，さらに2010（平成22）年には，「化学物質の内分泌攪乱作用に関する今後の対応–EXTEND2010」を公表した．EXTEND2010は，ExTEND2005における取り組みの成果と課題を踏まえ，①野生生物の生物学的知見研究および基盤的研究の推進，②試験法の開発および評価の枠組みの確立，③環境中濃度の実態把握および曝露の評価，④作用・影響評価の実施，⑤リスク評価およびリスク管理，⑥情報提供などの推進，⑦国際協力の推進から構成されており，これらは環境行政の中で化学物質の内分泌攪乱作用に伴う環境リスクを適切に評価し，必要に応じて管理していくことを目標として実施されている．

国際的には，経済協力開発機構（OECD）は，化学物質のテストガイドラインプログラムの一環として，1996年から「内分泌攪乱化学物質の試験および評価（EDTA）」に関する検討を進めている．たとえば，加盟国への情報提供と活動間の調整，化学物質の内分泌攪乱作用検出のための新規試験法の開発と既存の試験法の改定，有害性やリスク評価の手法の調和などが実施されている．また，これまでに齧歯類，魚類，両生類および無脊椎動物を用いた試験法の新規開発や改定を実施し，現在も継続して行われている．

USEPAは，1999年に策定された「内分泌攪乱化学物質スクリーニング計画（EDSP）」の中で，第1段階目のスクリーニング試験法の評価や，第2段階目の確定試験の開発を継続して実施している．

欧州委員会（EC）は，1996（平成8）年から内分泌攪乱化学物質に対する取り組みを開始している．また最近では2011（平成23）年に内分泌攪乱化学物質についての評価書を公表し，「REACH（欧州連合（EU）における化学物質の登録・評価・認可および制限に関する規則）」において，内分泌攪乱化学物質の定義，人健康への影響評価の手法および複合影響評価手法に関する議論が継続して実施されている．

WHOと国際連合環境計画（UNEP）は，2002（平成14）年に内分泌攪乱化学物質に関する報告書を公表した．その後，10年が経ち，研究がどこまで進展し，どのような問題が残されているかをまとめた報告書を2013（平成25）年に公表した．

内分泌撹乱化学物質問題については，国際的・国内的にも科学的不確実性が多く指摘されているのが現状である．今後，人の健康や生態系への影響を正確に把握するためにも，科学的な検討評価を積み重ねていく必要がある．

> **コラム　奪われし未来**
>
> シーア・コルボーン，ダイアン・ダマノスキ，ジョン・ピーターソン・マイヤーズによる著書 Our Stolen Future が 1996 年 3 月に米国で出版された．シーア・コルボーンらは，化学物質が生物の内分泌系に作用して米国・五大湖を含めた世界各地で野生生物の生殖・行動異常が多発している事実を伝え，人の健康への影響について警告を発した．1997 年 9 月には，邦訳『奪われし未来』（2001 年 1 月には増補改訂版）も出版された．本書が端緒となり，内分泌撹乱化学物質（いわゆる環境ホルモン）の問題が世界的に注目されるようになった．
>
> レイチェル・カーソンの『沈黙の春』から 30 年を経て出版された本書は，問題提起の鋭さ，社会に与えた影響の大きさから第 2 の『沈黙の春』といわれる．
>
> 図 13.11　オンタリオ湖における PCB の生物濃縮［シーア・コルボーンほか著, 長尾力ほか翻訳, 奪われし未来増補改訂版, p.53, 翔泳社 (2001)］

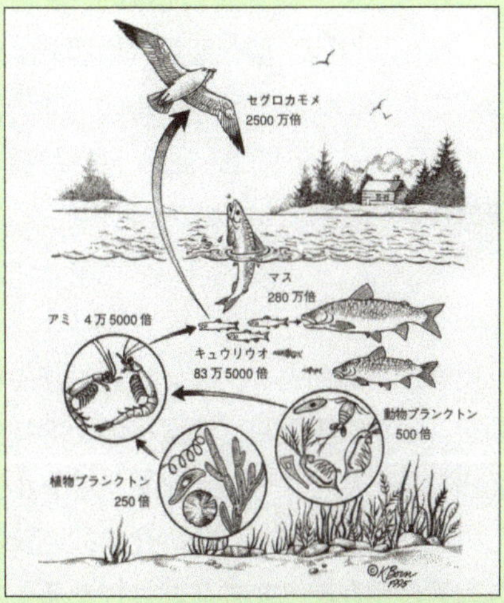

## 13.7　ナノマテリアル

### A.　ナノマテリアルとは

ナノ (n) とは $10^{-9}$（10 億分の 1）を意味する記号であり，長さの基本単位メートル (m) の接頭語に使うとナノメートル (nm)：$10^{-9}$ m となる．また，ナノテクノロジーはナノスケールの分解能で原子や分子を操作および制御する技術を意味する．ナノメートルの単位の範囲は 1 〜 999 nm であるが，工業製品や素材に関してナノテクノロジーで扱うサイズは 100 nm 未満であり，マイクロメートル ($\mu$m)：$10^{-6}$ m に近いナノサイズは範囲に入れない場合が多い．

ナノマテリアルとは，少なくとも 1 次元方向のサイズが 100 ナノメートル (nm) より小さい物質の総称である．ナノマテリアルには，1 次元が 100 nm より小さく，ほかの 2 次元が広がりをもつナノ薄膜，2 次元が 100 nm より小さく，ほかの 1 次元が広がりをもつナノ繊維，そして 3 次元ともが 100 nm より小さいナノ粒子などが含まれる．

ナノマテリアルは，単位質量あたりの表面積（比表面積）が大きいので化学反応性が高く，力学的な強度も大きいのが特徴である．このことから，触媒などとして利用して，その効率をはかることが期待できる．また，人体を構成している細胞の直径は6～25 μm（6,000～25,000 nm）程度であるが，これに比べるとナノマテリアルはきわめて微小であり，細胞の中に容易に取り込まれることが期待できる．そこで，薬物を体内の組織に集中的に送り込むために，ナノマテリアルを薬物の送達物質（キャリア）として利用する技術の開発も進められている．これを用いた薬はナノDDS（drug delivery system）医薬品と呼ばれる．わが国で工業的に生産されているナノマテリアルには，カーボンブラック，シリカ，酸化チタン，酸化亜鉛，単層および多層カーボンナノチューブ，フラーレン（$C_{60}$）などがある．これらのナノマテリアルの，すでに実用に供されている用途には，タイヤ，塗料・インク，電気電子製品，化粧品，食品，食品容器，スポーツ用品などがあり，その他の用途についても開発研究が進められている．

## B. ナノマテリアルの安全性

　ナノマテリアルがもつ製品開発にとって有利な性質は，反面から見るとナノマテリアルが生体に有害な影響を及ぼす要因となるものでもあり，サイズ効果，形状，表面積，表面への化学物質の付着，不純物の残留，凝集などによる有害な影響が考えられる．たとえば，ナノマテリアルは体内に侵入し全身に拡散する可能性が高く，体内に入ったナノマテリアルは，その化学的性質とは別に，サイズの小ささ自体が原因となって，さまざまな有害作用をあらわす可能性がある．これまでに人工のナノマテリアルが人の健康に影響を及ぼすことを示した報告は知られていない．しかし，ナノマテリアルの一種と考えられるアスベストが人に中皮腫を引き起こすことはよく知られている．また，ディーゼル排ガスなどによる大気汚染が，呼吸器疾患，心血管疾患の罹患率，死亡率の増加と関連することが知られているが，これにはナノ粒子の影響が疑われている．

　人工ナノマテリアルの実験動物に対する影響としては，①マウスの気管内に注入した単層カーボンナノチューブが肺の線維症，肉芽腫発生などを引き起こすこと，②マウスの腹部に投与した多層カーボンナノチューブが中皮腫を引き起こすこと，③妊娠マウスの皮下に投与した酸化チタンが仔マウスの脳，精巣に移行し，精巣の組織と機能に影響を及ぼすことなど，多くの知見が報告されている．なお，ナノマテリアルの生態系への影響については，まだ情報が少ない．

　現在，ナノマテリアルを対象とした法的規制はなく，化学物質のサイズに着目した安全性の規制も考えられていない．また，化学物質審査規制法でも，ナノマテリアルを既存化学物質と区別して新規の化学物質とみなす措置は講じられていない．しかし，ナノマテリアルは一般の化学物質とは異なるタイプの毒性や障害性をあらわすことが示唆されているので，予防原則をも踏まえた新たな規制のしくみを検討する必要がある．

# 14. 化学物質と人の健康影響の因果関係を調査するための手法

## 14.1 化学物質の有害作用に関する情報

　化学物質による人の健康被害を予防するためには，有害作用に関する情報を積極的に収集しておくことが重要である．化学物質の有害作用の情報には，動物実験や動物実験代替法（変異原性試験など）に由来するものが圧倒的に多い．しかし，動物実験では，しばしば現実とはかけ離れた単一の化学物質についての高用量の影響が調べられるなど，得られた情報にはさまざまな制約をともなう．一方で，偶発的な家畜の中毒事例を通した情報は貴重である．カビ毒アフラトキシンや環境汚染物質ダイオキシンの最初の存在例と有害作用は家畜中毒をきっかけとしてもたらされたものである．

　化学物質の有害作用を人で実験することはできないため，人の有害作用の情報の多くは偶発的に起こった被害の観察にもとづく．被害が発生した場合には，そのケースについて綿密な調査研究を行い，原因物質の有害作用についての確実な知識を集積していくことが重要となる．過失や犯罪，事故の事例としてヒ素，青酸化合物，農薬，PCBなどについての有害作用の情報は多い．使用された化学物質の濃度が高く毒性の発現が早いため，化学物質と被害の因果関係の特定が容易だったことが理由である．

　化学物質の慢性的な曝露を通して発生する有害作用においては，一般的に因果関係などの特定は困難である．しかし，アスベスト，クロム，ベンゼンなど化学物質への職業性曝露によって発生する障害は多くの情報がある．それは同じ職場で長年に渡って高濃度の曝露を受けているなどの条件があり，障害の特性をあきらかにしやすいためである．公害の場合も，水俣病のメチル水銀，イタイイタイ病のカドミウムのように原因物質と有害作用の情報が豊富に蓄積されている場合もある．

　また，医療においては化学物質である医薬品が人に投与されており，副作用の出現，さらにはサリドマイド事件やキノホルム事件のような薬害として有害作用に関する情報がもたらされる例が少なくない．このほか，一般公衆におけるたばこの喫煙と肺がんの因果関係は議論の余地がないほど確証的であり，たばこの有害作用の強さはその情報量の多さによって裏付けられる．

## 14.2 疫学

　化学物質の有害作用に関する情報は，収集の手法により実験的情報，偶発的な人の被害や家畜中毒の事例を通した情報，疫学情報に分けられる．このうち，疫学は日本における多くの公害・薬害の原因究明をはじめとして化学物質と人の健康障害の因果関係を明らかにするうえで大きな役割を果たしてきた．疫学の名称は疫病（伝染病）に由来し，かつては伝染病の原因究明および予防のためのものであった．その後，環境と疾病の因果関係の解明に役立つことが認識され，各種疾患やとりわけ「がん」を対象とするようになった．よって疫学とは，「人の集団における健康障害の分布およびその発生要因を明らかにする科学」と位置付けられている．

　疫学の特徴としては，人が実際に化学物質（複数の化学物質も含まれる）に曝露している状況下で，人への影響を明らかにすることができる点にある．しかし，疫学でも次のような制約がともなうことは避けられない．疫学の方法の適用は，人の集団のなかで一定の障害が発生して初めて可能になる．また，曝露を受けた化学物質の種類や曝露量などの情報が動物実験に比べて不明確である．特定の障害について比較的大きなリスクの増加がないと，因果関係を明らかにできないといわれる．

## 14.3 疫学の方法

### A. 疫学の方法論

　疫学の方法について述べる（図 14.1）．疫学は，まず対象を観察することを基本とする観察研究と何らかの介入をして効果を判定する介入研究の 2 つに大きく分けられる．たとえば，たばこと肺がんの関係について調べるとき，観察研究は喫煙者と非喫煙者との間で肺がんの発生率を比較する．介入研究は喫煙者に禁煙指導を行うことで（対象者の要因曝露を喫煙から禁煙へ変える介入を行う）肺がんの発生率が減少するかどうかを調べる．

　さらに，観察研究は曝露や障害の頻度や分布を観察する記述疫学と因果関係を考える分析疫学に分けられる．記述疫学は集団のなかでの健康障害の起こり方の特徴をくわしく調べ，どんな要因があるときにどんな健康障害が起こりやすいかという仮説を立てる．たとえば季節変動にともなう各種感染症の発症の推移や花粉症の流行などが推定される．

　記述疫学で得られた仮説が妥当かどうかは，分析疫学と呼ばれる研究を経て検証される．分析疫学は縦断研究と横断研究の 2 つに分けられる．縦断研究はある期間における曝露と疾病の関連について調べるが，横断研究はある時点において調べるものである．さらに，縦断研究は症例対照研究とコホート研究の 2 つに分けられる．

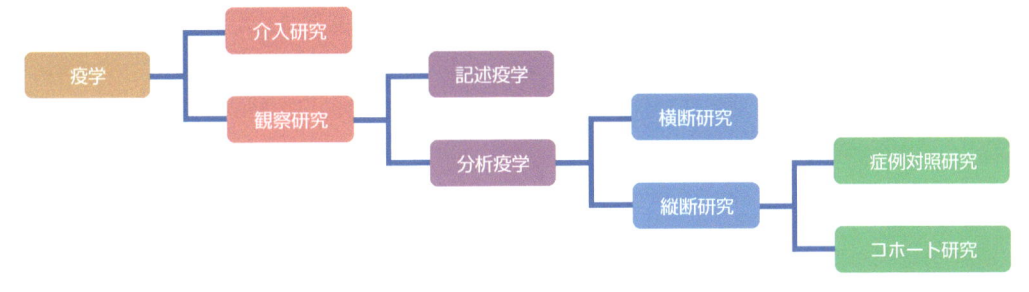

図 14.1　疫学の方法

## B. 症例対照研究

　症例対照研究は患者対照研究ともいう．疾病にかかった患者の群（症例群）と病気にかかっていない人（普通は健常者）の群（対照群）を設定して，過去（症例における発病前）にさかのぼり要因曝露の状況を症例群と対照の群で比較することにより，要因曝露と疾病の関係を解明する（症例対照研究の例を参照）．症例対照研究ではオッズ比という指標を計算する．

　疾患と曝露の分布を**表 14.1**のように 4 分割表で示した．

　症例群が曝露するオッズは，a／（a＋c）／[c／（a＋c）]，対照群が曝露するオッズは，b／（b＋d）／[d／（b＋d）]となる．

　オッズ比は以下の式で計算する．

　　　オッズ比＝症例群が曝露するオッズ／対照群が曝露するオッズ
　　　　　　　＝（a／c）／（b／d）＝ad／bc

オッズ比が 1 より高ければ曝露の危険性があることを，1 未満なら防御性を意味している．

表 14.1　オッズ比計算のための 4 分割表

|  | 症例群 | 対照群 |
| --- | --- | --- |
| 曝露あり | a | b |
| 曝露なし | c | d |

## C. コホート研究

　コホートという言葉はもともと古代ローマの軍隊を意味する．兵士 300 〜 600 人で構成される 1 つのコホートの強さは，兵士が戦場で傷つき死亡するなか，最後に何人残ったかで評価された．よって，コホート研究は要因曝露を共有する集団をコホートとして，疾病や死亡の発生を追跡する．すなわち，研究開始時点で，ある要因に曝露されている群と曝露されていない群を設定しておき，両群における特定の疾病の起こり方を追跡・比較する（コホート研究の例を参照）．コホート研究では相対危険度という指標を以下の式で計算する．

　　　相対危険度＝曝露群の疾病頻度／非曝露群の疾病頻度

　相対危険度は，非曝露群に比べて曝露群の疾病頻度がどのくらいになるかを表し，相対危険度

が高いと関連が強いことを意味する．コホート研究には将来に向かって追跡していく前向きコホート研究，過去のデータにもとづいて追跡する後ろ向きコホート研究がある．コホート研究は，症例対照研究に比べると，信頼性が高いが，観察期間が長期にわたり，観察集団も大きく，多くの労力と費用を必要とする．

【症例対照研究の例】
1960年代中頃から見いだされた京都の手描き友禅職人などの染色業従事者と膀胱がんの関連
　京都の大学病院などを受診した膀胱がんの患者（症例群）と膀胱がんではない人（対照群）について，症例群では染色業従事者が17人，それ以外の職業の人が183人，対照群では染色業従事者が2人，それ以外の職業が146人となっていた．

|  | 症例群 | 対照群 |
|---|---|---|
| 染色業従事あり | 17 | 2 |
| 染色業従事なし | 183 | 146 |

　染色業に従事することと膀胱がんの発症との間のオッズ比は（17×146）/（2×183）＝6.8であり，染色業従事者は，ほかの職業の人に比べると膀胱がんになるリスクが6.8倍高い．疫学調査の後，さらにデータが積み重ねられ，染色業従事者が絵筆をなめて身体に取り込むベンジジン系色素が膀胱がんの原因となっていることが明らかとなった．

【コホート研究の例】
喫煙と肺がんの関連
　40歳以上の健康な地域住民26万人を対象とし，喫煙者と非喫煙者の肺がんによる死亡状況を16年間追跡調査した結果（人口10万人あたりに換算した数値，男性のみ）がある．

|  | 肺がん死 | | 合計 |
|---|---|---|---|
|  | あり | なし |  |
| 喫煙者 | 66 | 99,934 | 100,000 |
| 非喫煙者 | 15 | 99,985 | 100,000 |

　喫煙者の肺がん死の発生率は 66/100,000 ＝ 0.00066
　非喫煙者の肺がん死の発生率は 15/100,000 ＝ 0.00015
　喫煙と肺がん死との間の相対危険度は 0.00066/0.00015 ＝ 4.4
であった．喫煙者は，非喫煙者に比べて肺がんになるリスクが4.4倍高い．

[水谷民雄，毒の科学 Q&A, p.39～41，ミネルヴァ書房(1999)より改変]

# 索引

## 【英数】

BHC：benzene hexachloride　137
BOD：biochemical oxygen demand　82
CCD：colony collapse disorder　139
ClOX　22
COD：chemical oxygen demand　82
DDT：dichloro diphenyl trichloroethane　137
DO：dissolved oxygen　82
EDCs：endocrine disrupting chemicals　145
EXTEND2010　150
HOX　22
ISO14000 シリーズ　41
LD50：50％ l ethal dose　143
MSDS：Material Safety Data Sheet　40
NOX　22
n-ヘキサン抽出物　82
PAN：peroxyacetilnitrate　67
PCB：polychlorinated biphenyls　14　87　141
PCB の暫定的規制値　142
PCDF：polychlorinated dibenzofurans　14　141
PDCA サイクル　42
pH　82
PM2.5　68
POP s：persistent organic pollutants　137　140
PRTR：Pollutant Release and Transfer Register　40
REACH 規則：Registration, Evaluation,Authorisation and Restriction of Chemicals　40
SDGs：Sustainable Development Goals　8　11　37
SPM：suspended particulate matter　67
SS：suspended solid　82
TDI：Tolerable daily intake　143
TEF：toxic equivalent factor　143
TEQ：toxic equivalents　68　143
VOC：volatic organic compounds　67　90　131
WBGT：wet blub globe temperature index　50

## 【あ】

アウグスト乾湿計　48
青潮　81
赤潮　33　81
悪臭　106
悪臭にかかわる規制基準　108
悪性中皮腫　69
足尾銅山鉱毒事件　11　86
アスベスト　69
アスマン通風乾湿計　48
アセチルコリンエステラーゼ　134
圧力環境　52
油の流出　33
亜硫酸ガス　63
アルファ（α）線　120
アンドロゲン　147
硫黄酸化物　31　63
石綿　69
石綿肺　69
イタイイタイ病　12　86
一時性難聴　100
一酸化炭素　65
一酸化窒素　65
一般廃棄物　112
遺伝毒性　68
衣服内気候　53
医薬品　147
医薬品汚染　85
医療被曝　128
ウィーン条約　25
奪われし未来　151
衛生　46
衛生動物　57
栄養塩類濃度　81
疫学　154
エコアクション 21　43
エコチル調査　145
エストロゲン　147
エックス（X）線　120
エネルギー循環　8
塩素消毒　73
塩素消毒副生成物　74
横断研究　155
オーガスト乾湿計　48
オージオメータ　100
オゾン層の破壊　16　20
オゾンホール　10　22
オッズ比　156
音　97
音圧　97
温室効果　26
温室効果ガス　11　26
温熱環境　47

## 【か】

カ（蚊）　58
外的環境　2
介入研究　154
開発途上国の公害問題　16　36
快・不快尺度　107
外部被曝　124
海面上昇　30
海洋汚染　16　33

化学的酸素要求量　82
化学物質　9
化学物質安全性データシート制度
　　　40
化学物質過敏症　129
化学物質対策　39
化学物質の室内濃度の指針値　132
化学物質の審査及び製造等の規制
　　に関する法律　40
化学物質の有害作用　153
化学物質排出移動量届出制度　40
化管法　40
確定的影響　123
確率的影響　123
可視光線　117
化審法　40
ガスクロマトグラフ装置　107
化石燃料　26
カタ寒暖計　47
家畜の放牧　18
学校版環境ISO　43
活性汚泥法　78
活性炭吸着法　79
家電リサイクル法　111
カドミウム　11　86　89　91
カネミ油症事件　14　141
花粉症　133
がん　124
感覚温度　49
感覚公害　105
環境　2
環境監査　41
環境基本法　13　14　38
環境教育　43
環境行政　38
環境形成作用　3
環境作用　3
環境保健　3
環境保全　38
環境ホルモン　145
環境マネジメントシステム　41
環境モニタリング　39
換気量　55
感作　129
観察研究　154

乾燥地域　20
緩速ろ過法　73
ガンマ($\gamma$)線　120
気圧　52
気温　47
　――の変化　27
気管支喘息　63
気候　46
気湿　47
記述疫学　155
気象　46
希少種　34
気象病　46
季節　46
揮発性有機化合物　9　67　87
　　131
嗅覚測定法　107
急性放射線症　124
急速ろ過法　73
凝集沈殿法　79
京都議定書　11　30
局所振動　102
気流　47
空気振動　97
空気組成　60
クリプトスポリジウム対策　75
グリーン購入法　111
グレイ　121
クロ値　53
グローブ温度計　47
下水　77
下水処理法　78
下水道処理人口普及率　77
下水道法　77
下水の排水基準　80
結合残留塩素　73
結露　56
減圧　63
減圧症　53
建設リサイクル法　111
検知管法　62
建築基準法　131
建築物衛生法　131
建築物用地下水の採取の規制に関
　　する法律　96

原発事故　10　15
高圧　53
公害　10
公害振動　102
公害対策基本法　13
光化学オキシダント　9　65　67
　　69
光化学スモッグ　9
工業用水法　95
黄砂　33　68
高酸素　53
高山病　52
公衆被曝　127
恒常性の維持　3
高度浄水法　74
ゴキブリ　58
呼吸量　60
黒球温度計　47
国際標準化機構　41
黒体放射スペクトル　27
骨軟化症　12
コホート研究　156
鼓膜　97
ごみ総排出量　112

【さ】

殺虫剤　134
砂漠化　16　19
サーベイメータ　122
作用温度　48
産業廃棄物　110　114
産業排水　81
酸性雨　16　31　65
酸素　60
酸素欠乏　65
酸素欠乏症　52　61
酸素中毒　53
酸素濃度計　61
サンタン　25　118
サンバーン　25　118
残留塩素濃度　74
残留性有機汚染物質　137　140
残留農薬　133
シーア・コルボーン　151
紫外線　20　25　67　117

——による健康障害　118
ジクロロジフェニルトリクロロエタン　137
ジクロロメタン　68
資源の有効な利用の促進に関する法律　111
自浄作用　80
自然環境　3
自然環境保全法　13
自然排水　81
自然放射線　126
持続可能な開発　10
持続可能な開発目標　8　11　37
持続可能な社会　37
湿球黒球温度指数　50
シックハウス症候群　57　130
シックビル症候群　130
湿気　56
実効線量　122
湿地保全　34
湿度　47　56
室内環境基準　56
室内空気汚染　55
自動車リサイクル法　111
地盤沈下　93
シーベルト　121
臭気強度　107
臭気指数　108
重金属　87　147
修正有効温度　48
縦断研究　155
周波数　98　102
終末処理場　78
主体 - 環境系　3
循環型社会形成推進基本法　110
上水　70
浄水　71
上水道普及率　71
消毒　73
症例対照研究　155
職業被曝　127
食品衛生法　133
食品公害　13
食品添加物　13
食品リサイクル法　111

植物エストロゲン　147
植物の移動速度　29
食物連鎖　5
暑熱環境　50
シラミ　58
シロアリ駆除剤　138
人為的環境　3
薪炭材の採取　18
振動　97　102
振動規制法　104
振動受容器　103
振動にかかわる規制基準　104
振動レベル計　102
じん肺　69
新有効温度　49
森林衰退　32
森林伐採　18
森林面積　18
水質汚濁　80
水質汚濁にかかわる環境基準　83
水質汚濁の指標　82
水質汚濁防止法　85
水道　71
水道原水　71
水道水の水質基準　75
水道法　71
ストックホルム条約　140
ストロンチウム　121
スモッグ　9　64　69
生活環境　3　46
生活排水　81
生殖毒性　68
成層圏　20
生態系　3　5
　——のピラミッド　5
　——への影響評価　149
成長の限界　10
生物化学的酸素要求量　82
生物濃縮　6
赤外線　117
　——による健康障害　119
赤外放射の吸収　27
セシウム　121
接触皮膚炎　54
絶対湿度　56

絶滅　34
潜函病　53　63
全身振動　102
潜水病　53　63
全窒素　82
全リン　82
騒音　97
騒音計　99
騒音性難聴　101
騒音にかかわる環境基準　101
相対危険度　156
相対湿度　56

## 【た】

ダイオキシン　142　9　68
ダイオキシン類　14　68　141　142
ダイオキシン類の環境基準　144
大気圧　52
　——の変化　97
大気汚染　63
大気汚染物質　63
胎児被曝　125
代替フロン　22
大腸菌群　82
第二水俣病　12
耐容一日摂取量　143
太陽放射のスペクトル　27
ダニ　58
炭酸ガス　63
知覚神経終末　103
地下水　93
地球温暖化　10　16　26
地球環境問題　16
地球サミット　11
窒素　63
窒素酸化物　9　31　67
窒素除去　79
中性子線　120
長距離越境大気汚染条約　33
沈殿　72
沈黙の春　4
土　86
低圧　52
低酸素　52

ディーゼル排気粒子　67
低体温症　51
テトラクロロエチレン　68
電磁過敏症　120
電磁波　116
電波　118
　──による健康障害　119
電離放射線　120
等価線量　122
凍死　51
毒性等価係数　143
毒性当量　68
毒性等量　143
特定化学物質の環境への排出量の把握等及び管理の改善の促進に関する法律　40
特定フロン　22
特別管理一般廃棄物　110
特別管理産業廃棄物　110
土壌汚染　86
土壌汚染対策法　87
土壌含有量基準　89
土壌溶出量基準　89
土壌粒子　67
トリクロロエチレン　68
トリレンマ　16
ドリン剤　138
トルエン　131

【な】

内的環境　2
内部被曝　124
内分泌撹乱物質　137　145
ナノDDS医薬品　152
ナノマテリアル　151
難聴　100
におい　106
二酸化硫黄　63　69
二酸化炭素　26　63
　──の排出量　29
二酸化窒素　65
ネオニコチノイド系農薬　139
ネズミ　58
熱線　117
熱帯雨林の減少　16　17

熱中症　50
熱中症予防指針　50
農畜産排水　81
農薬　88　133　147
農薬取締法　133
農用地土壌汚染防止法　89
ノミ　58
ノロウイルス　58

【は】

ばい煙　9　12　67
肺がん　69
肺気腫　67
廃棄物　110
廃棄物の処理及び清掃に関する法律　111
ハエ　58
白内障　124
白ろう病　103
バーゼル条約　35
発がん性　68
パラチオン　134
ハロン　24
半数致死量　143
晩発性障害　124
微小粒子状物質　68
ヒ素　13　86
必要換気量　55
非電離放射線　116
ヒートアイランド　50　67
ヒートショック　51
皮膚障害　54
富栄養化　81
フェニトロチオン　134
不快指数　48
不完全燃焼　66
輻射熱　47
普通沈殿法　72
物質循環　8
浮遊物質　82
浮遊粒子状物質　67
プラスチック廃棄物　33
プランクトン　81
フルオロカーボン　22
プルトニウム　121

フロン　10　16　22
粉塵　67
分析疫学　155
平均気温　26
ベクレル　121
ベータ（β）線　120
ペルオキシアセチルナイトレート　67
変異原性　68
ベンゼン　68
ベンゼンヘキサクロライド　137
蜂群崩壊症候群　139
芳香族工業化学品　146
放射性物質　121
放射線　116　120
　──の生体作用　122
　──のリスク管理　127
放射線熱傷　124
放射熱　47
放射能　121
保温性　54
ポジティブリスト制度　134
ホメオスタシス　3
ポリ塩化ジベンゾフラン　14　141
ポリ塩化ビフェニル　14　87
ホルムアルデヒド　131
ホルモン　147

【ま】

マイクロ波　120
マラチオン　134
慢性気管支炎　67
水　70
水俣病　12
メチル水銀　12
森永ヒ素ミルク中毒事件　13
モントリオール議定書　25

【や】

焼き畑　18
薬品沈殿法　72
野生生物種の減少　16　33
野生生物への影響　149
有害廃棄物の越境移動　16　35
有機塩素環状ジエン　138

有機塩素系農薬　137
有機ハロゲン系化合物　146
有機溶剤　68
有機リン系農薬　134
有効温度　48
遊離残留塩素　73
容器包装リサイクル法　111
溶剤　68
ヨウ素　121

溶存酸素　82
四日市喘息　12　65

## 【ら，わ】

ラムサール条約　34
リサイクル　111
リンの除去　79
レイチェル・カーソン　4
レイノー現象　103

レーザー光線　120
レジ袋有料化　115
ろ過法　73
ロサンゼルス型スモッグ　69
ローマ・クラブ　10
ロンドン型スモッグ　69
ロンドン条約　33
ロンドンスモッグ　64
ワシントン条約　34

編者紹介

川添 禎浩(かわぞえ さだひろ)

1987年　長崎大学大学院薬学研究科修士課程修了
1990年　長崎大学大学院薬学研究科博士後期課程単位取得満期退学
　　　　京都府立大学大学院生命環境科学研究科准教授を経て
現　在　京都女子大学家政学部食物栄養学科教授

NDC 498　171p　26cm

**健康と環境の科学**(けんこう かんきょう かがく)

2014年　3月28日　第1刷発行
2023年　8月3日　第8刷発行

| | |
|---|---|
| 編　者 | 川添禎浩(かわぞえさだひろ) |
| 発行者 | 髙橋明男 |
| 発行所 | 株式会社　講談社 |
| | 〒112-8001　東京都文京区音羽2-12-21 |
| | 販　売　(03)5395-4415 |
| | 業　務　(03)5395-3615 |
| 編　集 | 株式会社　講談社サイエンティフィク |
| | 代表　堀越俊一 |
| | 〒162-0825　東京都新宿区神楽坂2-14　ノービィビル |
| | 編　集　(03)3235-3701 |
| 本文データ制作<br>カバー印刷 | 半七写真印刷工業株式会社 |
| 本文・表紙印刷<br>製本 | 株式会社ＫＰＳプロダクツ |

落丁本・乱丁本は，購入書店名を明記のうえ，講談社業務宛にお送りください．送料小社負担にてお取り替えします．なお，この本の内容についてのお問い合わせは講談社サイエンティフィク宛にお願いいたします．
定価はカバーに表示してあります．

© S. Kawazoe, 2014

本書のコピー，スキャン，デジタル化等の無断複製は著作権法上での例外を除き禁じられています．本書を代行業者等の第三者に依頼してスキャンやデジタル化することはたとえ個人や家庭内の利用でも著作権法違反です．

JCOPY〈(社)出版者著作権管理機構　委託出版物〉
複写される場合は，その都度事前に(社)出版者著作権管理機構(電話03-5244-5088, FAX 03-5244-5089, e-mail : info@jcopy.or.jp)の許諾を得てください．

Printed in Japan

ISBN978-4-06-155234-0

講談社の自然科学書

## 公衆衛生学 第3版
村松宰・中山健夫／編
B5・208頁・定価2,860円

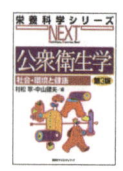

## 新版 絵でわかる 日本列島の誕生
堤之恭／著
A5・240頁・定価2,530円

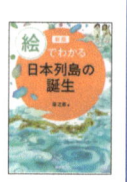

## 地球環境学入門 第3版
山﨑友紀／著
B5・224頁・定価3,080円

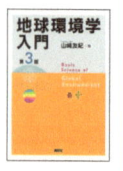

## 大学1年生のなっとく！生態学
鷲谷いづみ／著
A5・176頁・定価2,420円

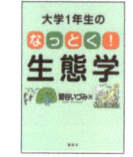

## 最新 水産ハンドブック
島一雄ほか／編
A5・720頁・上製函入り・定価9,350円

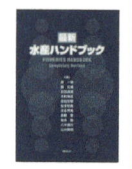

## 新編 湖沼調査法 第2版
西條八束・三田村緒佐武／著
A5・272頁・定価4,180円

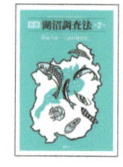

## 陸水の事典
日本陸水学会／編
A5・596頁・定価11,000円

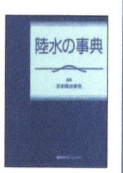

## トコトン図解 気象学入門
釜堀弘隆・川村隆一／著
A5・256頁・定価2,860円

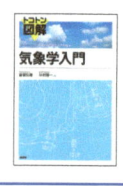

## 新版 絵でわかる 生態系のしくみ
鷲谷いづみ／著，後藤章／絵
A5・176頁・定価2,420円

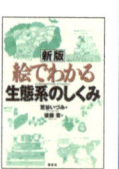

## 環境化学
坂田昌弘／編著
A5・272頁・定価3,080円

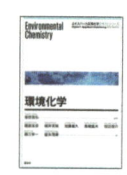

## 絵でわかる 生物多様性
鷲谷いづみ／著，後藤章／絵
A5・144頁・定価2,200円

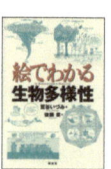

## 河川生態学
川那部浩哉・水野信彦／監修
中村太士・編
A5・368頁・定価6,380円

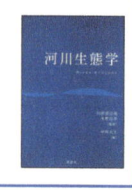

## 生物海洋学入門 第2版
C.M.Lalli・T.R.Parsons／著
關文威／監訳，長沼毅／訳
B5・260頁・定価4,290円

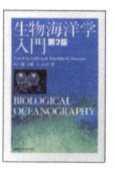

## 野生動物の管理システム クマ・シカ・イノシシとの共存をめざして
梶光一・小池伸介／編著
A5・232頁・定価3,520円

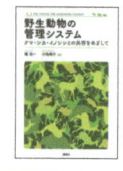

## 海洋地球化学
蒲生俊敬／編著
A5・272頁・定価5,060円

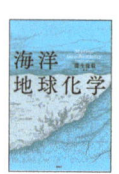

## これからの 環境分析化学入門 改訂第2版
小熊幸一ほか／編著
B5・304頁・定価3,300円

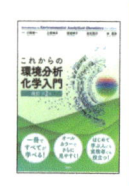

※表示価格は消費税（10%）が加算されています。

「2023年7月20日現在」

**講談社サイエンティフィク** https://www.kspub.co.jp/